萌趣中草药

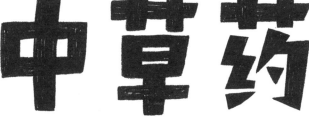

1

绘时光　著绘

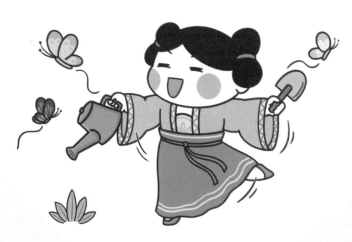

甘肃文化出版社

图书在版编目（CIP）数据

萌趣中草药 . 1 / 绘时光著绘 . -- 兰州：甘肃文化
出版社，2023.5（2023.12重印）
ISBN 978-7-5490-2710-1

Ⅰ . ①萌… Ⅱ . ①绘… Ⅲ . ①中草药—儿童读物
Ⅳ . ①R28-49

中国国家版本馆CIP数据核字（2023）第079199号

萌趣中草药

MENGQU ZHONGCAOYAO

绘时光　著绘

责任编辑	李　园	插画助理	杨炎彤　莫镜琦　李宛峰
特约策划	梁　策	特约审校	潘英妮　周　蓓　于东辉
发行支持	邓　菲	特约编辑	温琳琳　柏诗雨
文字创作	张少华　师　杨　赵晓璐	版式设计	李维娜　孙晓南
漫画主笔	张小雪　蘑　菇　李思蓉	特约排版	姿　兰
草药插图	周彦彤　王　雪　吴韵秋	封面设计	果　子

出版发行 | 甘肃文化出版社
网　　址 | http://www.gswenhua.cn
投稿邮箱 | gswenhuapress@163.com
地　　址 | 兰州市城关区曹家巷1号 | 730030（邮编）

营销中心 | 贾　莉　王　俊
电　　话 | 0931-2131306

印　　刷 | 三河市天润建兴印务有限公司
开　　本 | 710毫米×1000毫米　1/16
字　　数 | 286千字
印　　张 | 21.25
版　　次 | 2023年5月第1版
印　　次 | 2023年12月第2次
书　　号 | ISBN 978-7-5490-2710-1
定　　价 | 148.00元（全三册）

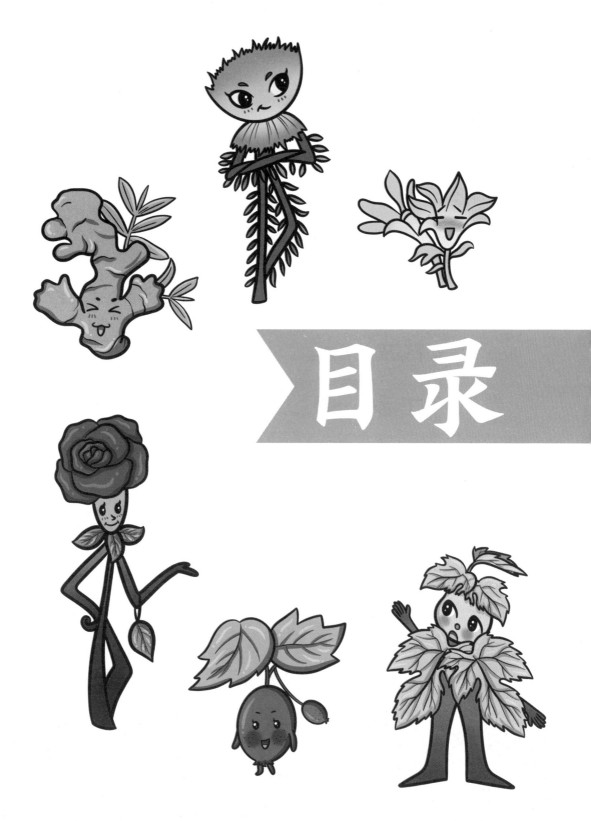

目录

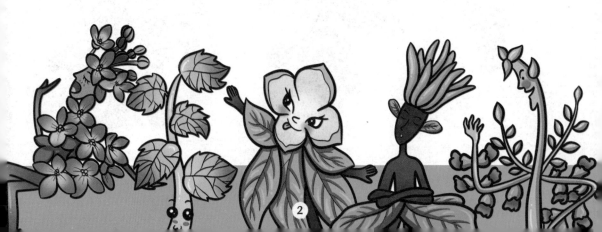

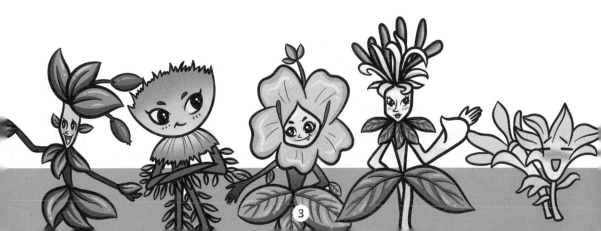

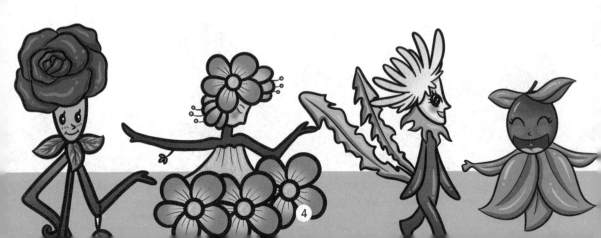

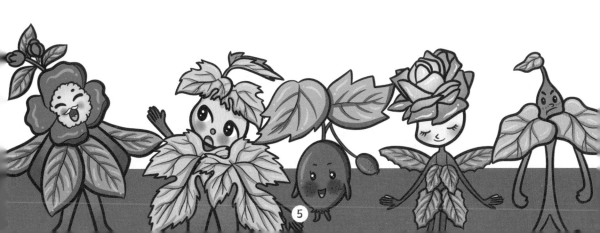

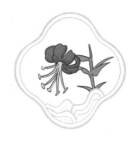

bǎi hé

百合

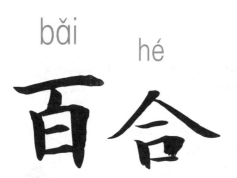

活动范围

肺经、心经

别名

重迈、中庭、
重箱、摩罗

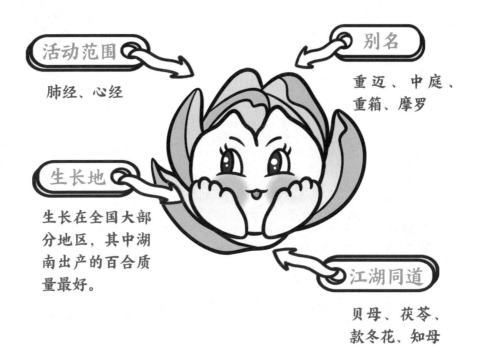

生长地

生长在全国大部
分地区，其中湖
南出产的百合质
量最好。

江湖同道

贝母、茯苓、
款冬花、知母

典籍记载

《日华子本草》："安心，定胆，益志，养五脏。"

《本草纲目拾遗》："清痰火，补虚损。"

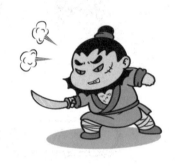

救命的"大蒜头"——百合

很久以前，有一伙无恶不作的海盗，他们抢劫了渔民们的钱财、粮食，还劫走了女人和小孩，共计100人。然后，海盗们带着劫来的人和钱物来到了一座孤岛。孤岛的四周是无边无际的大海，人们想跑都跑不了。

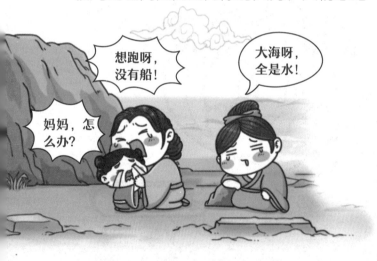

有一天，海盗们再次出海打劫，结果遇到了台风，海盗船翻了，海盗们都掉进海里喂了鱼。

海盗们死了，女人和孩子们暂时摆脱了危险。可是很快，海盗们储存的粮食就被吃光了。看着茫茫无边的大海，一艘船的影子都看不到，大家只能在岛上寻找野菜、野果或是等落潮后在海边捡些鱼、虾、贝类来充饥。

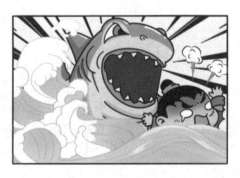

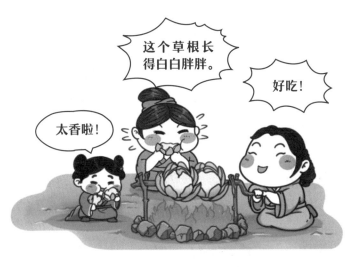

有一次他们挖到了一种长得像大蒜一样的草根，试着吃了一口，发现味道还不错，于是大家美美地饱餐了一顿。从那以后，他们天天都去挖这种草根吃。

一天，有个采药人划着船路过孤岛，发现了女人和孩子们。他上了岛，听女人和孩子们讲了自己的经历，然后好奇地问道："你们说的那种大蒜一样的草根还有没有，能让我看看吗？"

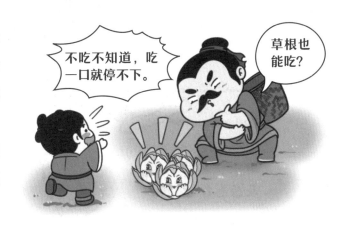

大家纷纷把草根塞到采药人手里，采药人仔细看了看草根，又看了看女人和孩子们红润的面庞和健壮的身体，猜测这个草根可能是一种草药，于是就挖了一些带回去种植——当然，女人和孩子们也都得救了。

采药人经过验证，发现草根不仅可以当菜吃，而且有润肺安神的效果，可以治病，可是没人知道它的名字。采药人心想："岛上的女人和孩子正好100人，干脆就叫'百合'好啦！"

从那以后，"百合"这个名字就沿用下来了。

bò

he

薄荷

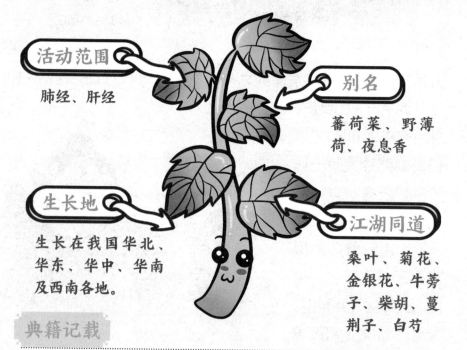

活动范围

肺经、肝经

别名

蕃荷菜、野薄荷、夜息香

生长地

生长在我国华北、华东、华中、华南及西南各地。

江湖同道

桑叶、菊花、金银花、牛蒡子、柴胡、蔓荆子、白芍

典籍记载

《本草纲目》："利咽喉，口齿诸病。治瘰疬，疮疥，风瘙瘾疹。"

《唐本草》："主贼风，发汗。(治) 恶气腹胀满，霍乱，宿食不消，下气。"

《日华子本草》："治中风失音，吐痰。除贼风。疗心腹胀。下气、消宿食及头风等。"

《本草衍义》："小儿惊风，壮热，须此引药；治骨蒸劳热，用其汁与众药为膏。"

薄荷的传说

无锡城外有一座保安寺，很多年之前，寺里的梧桐树下放着一个旧石臼，谁也不知道石臼在这里放了多少年，只知道多年弃置的石臼里积满了雨水，石臼外遍布泥渍。

你看这个大石臼！

有一天，几个商人来到这里，他们看到了石臼，就对寺里的住持说道："我们愿出高价买这个石臼，但请保持原样，我们三日后就来取。"

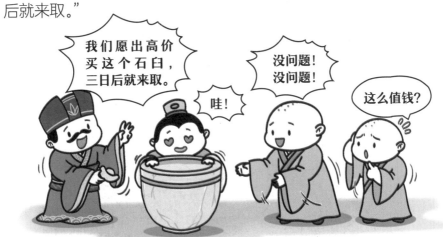

我们愿出高价买这个石臼，三日后就来取。

哇！

没问题！没问题！

这么值钱？

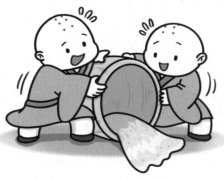

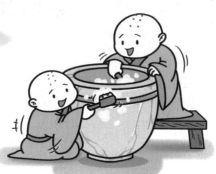

住持不敢怠慢，赶在商人来之前把臼里的雨水倒干净，又把石臼里里外外刷洗个遍。

三天后，几个商人如约到来。但是，当他们看见被清洗得一干二净的石臼时，失望地连连摇头。面对住持的不解，几人说出了实情。原来，由于石臼多年不曾使用，里面积满了雨水。而石臼旁边的梧桐树是神鸟凤凰的栖息之地，有时候凤凰渴了，就会在石臼里喝水、洗羽毛。久而久之，石臼里的雨水就变成了神水，有独特功效。

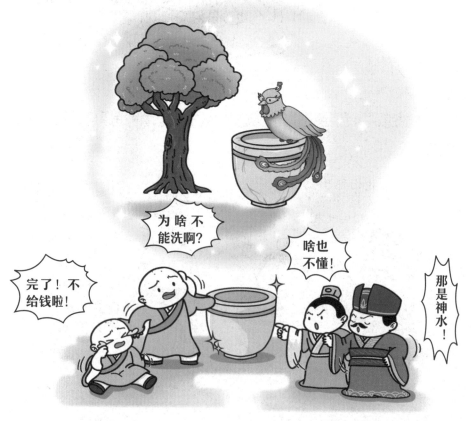

为啥不能洗啊？

啥也不懂！

完了！不给钱啦！

那是神水！

住持一听，恍然大悟，但后悔也晚了，泼出去的神水终究是收不回来了。几个商人转身要走，突然领头的商人发出一声惊呼："你们是不是把石臼里的水泼在这里了？"他指着梧桐树下的空地问。住持连连称是。

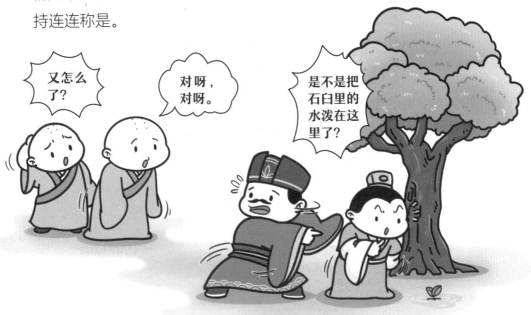

又怎么了？

对呀，对呀。

是不是把石臼里的水泼在这里了？

商人又说："这块地有了神水的滋润，不久必定会长出神树，等神树长出来后，我会再来。"

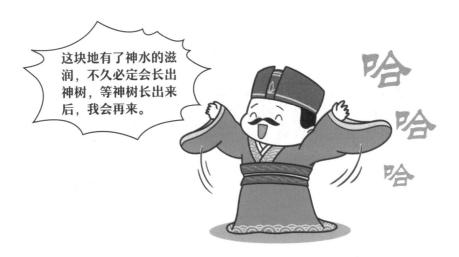

这块地有了神水的滋润，不久必定会长出神树，等神树长出来后，我会再来。

哈哈哈

转眼又过了三个月，当初的那片空地上果然长出了一棵棵小苗。

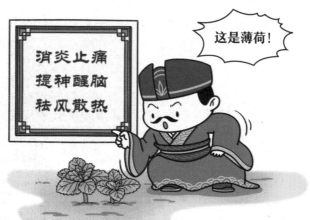

商人们又一次来到这里，他们对住持说道："这种植物名叫薄荷，有消炎止痛、提神醒脑、祛风散热等功效。你们日后可以用它给附近的人治病。我们带一些种子回去，播撒在各地，这样薄荷就能遍地开花了。"

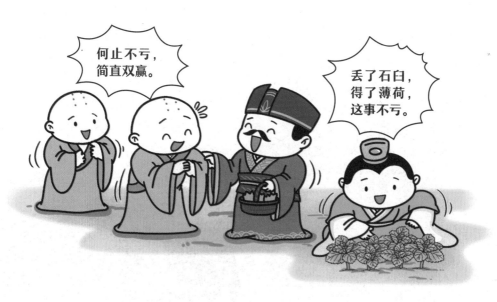

从那以后，薄荷处处生根，成了人们治病强身的良药。

chén pí
陈皮

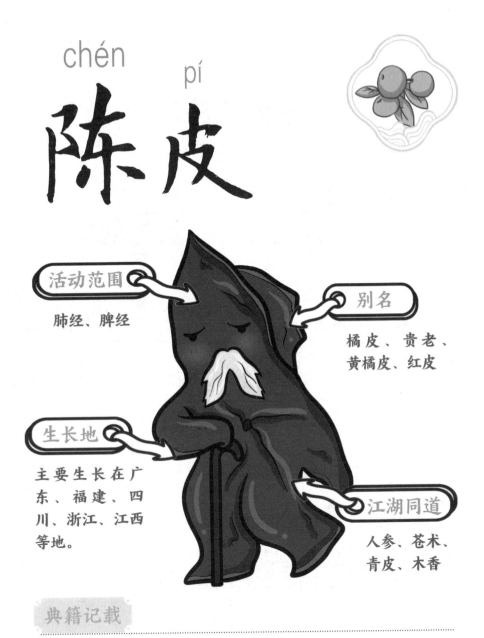

活动范围

肺经、脾经

别名

橘皮、贵老、黄橘皮、红皮

生长地

主要生长在广东、福建、四川、浙江、江西等地。

江湖同道

人参、苍术、青皮、木香

典籍记载

《神农本草经》："主胸中瘕热，逆气，利水谷，久服去臭，下气。"

《本草纲目》："疗呕哕反胃嘈杂，时吐清水，痰痞咳疟，大便闭塞，妇人乳痈。入食料，解鱼腥毒。""其治百病，总取其理气燥湿之功。同补药则补，同泻药则泻，同升药则升，同降药则降。"

陈皮的传说

北宋时有位学者名叫方勺，他的舅舅莫强中在江西丰城做县令时，每次吃完饭都会觉得胸闷气短，特别难受。莫强中请了很多医生来给自己看病，也吃了很多药，但病情仍然没有缓解。

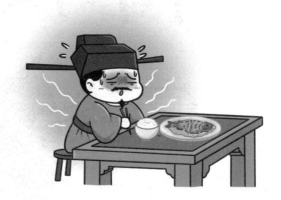

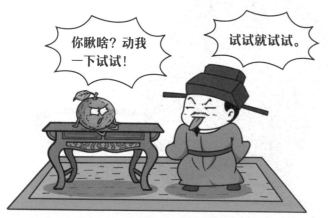

你瞅啥？动我一下试试！

试试就试试。

某日，莫强中偶然得到一个偏方，说是将橘皮煎汤早晚服用就能治自己的病。莫强中半信半疑，但饱受病痛折磨的他已经顾不上验证真伪，决定试一试。

这天，莫强中正在书房批阅文件，突然感觉有什么东西坠入腹中，他很害怕，吓得浑身是汗。莫强中叫仆人扶他去休息，可没过多久，

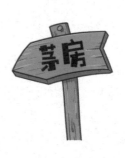

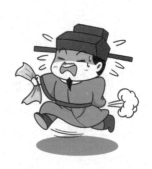

他就腹痛难忍，赶紧跑到了茅房里。神奇的是，莫强中从茅房出来之后，觉得自己胸闷气短的症状有所好转，呼吸也顺畅了不少。

又过了几天，方勺来看望舅舅，莫强中就把自己喝橘皮汤的事告诉了方勺。方勺想了想，告诉舅舅："您喝了橘皮汤之后，应该是把脾胃里面存了多年的冷积之物全都排出去了。您已经病了十多年了，吃下的药也有数百种，可是都不对症。古籍中记载，橘皮可以调理脾胃，治疗消化不良引起的气滞之症，因此橘皮对您的病有特效。"

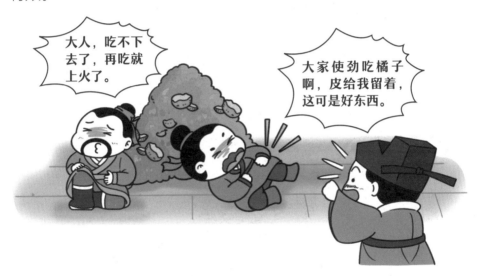

从此以后，莫强中再也没有出现胸闷气短的症状，偶尔过度饮食后觉得胃胀难受，他就喝些橘皮汤，不久症状就会缓解，橘皮也成了他家里的常备药材。

后来，方勺觉得这件事还挺有意思，就将它记载到了自己编的一本书《泊宅编》里面。而橘皮（就是陈皮）也成了人们常用的健胃、助消化的中药。

dīng

xiāng

丁香

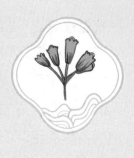

活动范围 →

肺经、脾经

别名

丁子香、支解香、瘦香娇

生长地 →

主要生长在广东、海南、云南等地。

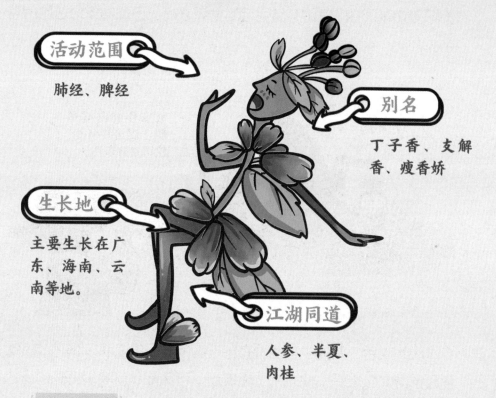

江湖同道

人参、半夏、肉桂

典籍记载

《药性论》："治冷气腹痛。"

《本草纲目》："治虚哕，小儿吐泻，痘疮胃虚，灰白不发。"

《本草正》："温中快气，治上焦呃逆，除胃寒泻痢，七情五郁。"

丁香的故事

丁香，因为形状像鸡舌头，所以又被称为鸡舌香；又因为它香味很浓，很多文人雅士喜欢把它含在嘴里来除口臭，所以它也被誉为"古代的口香糖"。比如

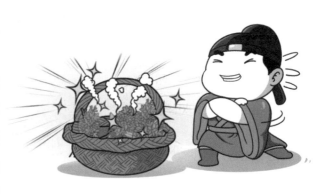

唐代著名诗人宋之问，他不仅人长得帅，文采也好，他的诗文很受当时掌握实权的武则天喜爱。但每当宋之问把诗文献给武则天时，武则天却不让他靠近。宋之问一开始以为自己有什么地方得罪了武则天，后来一打听才知道，原来武则天是嫌弃他有口臭。

为此，宋之问多方求医问药，有人告诉他：含丁香可以除口臭。从那以后，宋之问每次求见武则天都会在嘴里含上一撮丁香，武则天也慢慢与他亲近了很多。

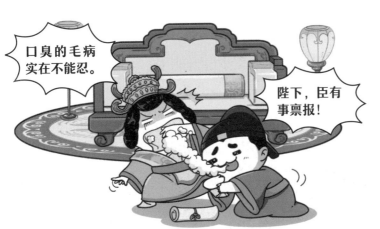

口臭的毛病实在不能忍。

陛下，臣有事禀报！

在古代，丁香除了可以作为"口香糖"之外，还有其他很多药用价值。更有趣的是，很多诗词文章、民间故事里都有丁香的身影。

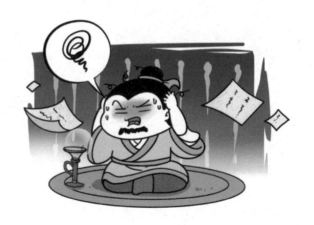

据说古时候有一个文人，他自认为才高八斗，所以把谁都瞧不起。有一天，他来到一条河边，可是河上连座桥也没有。文人摸了摸兜里的银子，对在旁边耕地的农夫说："喂，你背我过河去，银子少不了你的。"农夫说："看你的样子像个书生，这样吧，我不要钱，只要你能够对上我的对联，我就背你过去。我的上联是：氷冷酒，一点二点三点水。"

氷、冷、酒三个字的偏旁分别是一点水、二点水、三点水。文人想了很久，也没有想出下联，气得他也不过河了，到家后就把自己关在屋子里，天天琢磨下联。结果他因此生了一场大病，没几天就病死了。几个月后，文人的坟头上长出了一棵丁香。有人说，这就是文人对出的下联："丁香花，百头千头万字头"。

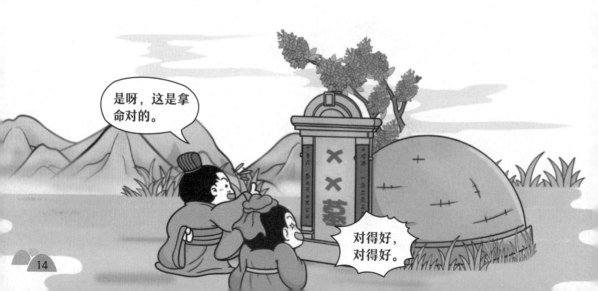

是呀，这是拿命对的。

对得好，对得好。

fó

shǒu

佛手

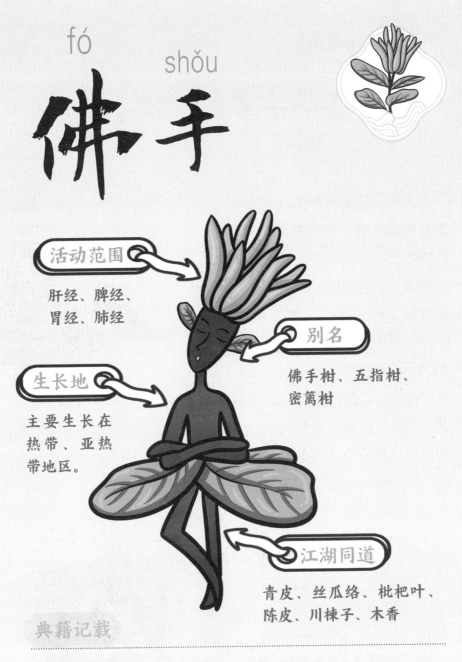

活动范围

肝经、脾经、
胃经、肺经

别名

佛手柑、五指柑、
密篱柑

生长地

主要生长在
热带、亚热
带地区。

江湖同道

青皮、丝瓜络、枇杷叶、
陈皮、川楝子、木香

典籍记载

《滇南本草》："补肝暖胃，止呕吐，消胃寒痰，治胃气疼痛，
止面寒疼，和中行气。"

《本草纲目》："煮酒饮，治痰气咳嗽。煎汤，治心下气痛。"

《本经逢原》："专破滞气。治痢下后重，取陈年者用之。"

中草药 故事

菩萨手掌化 "佛手"

古代，西域有个国家名叫兴林国，国王被称为妙庄王，他的女儿妙善就是大名鼎鼎的观音菩萨，而 "佛手" 这味药材据说就是观音菩萨的手掌变成的。

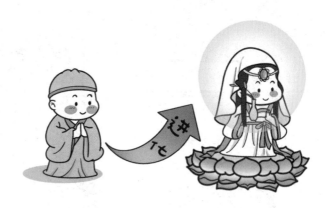

传说，妙庄王生了一场怪病，吃了很多药也不见好转，太医们束手无策，王后也非常忧愁。妙善此时已经出家，她得知父亲的病情后也非常担心，于是就向自己的师父竹心大师求教。竹心大师建议她在师祖面前真诚祈祷，保佑父亲早日康复。

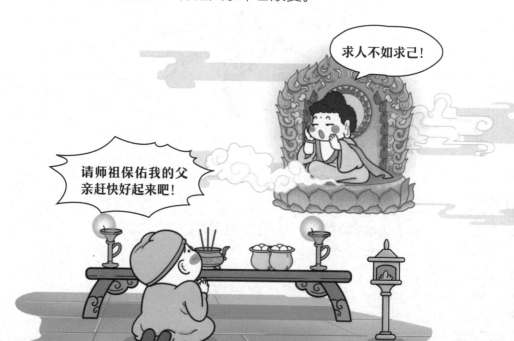

求人不如求己！

请师祖保佑我的父亲赶快好起来吧！

一天夜里，妙善做了一个梦。梦里有两个神仙抓住她的手臂，说妙庄王只要吃了她手臂上的肉就能痊愈。之后的几天晚上，妙善都做了同样的梦，她就向师父请假回到了王宫。

　　妙善先是看望了病床上的妙庄王，又偷偷跟母亲说起了自己做的梦，没想到母亲说她也做了同样的梦。于是妙善不顾母亲阻拦，挥刀砍下了自己的一条手臂，然后命人取下手臂上的肉，给妙庄王做了一碗汤。果然，妙庄王喝了之后就痊愈了。但当他得知真相以后感到非常愧疚，觉得自己害了女儿。令人没有想到的是，妙庄王的病痊愈之后，妙善的断臂竟然在一夜之间长出了十几只手，这也就是她被人们称为"千手观音"的原因。

　　再说妙善那只被砍掉的手臂，取肉之后就被埋在了海边。没过多久，海边的礁石缝里长出了很多像手掌一样的东西，人们采来吃了，觉得味道鲜美。有人说这是观音菩萨的手变成的，因此就给它起了个名字叫"佛手"。

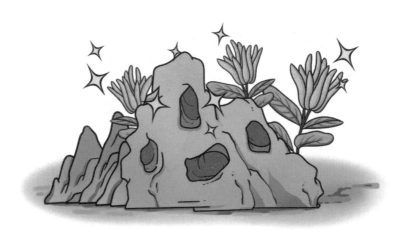

gān cǎo
甘草

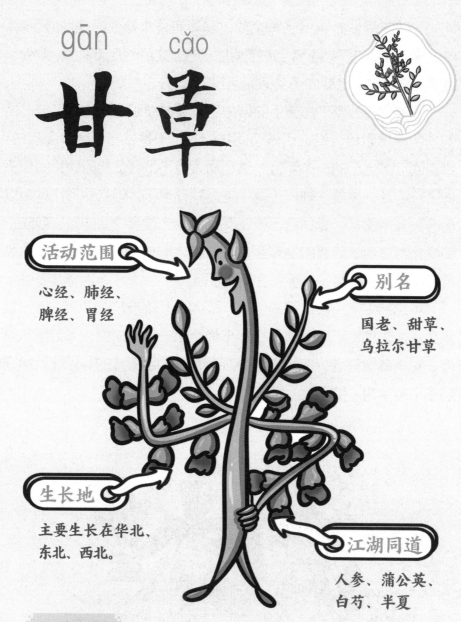

活动范围

心经、肺经、
脾经、胃经

别名

国老、甜草、
乌拉尔甘草

生长地

主要生长在华北、
东北、西北。

江湖同道

人参、蒲公英、
白芍、半夏

典籍记载

　　《神农本草经》："甘草味甘、平。主五脏六腑寒热邪气，坚筋骨，长肌肉，倍力，金疮肿，解毒。"

　　《本草纲目》："甘平无毒……可谓药中之良相也。"

神奇的"千草棍儿"

从前，在一个偏远的小山村里有一位郎中，他医术精湛，精于药理，周围的人都愿意找他看病。

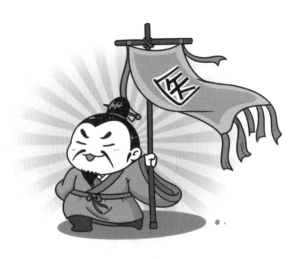

一天，郎中外出给人治病，还没等他回来，家里就陆续来了很多看病的人。妻子见丈夫一时半会儿也回不来，病人们又都等得很着急，于是心里就想：平时丈夫就是抓各种各样的草药，然后包成一个一个小包，再分给病人，今天他不在家，干脆我也找些草药包起来发下去，替他把这些病人打发走吧。

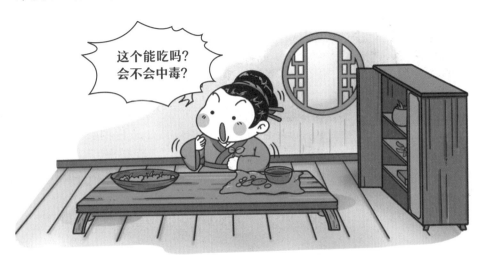

这个能吃吗？
会不会中毒？

于是，妻子就开始在家里找了起来。突然，她看见灶房门前有一些干草棍儿，于是就拿了一根放在嘴里尝了尝，味道有点甘甜。妻子就把这些草棍儿都切成了小片，然后包起来发给了病人，并告诉他们说："这是我家先生留下的药，你们拿回家以后煎水喝，病就会好了。"

病人们等了很久，一听说可以拿到药了，都很高兴，于是他们领了药开开心心地回家了。

过了一段时间，几个病人拎着礼物来到郎中家答谢郎中，说自己久治不愈的病被郎中上次发的药给治好了。郎中

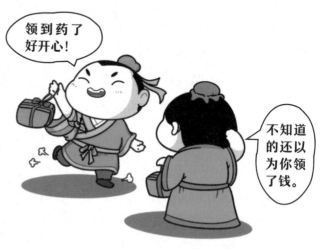

领到药了好开心！

不知道的还以为你领了钱。

感到奇怪，妻子就把那天自己替他发药的事情原原本本说了一遍。郎中让妻子取来那天分发剩下的草棍儿，又询问了这几名痊愈的病人当初有什么症状，他们有的人脾胃虚弱，有的人倦怠乏力，有的人咳嗽痰多，吃了这种干草棍儿之后，症状全都消失了。

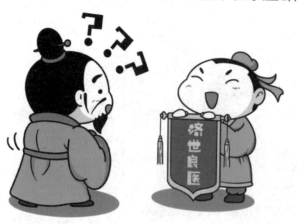

济世良医

因为这个干草棍儿味道甘甜，于是郎中将它命名为"甘草"。甘草这个名字就这样诞生了，并沿用到了今天。

guì huā
桂花

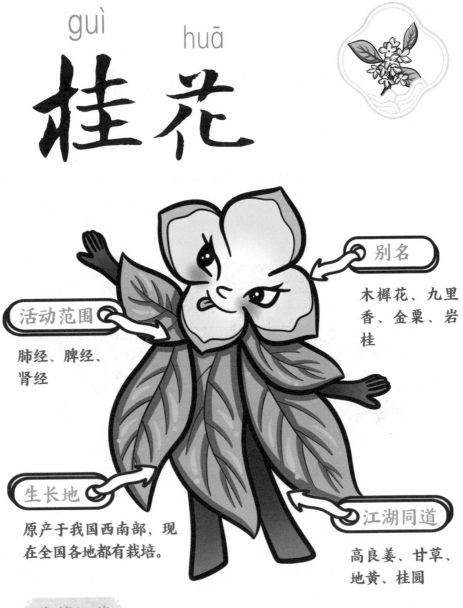

别名

木樨花、九里香、金粟、岩桂

活动范围

肺经、脾经、肾经

生长地

原产于我国西南部，现在全国各地都有栽培。

江湖同道

高良姜、甘草、地黄、桂圆

典籍记载

《本草纲目》："辛，温，无毒。"

《本草汇言》："散冷气，消瘀血，止肠风血痢。凡患阴寒冷气，瘕疝奔豚，腹内一切冷病，蒸热布裹熨之。"

《陆川本草》："治痰饮喘咳。"

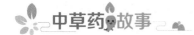

中草药故事

吴刚与桂花的故事

　　很久以前，有个名叫吴刚的小伙子和母亲一起居住在咸宁城。有一年，城里发生了瘟疫，许多人都死了，吴刚的母亲也不幸感染，生命垂危。

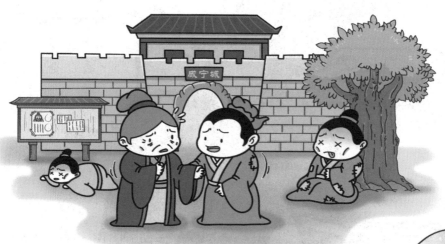

　　为了救治母亲，吴刚天天上山采药，他希望能找到一种治疗瘟疫的草药，让母亲恢复健康。可是药采了很多，却没有一种能治好母亲的病。

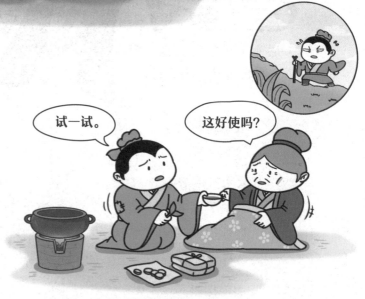

试一试。

这好使吗?

这天，吴刚又来到山中采药，可是，他实在太累了，不知不觉就躺在一块大石头上睡着了。

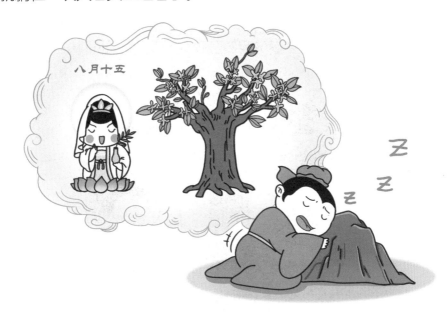

睡梦中，观音菩萨出现在了吴刚面前，说："月宫里有一棵桂树，树上的桂花能治瘟疫。八月十五这一天，山顶有一座天梯可以通往月宫，你爬到月宫里采下桂花，到时候就可以救你母亲和全城的百姓了。"

吴刚醒了以后，决心按照观音菩萨的指引去采摘桂花。可是，这天已经是八月十二了，寻常人要想爬到山顶起码要七天的时间，怎么办呢？

救母心切的吴刚来不及细心筹划，只能把心一横，往山顶攀去。历经千辛万苦，终于在八月十五的晚上，他登上了山顶，见到了那座天梯。

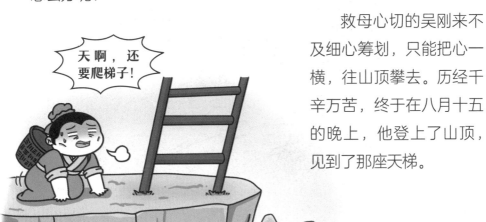

天啊，还要爬梯子！

吴刚顺着山顶的天梯爬到了月宫，一眼就看到了那棵桂树，只见树上开满了金灿灿的桂花，漂亮极了。

吴刚来到树下拼命地摘桂花，总想多摘几朵回去，多救几个人。可是他一个人又能拿多少呢？正在为难之际，他灵机一动，想到了一个办法。

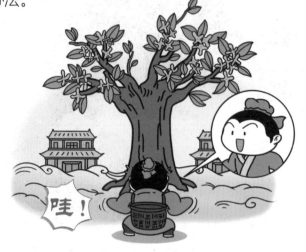

随后，吴刚抓住树干一阵摇晃，树上的桂花纷纷掉落，落到了人间的河里。吴刚的母亲和那些患疫病的人喝了浸泡过桂花的河水以后，全都恢复了健康。

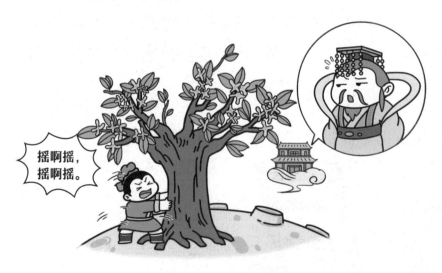

但是，这件事被天上的玉皇大帝知道了。玉皇大帝认为吴刚是个小偷，为了惩罚他，把他留在月宫用斧子砍那棵桂花树，并说什么时候把树砍倒，就放吴刚回到人间。

可吴刚根本不知道玉帝对这棵桂花树施了法术，他砍一刀，桂花树马上就会恢复原样。

就这样，吴刚一直也没有把树砍倒。

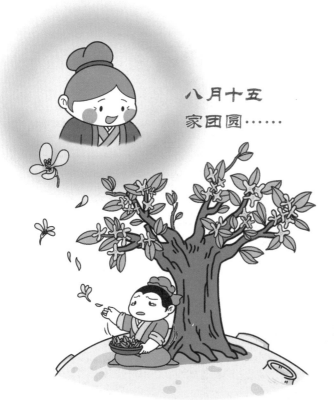

嘿哟！
加油！

八月十五
家团圆……

吴刚实在太想念母亲了，每年到了八月十五这天，他就摘下一枝桂花，朝着咸宁城的方向抛下去。

一年一年过去了，咸宁城漫山遍野长满了桂花树，那里的人们也经常用桂花泡茶煮水，从此再也没有感染过瘟疫。

枸杞子
gǒu qǐ zǐ

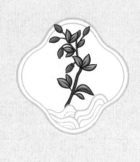

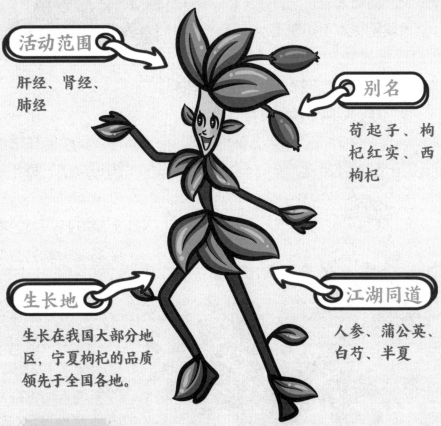

活动范围
肝经、肾经、肺经

别名
苟起子、枸杞红实、西枸杞

生长地
生长在我国大部分地区，宁夏枸杞的品质领先于全国各地。

江湖同道
人参、蒲公英、白芍、半夏

典籍记载

《药性论》："补益精，诸不足，易颜色，变白，明目……令人长寿。"

《本草纲目》："滋肾，润肺，明目。"

保持青春的秘诀

很久很久以前，人们出门没有交通工具，只能用双脚一步一步地走。这天，一个年轻人为了早点到达目的地，一大早就背着行李出发了。

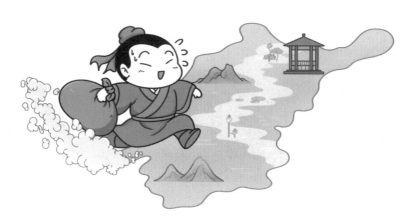

这天，他路过一个村子时，看到了一个令人震惊的场景：一个美貌女人手里拿着一根长长的棍子，正在追打一个八九十岁的老人。

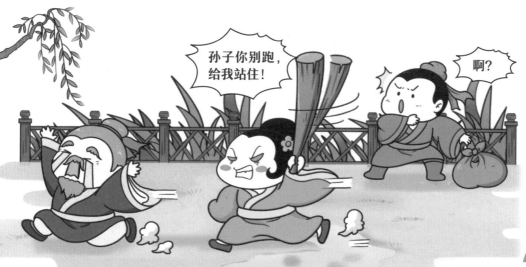

　　"喂，你这个女人怎么可以打老人呢？他怎么说也是你的长辈啊！"年轻人拦住女人说道。"嘿，你不知道就别瞎说，他是我的曾孙，在家里不好好吃饭，这不，刚九十岁就老成这样了，你说我能不打他吗？"女人回答。

　　年轻人惊呆了，半天才回过神来，他问女人："那您多大年纪了？""我啊，今年刚372岁。"年轻人又惊呆了。不过他继续问："您为什么这么长寿呢？"

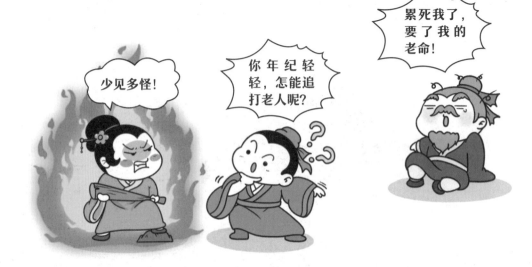

　　"我们村家家都种着一种树。春天，我们吃它的树叶；秋天，我们吃它的果实。吃了它，村里的人个个长寿。我的这个曾孙就是因为不爱吃，所以才老得这么快。对了，这种果实叫枸杞子。"

　　原来，这就是女人长寿的秘密。年轻人心想：虽然我误了行程，但是知道了这么一种能延年益寿的果子，也算不虚此行了。

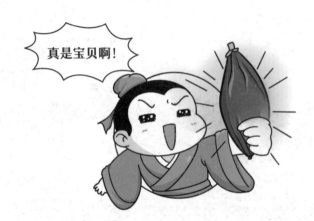

huái huā
槐花

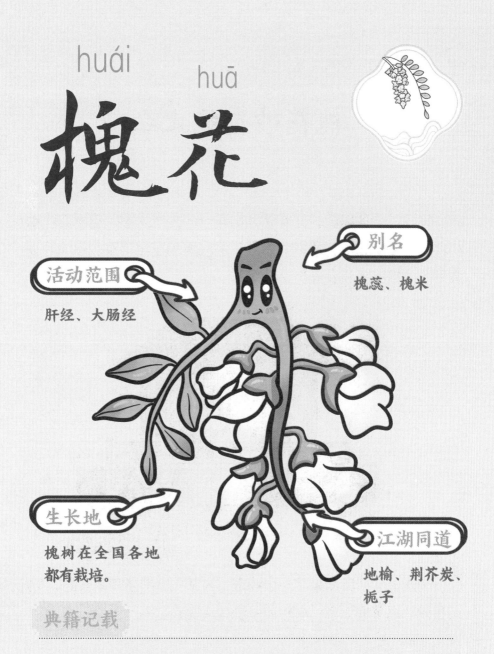

别名
槐蕊、槐米

活动范围
肝经、大肠经

生长地
槐树在全国各地都有栽培。

江湖同道
地榆、荆芥炭、栀子

典籍记载

《日华子本草》："治五痔，心痛，眼赤，杀腹脏虫及热，治皮肤风，及肠风泻血，赤白痢。"

《药品化义》："槐花味苦，苦能直下，且味厚而沉，主清肠红下血，痔疮肿痛，脏毒淋沥，此凉血之功能独在大肠也，大肠与肺为表里，能疏皮肤风热，是泄肺金之气也。"

槐花炒炭能止血

　　传说，很久以前，在安徽砀山有一个大户人家。这家的小姐从小就特别喜欢看戏，所以父亲经常请戏班来家里唱戏。这个习惯一直到了小姐出嫁都没有改变。

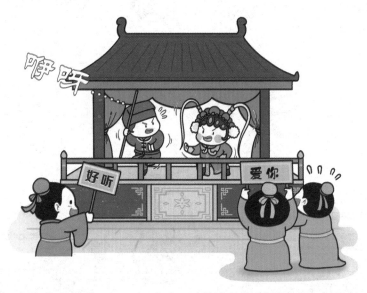

　　一次，父亲又请来了一个戏班，并派人提前通知了自己的女儿。可是戏都唱了很久了，小姐还是没有从婆家过来。

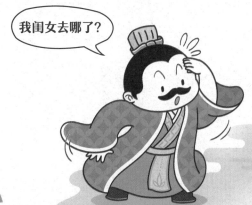

我闺女去哪了？

于是父亲就让管家到女儿婆家一探究竟。管家当时正趴在开满花的槐树上看戏，听到主人的吩咐，就立刻赶往小姐婆家去请她。

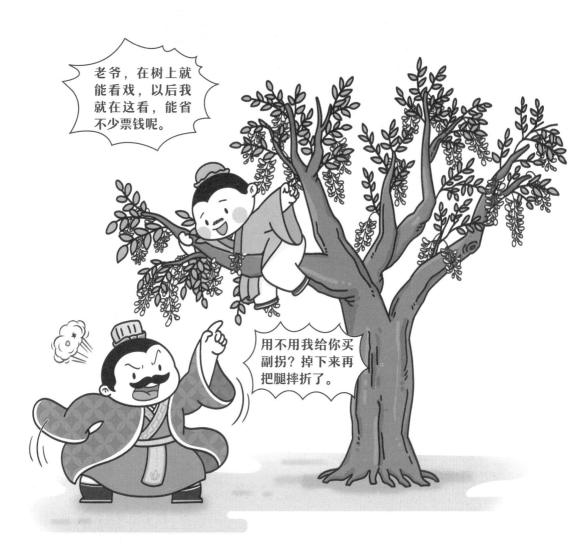

老爷，在树上就能看戏，以后我就在这看，能省不少票钱呢。

用不用我给你买副拐？掉下来再把腿摔折了。

管家赶到小姐婆家以后才知道，原来小姐没去看戏是因为鼻子流血不止，婆家人请了郎中正在为她医治。虽然服了药，但小姐依然没有好转，鼻血还在止不住地流。

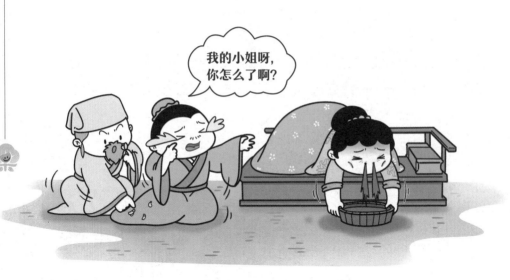

郎中一抬头，看见管家身上沾着很多槐花。那些槐花是管家趴在树上看戏时沾上的，没想到居然被带到了这里。郎中突然产生了一个想法：或许槐花有止血的功效呢！

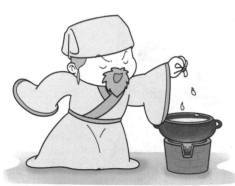

于是他从管家身上取了一些槐花加入药中，可小姐服了药，仍然不见好。婆家人急了，开始互相埋怨。管家劝解道："大家都别吵了，要是闹到天黑，就看不了戏了。"

郎中听到"天黑"一词，突然产生了灵感，他把槐花放到锅里炒，一直炒到焦黑，才给小姐服下，小姐的鼻血果然止住了。

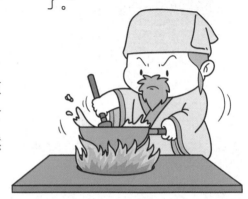

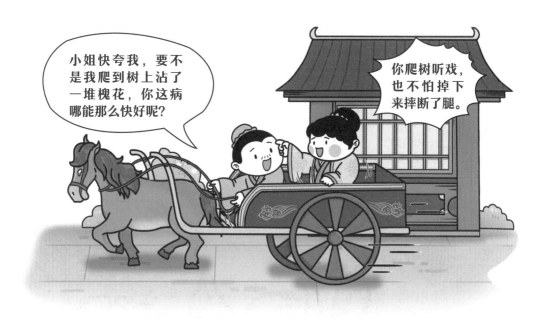

原来，生槐花经过炒制之后，它的有效成分比原来提高了 4 倍，所以能够显著缩短止血时间。从那以后，人们就经常把槐花当成止血药来用了。

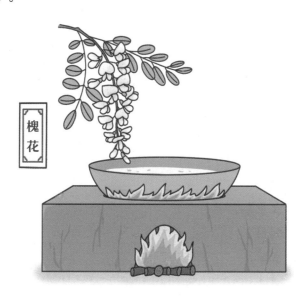

jīn zhēn cài

金针菜

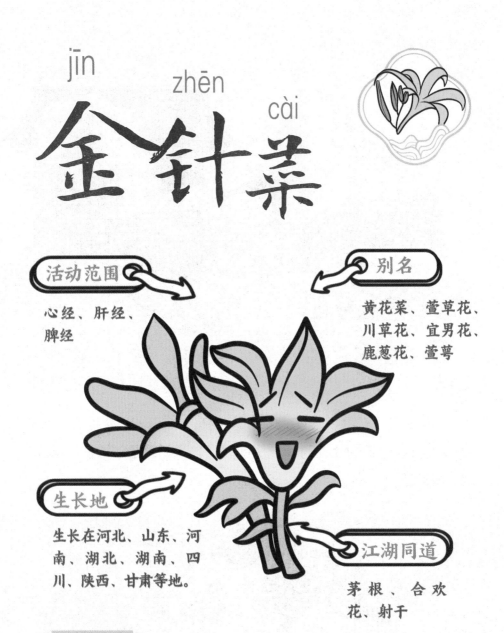

活动范围
心经、肝经、脾经

别名
黄花菜、萱草花、川草花、宜男花、鹿葱花、萱萼

生长地
生长在河北、山东、河南、湖北、湖南、四川、陕西、甘肃等地。

江湖同道
茅根、合欢花、射干

典籍记载

《滇南本草》："治妇人虚烧血干，久服大生气血。"

《本草纲目》："消食，利湿热。"

《食物本草》："主利肠胃，滑二便，去火除热。"

又"甜"又"苦"的萱草

相传，秦朝末年的农民起义领袖陈胜年轻时家境贫寒，经常吃不饱，这也导致他全身水肿且疼痛难忍。

原本陈胜还能靠帮人做工、种田谋生，但自从得病之后，他就只能靠乞讨为生了。

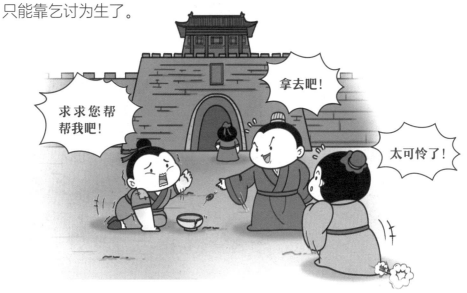

一天，陈胜来到一户姓黄的人家讨饭。黄家有个老婆婆，她见陈胜可怜，就给他蒸了一大盆萱草花。虽然它是野菜，但对于好几天没吃饭的陈胜来说，这已经是非常香甜可口的美味了。

陈胜狼吞虎咽地吃完了一整盆蒸萱草花，然后向黄婆婆道谢，最后才离开。几天之后，陈胜惊奇地发现自己的水肿和疼痛竟然全都消失了。

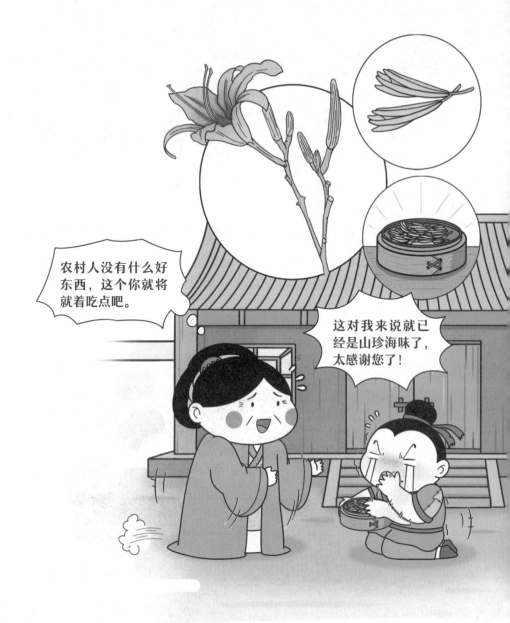

他认为肯定是那盆萱草花治好了自己的病，于是再次登门感谢黄婆婆，并表示将来一定要报答她。

后来，陈胜在大泽乡起义之后称王，为了报答黄婆婆，就派人将她接进王宫，天天好吃好喝地招待她。

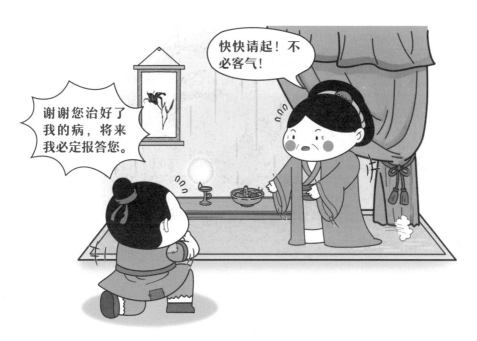

称王之后，陈胜每天吃的是大鱼大肉，早就吃腻了。正好黄婆婆在王宫，他又想起了当年自己吃的那盆香甜美味的蒸萱草，于是就请黄婆婆再给他做一次。

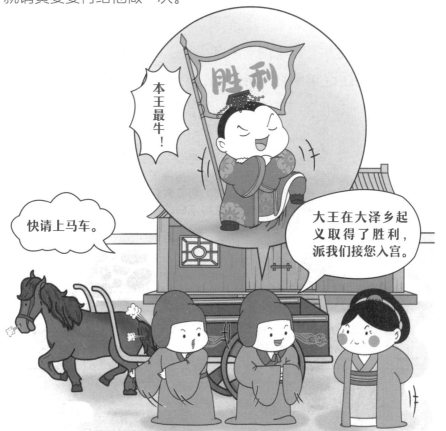

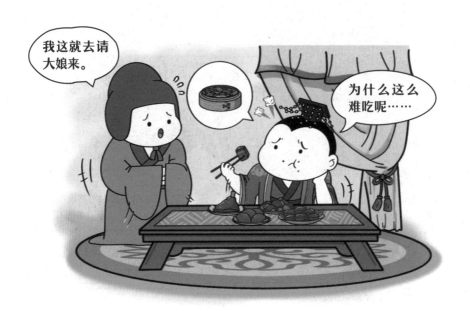

黄婆婆采了些萱草花，蒸了一碗端给陈胜。陈胜只尝了一口就皱起了眉头，说道："太难吃了！为什么不如当年好吃呢？"黄婆婆说："萱草花还是原来的萱草花，当年你许久没吃饭，吃到它便觉得是人间美味；如今你每天大鱼大肉，再吃萱草花自然觉得不好吃。"

听了黄婆婆的话，陈胜羞愧至极，为了表示自己不忘当年所受的苦，陈胜又给萱草花起了两个名字，一是"忘忧草"，二是"黄花菜"。后来，中医经常用它消肿止痛，所以，萱草除了用来做菜之外，还是一味用途非常广泛的中药。

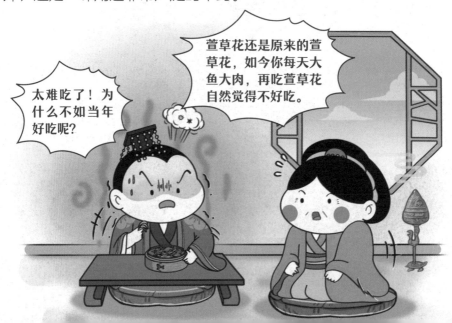

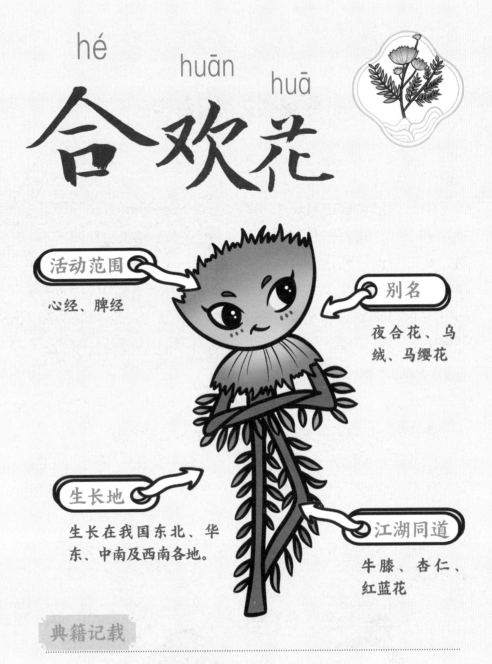

hé huān huā
合欢花

活动范围
心经、脾经

别名
夜合花、乌绒、马缨花

生长地
生长在我国东北、华东、中南及西南各地。

江湖同道
牛膝、杏仁、红蓝花

典籍记载

《**本草便读**》："能养血。"

《**分类草药性**》："能清心明目。"

《**四川中药志**》："能合心志，开胃理气，消风明目，解郁。治心虚失眠。"

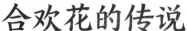

中草药故事

合欢花的传说

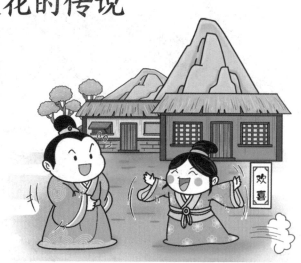

　　很久以前，泰山脚下有个村子。村里有位何员外，他年轻时一直没有孩子，老了以后才生了一个女儿。何员外希望女儿可以快快乐乐地长大，于是给她取名叫欢喜。

　　一转眼，欢喜长成了18岁的大姑娘。这一年清明节，欢喜到南山烧香祈福，结果回到家以后莫名其妙地患上了怪病。

　　她整天心神恍惚，连饭也吃不下。眼见女儿一天天消瘦下去，可把何员外心疼坏了，他请了很多大夫给女儿看病，可欢喜吃了很多药，病却一点都不见好。

　　何员外没有办法，只好在村口贴出告示：谁能治好欢喜的病，必有重谢。

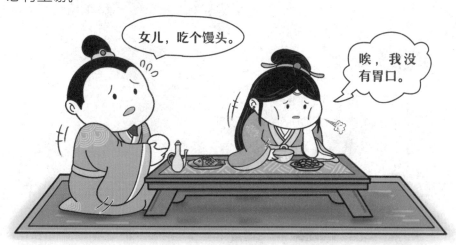

女儿，吃个馒头。

唉，我没有胃口。

邻村有一位穷秀才，长得眉目清秀，英俊儒雅，饱读诗书，精通医术。他想进京赶考，可是家境贫寒，连路费都凑不齐。有一天，他路过此地，看到了告示，就揭下告示到了何员外家。

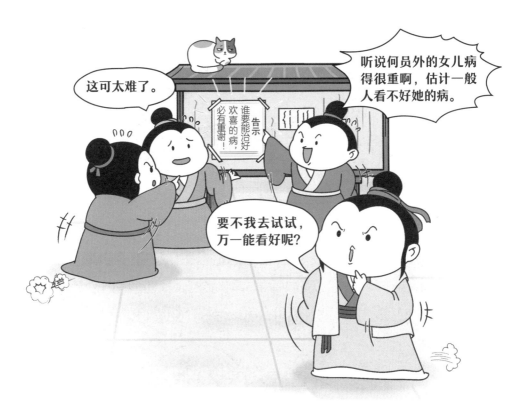

再说欢喜，她得的其实是相思病。那天，她在烧香时遇到了一位英俊书生，并对他一见钟情。

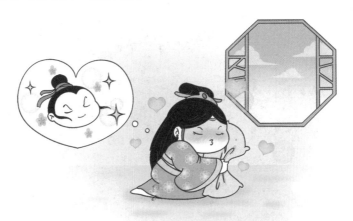

巧的是，这位书生就是穷秀才。所以当穷秀才出现在欢喜面前为她诊病时，欢喜十分开心，病瞬间就好了一大半。

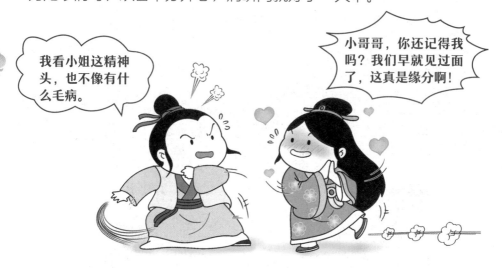

> 我看小姐这精神头，也不像有什么毛病。

> 小哥哥，你还记得我吗？我们早就见过面了，这真是缘分啊！

穷秀才并不知道欢喜是因为他而患相思病，于是仔细替她诊脉，然后告诉何员外："小姐思郁成疾，情志郁结。我知道南山上有一棵树，把树上的花采下来煎水服用，可以治好小姐的病。"

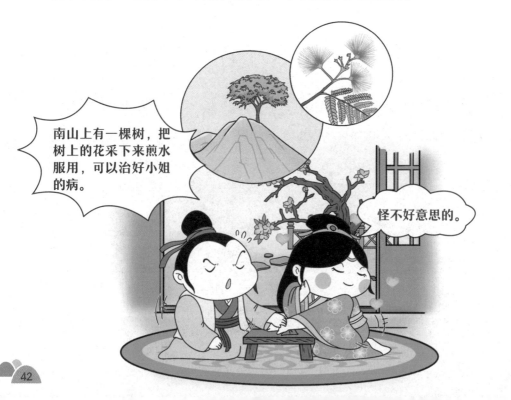

> 南山上有一棵树，把树上的花采下来煎水服用，可以治好小姐的病。

> 怪不好意思的。

何员外赶紧派人到南山采花、煎药，欢喜喝了之后果然恢复了健康。

有了这次看病的经历，穷秀才跟欢喜也产生了感情。

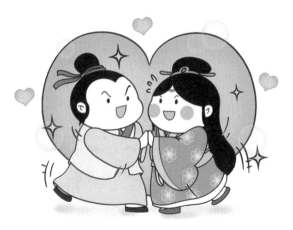

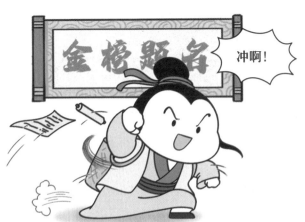

金榜题名

冲啊！

后来，秀才在何员外的资助下进京赶考，果然金榜题名，回来后就与欢喜成了婚。

后来，人们就用欢喜的名字——"何欢喜"来称呼那棵树。时间长了，就简称为"合欢"。用合欢花治病也一直沿袭到了今天。

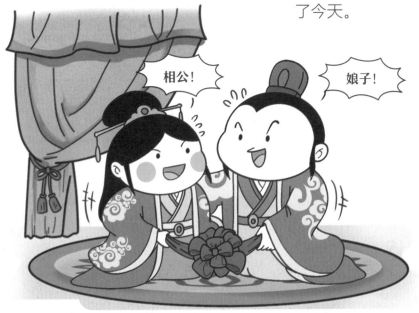

相公！

娘子！

jié

gěng

桔梗

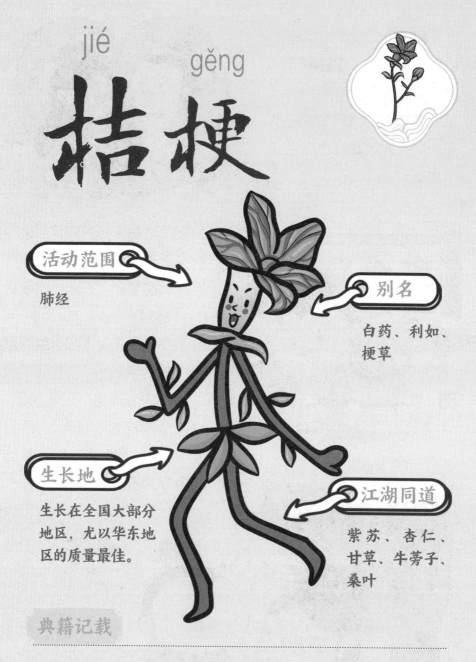

活动范围

肺经

别名

白药、利如、
梗草

生长地

生长在全国大部分
地区，尤以华东地
区的质量最佳。

江湖同道

紫苏、杏仁、
甘草、牛蒡子、
桑叶

典籍记载

　　《神农本草经》："主胸胁痛如刀刺，腹满肠鸣幽幽，惊恐
悸气。"

　　《珍珠囊药性赋》："其用有四：止咽痛，兼除鼻塞；利膈气，
仍治肺痈；一为诸药之舟楫；一为肺部之引经。"

神药"接根"

很久以前，有一个叫商家村的地方。这里虽然地处中原地带，但交通极不便利，商贸活动发展不起来，全村人都只能靠种地为生。很多年轻人不愿做这些体力活，纷纷离开村子到外地打工，种地这种苦活、累活都留给了中年人和老年人。

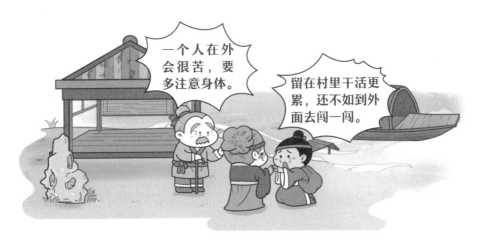

一个人在外会很苦，要多注意身体。

留在村里干活更累，还不如到外面去闯一闯。

由于长年劳累得不到休息，村民们全都患上了一种怪病，这个病的症状是发烧、咳嗽、痰多，有时候甚至都喘不上气。村民们从外村请了很多大夫来治病，药也吃了不少，可就是不见好，大夫们也愁眉不展。

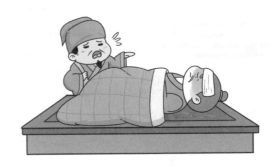

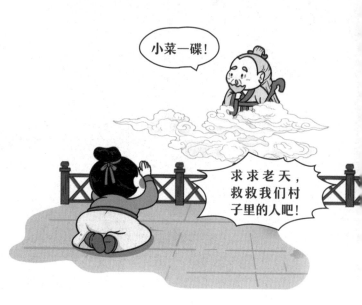

村里有位心地善良的女子，她见大家一个个地倒下，心里非常着急。可是，连大夫都看不好的病，她能有什么办法呢？女子跪在院子里，双手合十，虔诚地向上天祷告，希望上天可以保佑他们村里的百姓，让大家赶快好起来。

女子的诚心感动了上天。一位白发老者来到她面前，将一把草根交给女子，并嘱咐道："这种草根可以治疗你们村里人的怪病，你把它煎成汤，送给村民服用，大家的病就会好。"女子连忙接过草根，又给老者深深地磕了几个头表示感谢。随后，她就把草根煎成汤，送给村民们服用。果然，没过几天，村里人的病就全好了。

为了感谢这位女子的救命之恩，村民们将此草药命名为"接根"，意思是指它救了村民的命，让大家能够留住自己家族的根。

由于口音的问题，传到后来，"接根"就变成了"桔梗"，桔梗这个名字一直沿用至今。

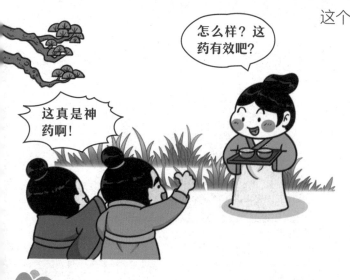

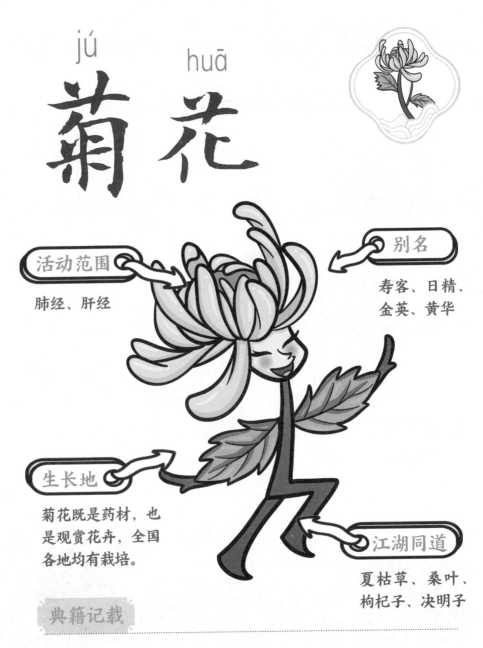

jú huā

菊花

活动范围

肺经、肝经

别名

寿客、日精、金英、黄华

生长地

菊花既是药材，也是观赏花卉，全国各地均有栽培。

江湖同道

夏枯草、桑叶、枸杞子、决明子

典籍记载

《神农本草经》："主诸风头眩、肿痛，目欲脱，泪出，皮肤死肌，恶风湿痹，利血气。"

《本草纲目拾遗》："专入阳分。治诸风头眩，解酒毒疗肿。""黄茶菊，明目祛风，搜肝气，治头晕目眩，益血润容，入血分；白茶菊，通肺气，止咳逆，清三焦郁火，疗肌热，入气分。"

菊花的传说

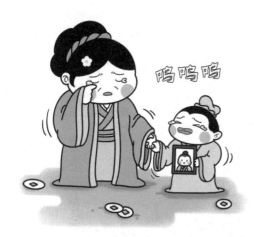

呜呜呜

很久以前，有个穷苦的孩子叫阿牛。因为父亲意外去世，阿牛从七岁开始就和母亲相依为命。

由于生活困苦，母亲只能靠给有钱人家缝缝补补、织布来赚点钱。等到阿牛十三岁的时候，由于母亲不分昼夜地做针线活儿，再加上思念死去的丈夫，终日以泪洗面，母亲的眼睛几乎看不清任何东西。

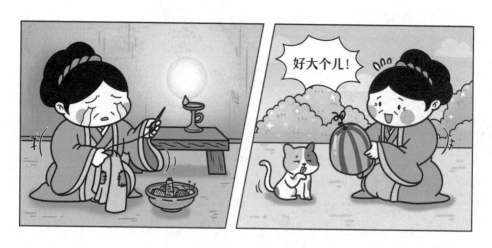

好大个儿！

孝顺的阿牛挺着胸脯跟母亲说："娘，你眼睛不好，就好好休息吧，儿子已经长大了，我来挣钱养活你。"

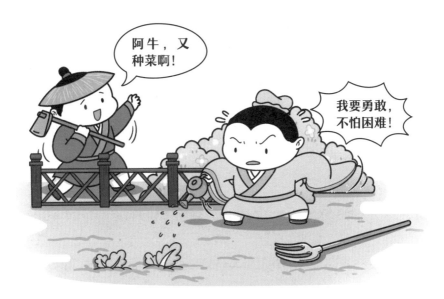

就这样，阿牛在一个财主家做起了长工，他一边卖力地干活，一边起早贪黑地开了几亩荒地，靠着种菜、卖菜攒下一些钱之后，他就四处寻医问药，一门心思地想要治好母亲的眼疾。可是吃了很多药，也看了不少大夫，母亲的眼疾一直不见好。

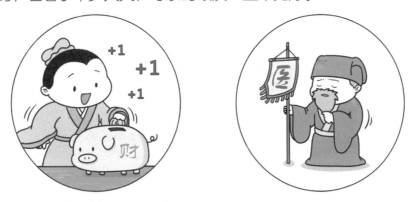

一天夜里，阿牛在梦里见到了一位漂亮的仙女。仙女对他说："阿牛，你沿着运河往西走几十里，有个叫天花荡的地方，那里开满

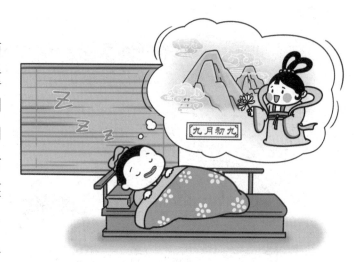

了花，有一株白菊花，只有九月初九重阳节那天才会开。到那天，你把它采回家，用花朵煎成汤给你母亲喝，她的眼疾就能痊愈。"

阿牛一个激灵从梦中醒来，脑中回荡着仙女的话，心想：这一定是仙女可怜我们母子，才来帮助我们的。

到了重阳节这天，阿牛一大早就背着干粮出了门，他沿着运河一路跑，终于找到了天花荡。那里开满了各种鲜艳的花朵，却找不到白菊花。

阿牛只好耐着性子一株一株地找，最后终于在一个不起眼的地方找到一株白色的菊花。

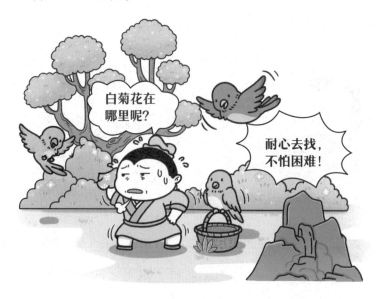

这株花很特别，一个梗上长了九条枝，每一枝都开了一朵花。

阿牛激动极了，小心翼翼地把这株花挖出来，带回家栽到了院子里。

随后的几天里，阿牛每天摘下一朵花给母亲煎汤喝。

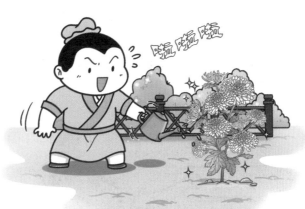

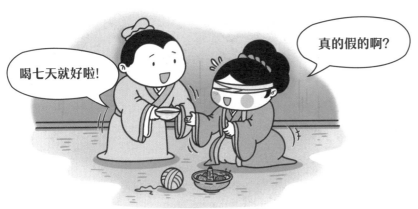

喝到第七天，母亲的眼睛就能看见东西了。

从那以后，人们知道菊花具有明目的功效，因此有眼疾的人都用它来治病。

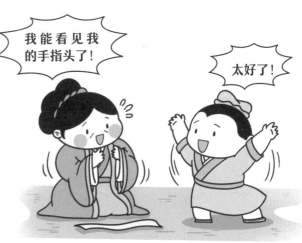

jué míng zǐ
决明子

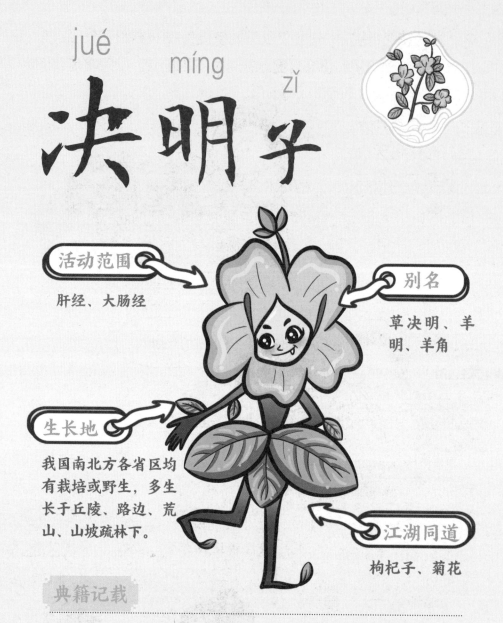

活动范围

肝经、大肠经

别名

草决明、羊明、羊角

生长地

我国南北方各省区均有栽培或野生，多生长于丘陵、路边、荒山、山坡疏林下。

江湖同道

枸杞子、菊花

典籍记载

《神农本草经》："治青盲，目淫肤赤白膜，眼赤痛泪出，久服益精光。"

《本草求真》："决明子，除风散热。凡人目泪不收，眼痛不止，多属风热内淫，以致血不上行，治当即为驱逐；按此苦能泄热，咸能软坚，甘能补血，力薄气浮，又能升散风邪，故为治目收泪止痛要药。并可作枕以治头风。"

瞎秀才与决明子

从前有位秀才，因年轻时熬夜看书得了眼疾，还不到60岁，两只眼睛就看不清东西了，连走路也得拿着拐杖探路。因为哪也去不了，秀才每天只能坐在家门口唉声叹气。

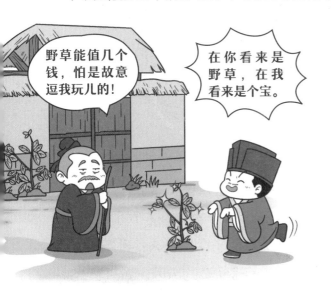

野草能值几个钱，怕是故意逗我玩儿的！

在你看来是野草，在我看来是个宝。

一天，有个药材商人从秀才家门前经过，发现他家门口长着几株野草，仔细辨别之后心中一喜，便问秀才："你把门口这几株野草卖给我好不好？"秀才反问："你给多少钱？"商人回答："你要多少我给多少。"秀才以为这人是在跟自己开玩笑，生气地说："给多少钱我也不卖。"药材商人叹了口气就走了。

到了夏天，秀才家门口的那几株野草已经长到三尺多高，茎上开满了黄色的花。药材商人再次来到秀才家，想要买那几株野草，秀才心想：他为什么又来买，难道这野草很值钱？一想到这野草没准儿真是宝贝，秀才就舍不得卖了，他第二次拒绝了商人。

一转眼到了秋天，这几株野草结了许多灰绿色的闪着光亮的菱形草籽，秀才虽然看不见，但闻到了草籽的香气，他猜测这可能是一味好药材，于是抓了一把泡水喝。一连喝了几天，秀才发现自己的眼睛居然能看清东西了，走路也不用拐杖了。

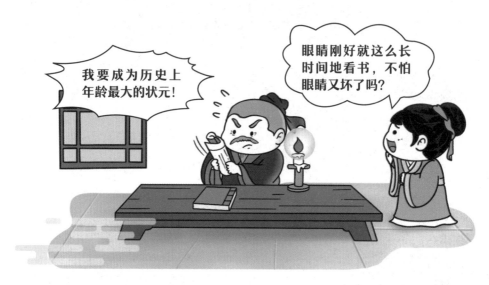

又过了一段时间，药材商人再次来买野草，结果发现野草还在，但草籽已经没有了。于是他就问秀才是不是把草籽卖掉了，秀才将自己用草籽泡水治好眼疾的事告诉了药材商人。药材商人叹了口气，对秀才说："这草名叫决明，它的种子叫决明子，是一味良药，能清肝明目，治疗各种眼疾，这也是我三次前来买它的原因。看来它终究跟你有缘啊！恭喜你啦！"

从此以后，秀才长年饮用决明子泡的茶，他身体健康，眼睛明亮，后来果然考中了进士，一直活到八十多岁才去世。

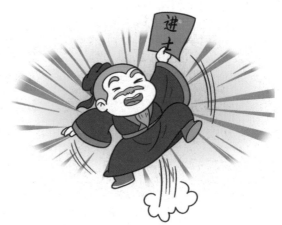

jīn yín huā
金银花

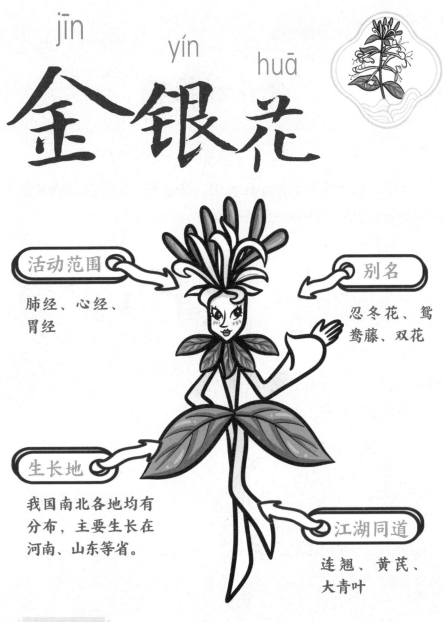

活动范围
肺经、心经、胃经

别名
忍冬花、鸳鸯藤、双花

生长地
我国南北各地均有分布，主要生长在河南、山东等省。

江湖同道
连翘、黄芪、大青叶

典籍记载

《**本草纲目**》："一切风湿气，及诸肿毒、痈疽疥癣、杨梅诸恶疮。散热解毒。"

《**本草拾遗**》："主热毒、血痢、水痢，浓煎服之。"

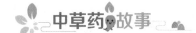

中草药 故事

金花和银花

从前，在一个遥远的小山村里，生活着一对善良的小夫妻。他们有一对双胞胎女儿——金花和银花。

姐妹俩长得漂亮，做事也勤快，她们认识很多草药，经常到山里采药换成钱来补贴家用，一家人的日子过得很快乐。

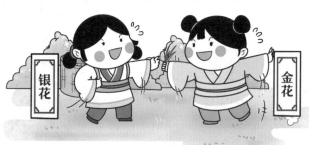

有一年夏天，村里突然流行起了一种怪病，病人全身长满小疹子，高烧不退、神志不清，而且没几天就病死了。很快，得病的人越来越多，金花和银花的父母也都染上了这种病，可是附近没有一个大夫能够救治。眼看父母和乡亲们的病情一天比一天重，姐妹俩决定外出寻找治病救人的神医妙药。

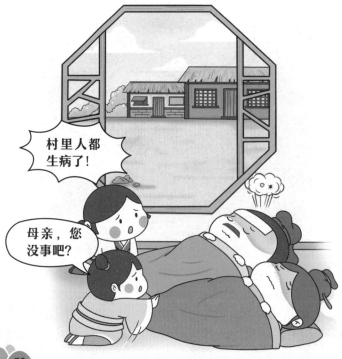

村里人都生病了！

母亲，您没事吧？

她们把父母托付给乡亲照顾，背上行囊就出发了。一路上，她们走过草地、跨过大江、翻过高山，受了不少罪，却依然没有放弃。

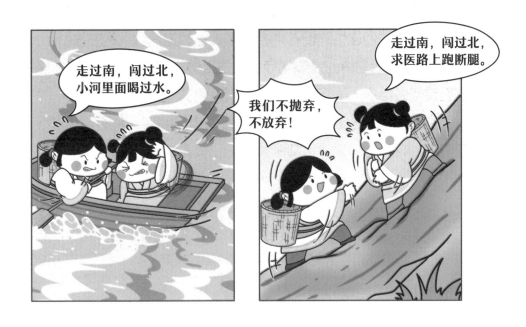

一天，两人在一座破庙休息时遇到了一位老和尚，老和尚听她们说了出来的目的，指着窗外说："你们沿着这个方向走九十九里，那里有一座山，山上有个神医，医术十分高明，你们可以去找他。"

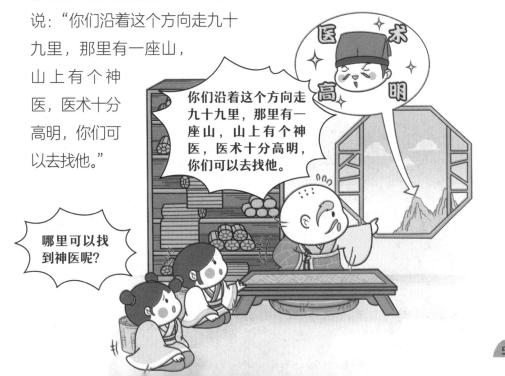

姐妹俩听了之后，立刻就出发了。她们满头大汗地爬到了那座山的半山腰，看到了一座茅草屋，屋里屋外挤满了人。

只见人群中有一位老人正在给一个病人把脉。姐妹俩激动得差点哭起来，她们连忙跪倒在地，请老人指教治病救人的方法。

"孩子，他们得的是热毒症，山谷那边长着一种草药，你们采了之后带回去给病人服下，包他们药到病除。"老人说。

金花和银花按老人说的，在山谷那边找到了一种黄白相映、带着清香的花。她们采了整整两大筐，日夜兼程地赶回了村里。

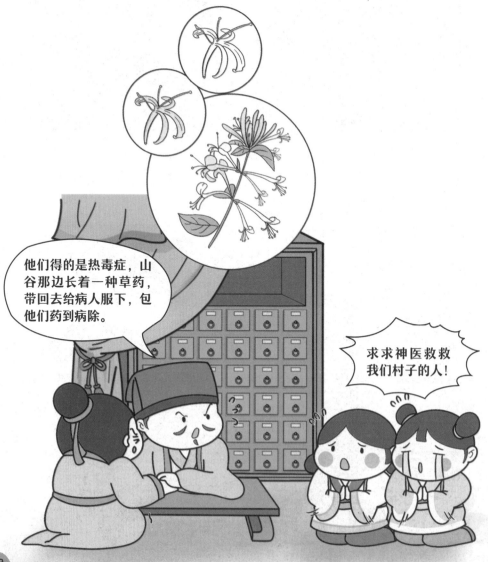

他们得的是热毒症，山谷那边长着一种草药，带回去给病人服下，包他们药到病除。

求求神医救救我们村子的人！

喝了她们带回来的这种草药，父母和村里人的病很快就好了，全村人重新过上了宁静幸福的生活。

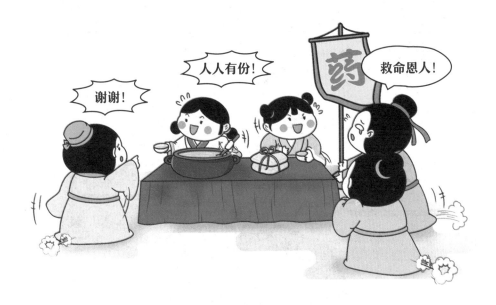

后来，人们为了感谢姐妹俩的救命之恩，就给这种草药起了个名字，叫"金银花"。

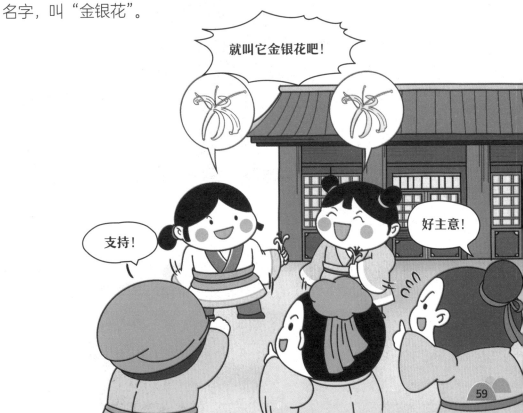

luó
hàn
guǒ

罗汉果

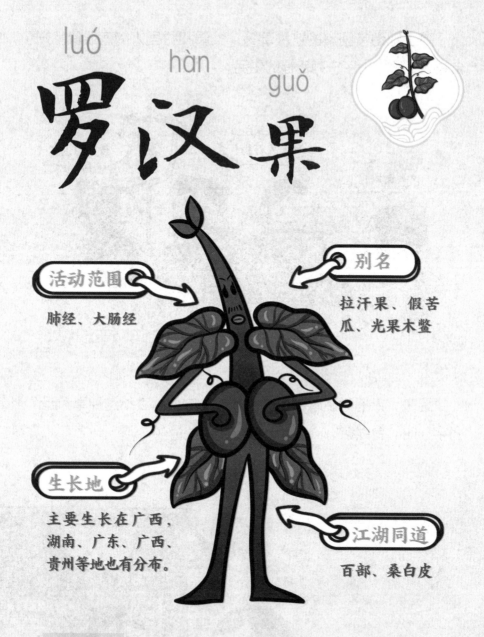

活动范围
肺经、大肠经

别名
拉汗果、假苦瓜、光果木鳖

生长地
主要生长在广西，湖南、广东、广西、贵州等地也有分布。

江湖同道
百部、桑白皮

典籍记载

《岭南采药录》："理痰火咳嗽。"

罗汉果的传说

传说有一年夏天，天气非常炎热，十八罗汉奉旨外出办事。到了中午，烈日高照，十八罗汉一个个被晒得大汗淋漓，口渴难耐，他们只好找了一处阴凉地避暑，想等到阳光不那么强烈的时候再下山。

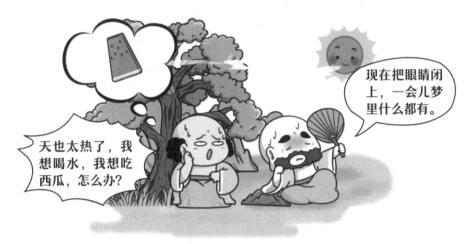

这时，一名女子挑着柴火路过这里，罗汉们上前去讨水喝。这名善良的女子告诉十八罗汉，她家就在山脚下的寨子里，请他们在此等候，自己马上就回来。没过多久，女子回来了，她拎来一大桶水，还带了几个棕褐色的球状果实回来。罗汉们口渴难耐，刚要舀水喝，就被女子拦

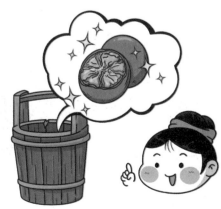

住了："请大家稍等一下。"只见女子把她带来的棕褐色的球状果实剥碎泡入水中，然后再把水分给罗汉们。罗汉们喝了水后，渴感全消，于是忙问女子这是什么，女子回答："寨子里有很多这种野果，人们只知道用它泡水，甘甜又解渴，但是不知道它叫什么名字。"

众罗汉提议，干脆就叫它"罗汉果"吧，就这样，罗汉果的名字诞生了。

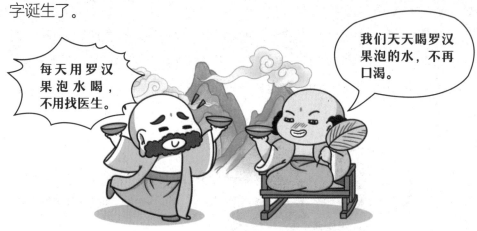

每天用罗汉果泡水喝，不用找医生。

我们天天喝罗汉果泡的水，不再口渴。

又过了很多年，在广西桂林永福县的大山里，诞生了一位名叫罗汉的瑶族医生。他发现罗汉果不仅甘甜解渴，还有消炎止痛、清热解毒、止咳利咽的功效，于是将罗汉果采摘并烘干，泡水沏茶，长期饮用。罗汉医生一直活到128岁才去世，人们认为这位瑶族医生长寿的秘诀就是长期饮用罗汉果泡的水，于是也用罗汉果泡水，长期饮用。结果很多病人都康复了，于是这种养生秘诀就流传了下来。

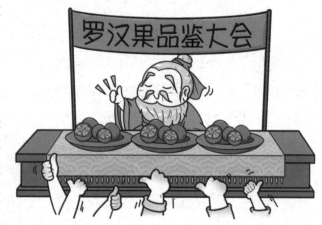

罗汉果品鉴大会

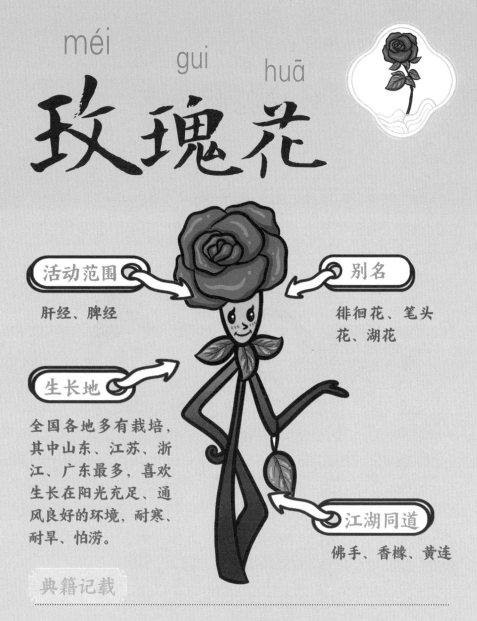

玫瑰花

méi gui huā

活动范围

肝经、脾经

别名

徘徊花、笔头花、湖花

生长地

全国各地多有栽培，其中山东、江苏、浙江、广东最多，喜欢生长在阳光充足、通风良好的环境，耐寒、耐旱、怕涝。

江湖同道

佛手、香橼、黄连

典籍记载

《药性考》："行血破积，损伤瘀痛。"

《本草纲目拾遗》："和血行血、理气、治风痹、噤口痢、乳痈、肿毒初起、肝胃气痛。"

《本草正义》："玫瑰花，香气最浓，清而不浊，和而不猛，柔肝醒胃，流气活血，宣通窒滞而绝无辛温刚燥之弊，断推气分药之中，最有捷效而最为驯良者，芳香诸品，殆无其匹。"

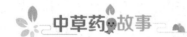
玫瑰花的传说

　　很久以前，在一座名叫水山的山脚下，住着一对青年男女，男的叫刘文，女的叫翠儿。两人常常结伴上山采药，逐渐互生好感，后来就结成了夫妻。

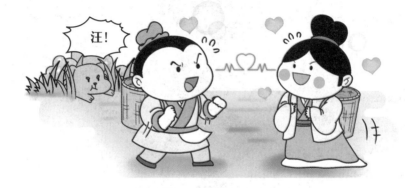

汪！

　　婚后，刘文一直想送翠儿一件像样的礼物，无奈日子过得太过清苦，这个愿望一直没有实现。一天，刘文上山砍柴时，忽然闻到了一股香气，他顺着香气往前走，不知不觉来到了一座山洞的洞口。刘文站在那里，只觉得花香扑鼻，甚是醉人。

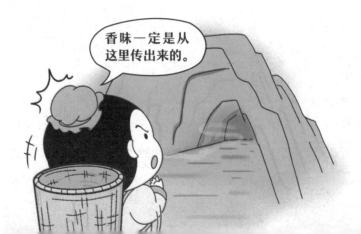

香味一定是从这里传出来的。

刘文进入山洞，
走了一会儿，就来到
了山洞的另一侧，那
里长了一大片玫瑰
花。只见这些玫瑰红
的红、粉的粉，颜色
各异，漂亮极了。

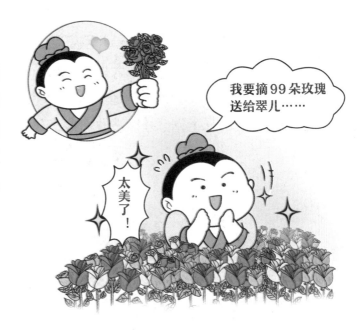

刘文心想："山洞外面也长着很多玫瑰，却从来都没有开过花。
没想到这里的玫瑰全都开了花，它们真是太漂亮了。而且我听说玫
瑰花还有理气、解郁、活血的药用价值，如果我把它们摘回去送给
翠儿，不就是最好的礼物！"

刘文不知道的是，此刻他已经误入了王母娘娘在人间的花园。
他摘了几朵玫瑰花，正要往外走时，忽然出现两个天兵把他拦了下
来："你是哪里来的凡夫俗子，竟敢在王母娘娘的花园里摘花。"天
兵不容分说，就把刘文捆了起来。

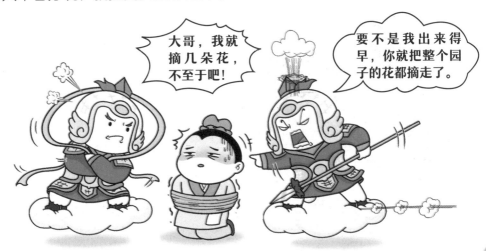

说来也巧，采药回来的翠儿刚好路过，她看见夫君被五花大绑，连忙跪在地上向天兵求情。天兵看翠儿心诚，便对她说："你夫君擅闯禁地，死罪可免，活罪难逃。现在罚他去做苦役，只有等水山上的玫瑰花全都开了，他才能被放回来。"

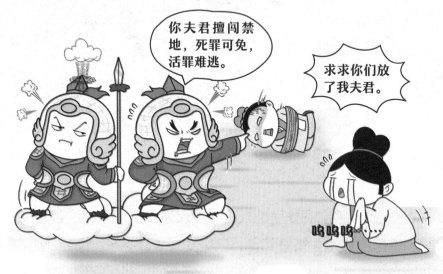

这可怎么办？翠儿想了很久，决定亲自往山上挑水，让山上的玫瑰开花，让夫君早日归来。从此以后，她没日没夜地挑水，这一干，就是整整十年。

一天，翠儿再一次往山上挑水时，忽然感觉到有什么变得不一样了，又往前走了几步，天啊，玫瑰花竟然全都开了！

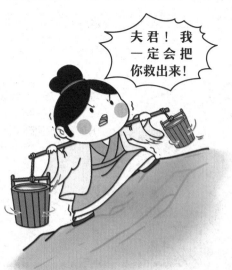

翠儿激动地流下两行热泪，终于能见到朝思暮想的刘文了。"夫君啊，你在哪里？"翠儿忍不住大喊。

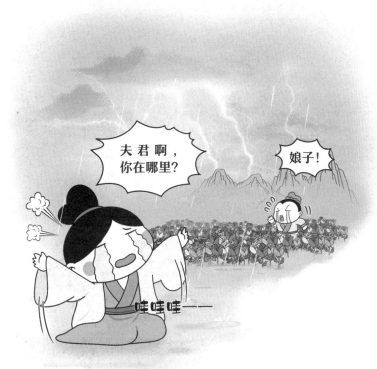

这时，天上响起了一声惊雷，随后从花海中缓缓走出来一人，正是翠儿的夫君刘文。两人喜极而泣，相拥在一起。

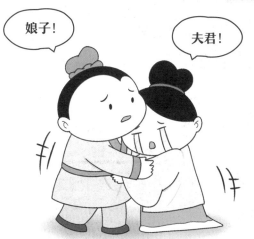

从那以后，水山上的玫瑰每年都会盛开，而且，比其他任何地方开得都要艳、都要美。

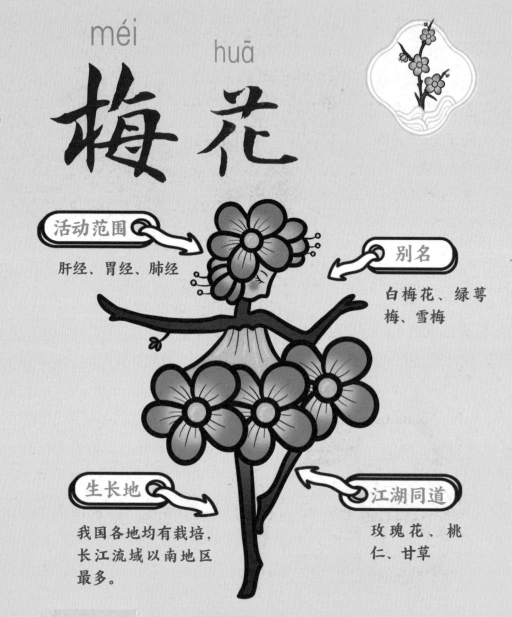

méi

huā

梅花

活动范围
肝经、胃经、肺经

别名
白梅花、绿萼梅、雪梅

生长地
我国各地均有栽培，长江流域以南地区最多。

江湖同道
玫瑰花、桃仁、甘草

典籍记载

《本草原始》："清头目，利肺气，去痰壅滞上热。"

《百草镜》："解先天胎毒。开胃散郁。煮粥食，助清阳之气上升。"

《本草纲目拾遗》："安神定魂，解先天痘毒，凡中一切毒。"

《红楼梦》里的梅花

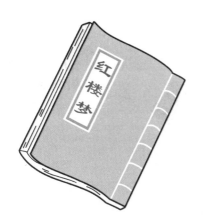

在中国，梅花可以说是一种人尽皆知的植物，它除了具有高洁、坚韧的文化象征意义之外，还是一味中药。

在中国古典四大文学名著之一的《红楼梦》中，就经常出现梅花的影子，而且其中有不少是关于梅花入药的。

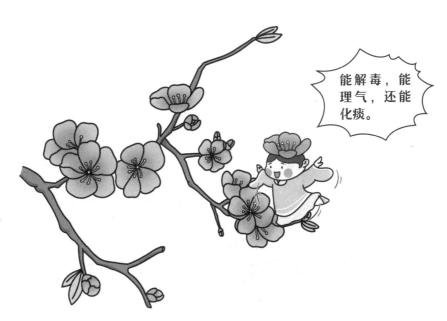

能解毒，能理气，还能化痰。

　　比如"金陵十二钗"之一的薛宝钗，她从一出生就患上了一种怪病，发作时咳嗽不止。有一次，薛宝钗到贾府去探亲，碰巧这种病又发作了，害得她几天出不了门。贾府一位女管事关切地问道："薛姑娘得的是什么病？为什么不请个大夫来医治呢？"

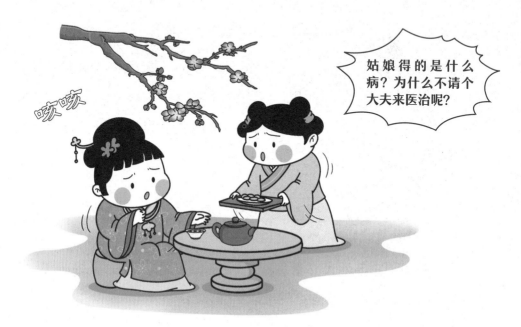

姑娘得的是什么病？为什么不请个大夫来医治呢？

咳咳

　　薛宝钗回答道："早年间，我为了治病不知看了多少大夫，吃了多少药，花费了多少银两，可就是一点用也没有。"

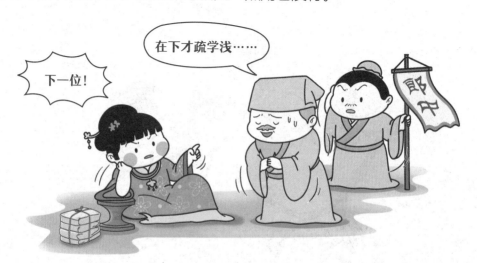

在下才疏学浅……

下一位！

"直到有一次，家中来了一个和尚，他说我这病是胎里带来的热毒，一般的药方是治不好的，他有一剂秘方，名叫'冷香丸'，发作时吃一粒就好。我按照和尚所说，每当发作时便吃上一粒冷香丸，症状就能缓解不少。"

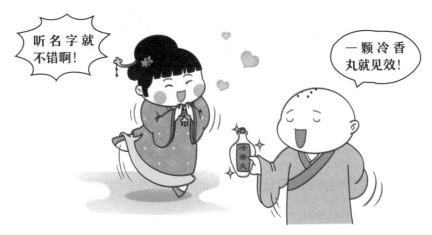

"既然如此，我找大夫给姑娘配一剂来吃吧。"女管事又说。薛宝钗笑着说："你不知道，要配齐这个方子可不容易，要用春天的白牡丹花蕊、夏天的白荷花花蕊、秋天的白芙蓉花蕊、冬天的白梅花花蕊……"

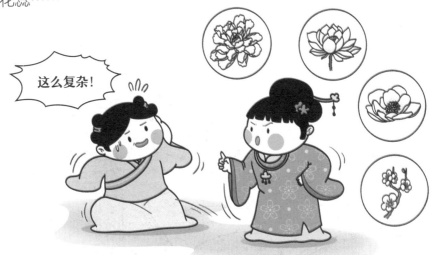

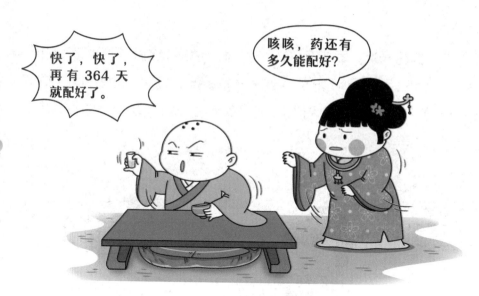

医书记载，梅花可以治百日咳、咳喘等疾病，这也难怪"冷香丸"止咳的效果那么好。事实上，除了"冷香丸"之外，《红楼梦》中还有很多用梅花入药的药方。

在"刘姥姥进大观园"这段故事中，贾府的太太小姐们送给刘姥姥很多礼物，其中光是药材就有梅花点舌丹、紫金锭、活络丹、催生保命丹……这里面的梅花点舌丹和紫金锭，都是用梅花入药的方子。可见梅花的药用价值是多么高啊！

pàng dà hǎi
胖大海

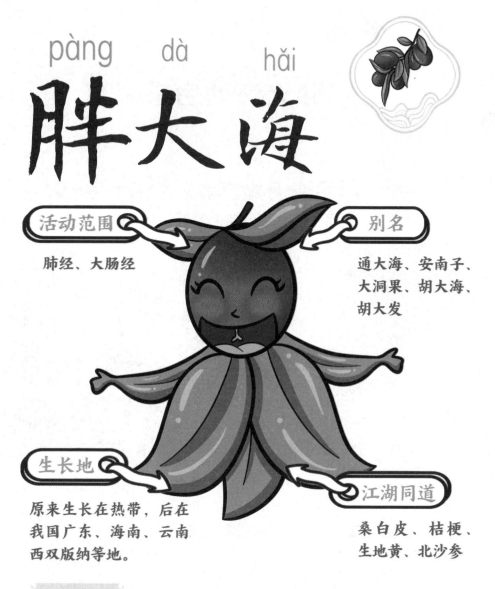

活动范围

肺经、大肠经

别名

通大海、安南子、大洞果、胡大海、胡大发

生长地

原来生长在热带，后在我国广东、海南、云南西双版纳等地。

江湖同道

桑白皮、桔梗、生地黄、北沙参

典籍记载

《本草纲目拾遗》："治火闭痘，服之立起，并治一切热证劳伤，吐衄下血，消毒去暑，时行赤眼，风火牙痛……干咳无痰，骨蒸内热，三焦火证，诸疮皆效。"

《本草正义》："善于开宣肺气，并能通泄皮毛，风邪外闭，不问为寒为热，并皆主之。"

胖大海的由来

"呜呜呜……"一个小村子里，村民们正聚集在一起痛哭，一边哭一边喊着"大海、大海"。大海究竟是谁，大家又为什么哭呢？

原来，大海是村里的一个青年，名叫朋大海。他和他的叔父都是村里的郎中，他们这些年行医问诊，救治了不少患病的村民。叔侄俩行医有个特别的规矩，遇到贫苦的百姓绝不收诊费，所以大家都很爱戴他们。

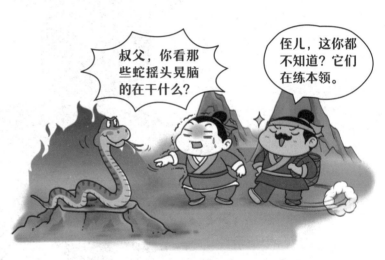

叔父，你看那些蛇摇头晃脑的在干什么？

侄儿，这你都不知道？它们在练本领。

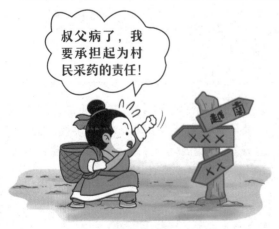

叔父病了，我要承担起为村民采药的责任！

更难得的是，叔侄二人为了救治村里患有喉疾的人，多次远渡到越南，深入毒蛇遍布的大山洞，只为了采摘那里所产的能治疗喉疾的青果。

有一年，叔父因为劳

累过度病倒了，看病行医的任务落到了朋大海一人身上。恰巧这时，又有几个喉疾患者发病，朋大海只能孤身一人前往越南的山洞。

可是，朋大海这一去就没了音信，几个月过去了，还是不见人回来。叔父实在担心他，在病情稍微好转的时候便去寻找。几天后，叔父来到了越南，可是当地人的一番话却让他差点晕了过去："几个月前有一个口音跟你差不多的青年来这里采药，不过他刚进山洞没多久，就被大蟒蛇吃掉了，我们这儿好几个去采药的人都看见了。"

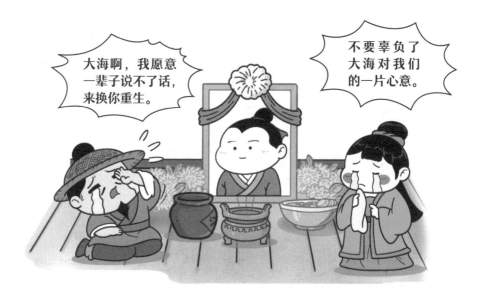

叔父把这个消息带回村子后，朋大海年迈的父母也忍不住失声痛哭，那些被救治过的村民感念他的恩德，也跟着哭了起来。一时间，整个村子哭成一片。

一位曾患喉疾的老人说："我患喉病多年，多亏朋大海采回青果把我治好，如今，他又为采青果而死，不如我们以后就把青果叫作'朋大海'吧，永远记住他的功劳。"村民听了，纷纷表示赞同。从此，那味可以治疗喉疾的青果就被叫作"朋大海"。由于大海比普通人胖一些，所以有的人也把青果叫"胖大海"。

pú gōng yīng
蒲公英

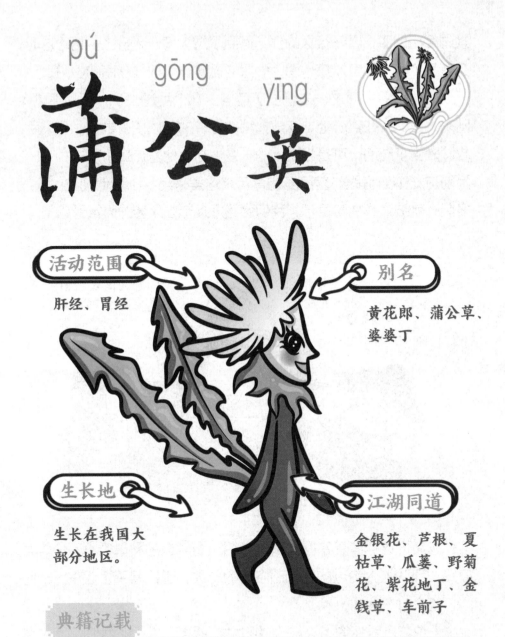

活动范围

肝经、胃经

别名

黄花郎、蒲公草、
婆婆丁

生长地

生长在我国大
部分地区。

江湖同道

金银花、芦根、夏
枯草、瓜蒌、野菊
花、紫花地丁、金
钱草、车前子

典籍记载

《**本草经疏**》："蒲公英味甘平，其性无毒。当是入肝入胃，
解热凉血之要药。乳痈属肝经，妇人经行后，肝经主事，故主妇人
乳痈肿乳毒，并宜生暖之良。"

《**滇南本草**》："敷诸疮肿毒，疥颓癣疮；祛风，消诸疮毒，
散瘰疬结核；止小便血，治五淋癃闭，利膀胱。"

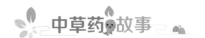

消炎拔毒的"飞毛"——蒲公英

在我国西南地区有一个小村庄，村民们有个习惯，就是每顿饭必吃一种叫"飞毛"的植物，这是为什么呢？故事要从一千多年前的唐朝说起。

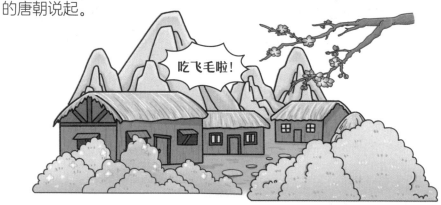

吃飞毛啦！

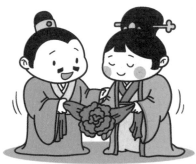

当时，这个村子里有一对成婚不久的小夫妻，男的叫阿松，女的叫阿竹。夫妻俩非常恩爱，结婚不到半年，阿竹就怀孕了。

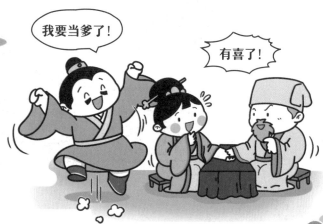

我要当爹了！

有喜了！

可两人还没来得及庆祝，朝廷就传来了消息：边关战事吃紧，村里所有男丁都要参军。

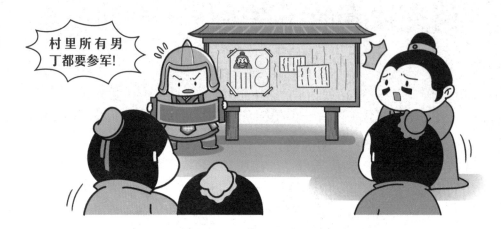

离别那天，阿松采下路边的一株植物——因为它成熟时会长出毛茸茸像伞一样能飞的种子，所以村里人都叫它"飞毛"。阿松把飞毛放在阿竹的手心，说："这就是咱们俩人的信物，我想你时，就采下一株飞毛，再把它染绿，让它借着东北风飞到你身边。你想我时，就把染红的飞毛放飞给我。"

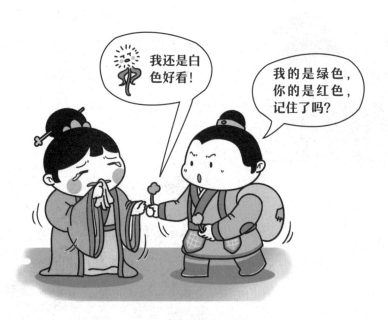

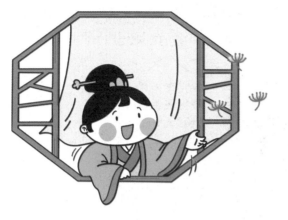

两人分别后，阿竹就天天盼着收到绿色的飞毛，没想到竟然真的让她等到了，从第五个月开始，她就经常能收到阿松放飞的绿色飞毛。阿竹很高兴，她一边给阿松放飞红色飞毛，一边把这些绿色飞毛种在了院子里，很快，地上就长了一层飞毛。

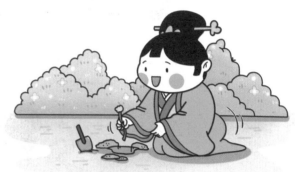

又过了几个月，阿竹生下了一个男孩。不幸的是，阿竹生完孩子就患上了一种叫乳痈的炎症，每次给孩子喂奶，身体就疼痛难忍。

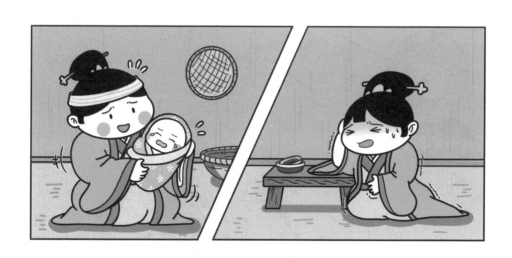

阿竹觉得自己快死了，就爬到院子里吃起了飞毛，心想：既然等不到与阿松团圆了，我就把他对我的情谊都装进肚子里吧。

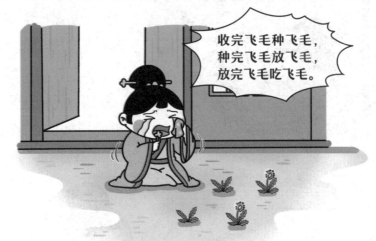

收完飞毛种飞毛，
种完飞毛放飞毛，
放完飞毛吃飞毛。

没想到，阿竹吃完那些飞毛之后，乳痈的症状竟然减轻了，整个人也舒服了很多。她又连吃了几天，就完全康复了。

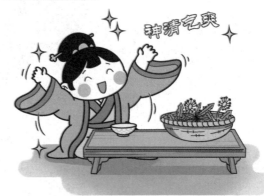

神清气爽

再说阿松，他也收到了阿竹的红色飞毛，而且把它们都种在了军营附近。

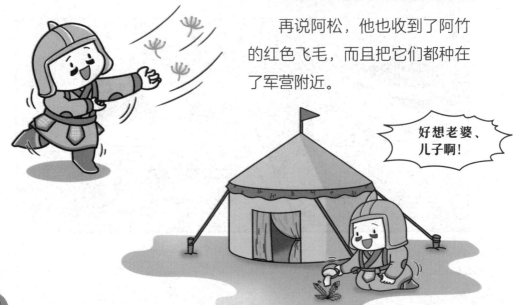

好想老婆、儿子啊！

有一次战况紧急，阿松一连十几天没有好好吃饭，喉咙肿得几乎说不出话来。

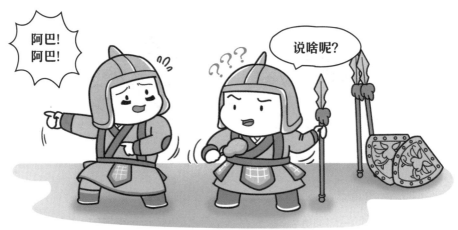

病中的阿松思念妻子，就采了地上的飞毛吃起来。

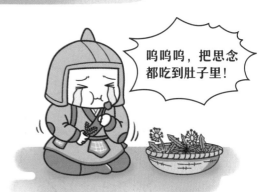

结果吃完不久，喉咙竟然不肿也不痛了。

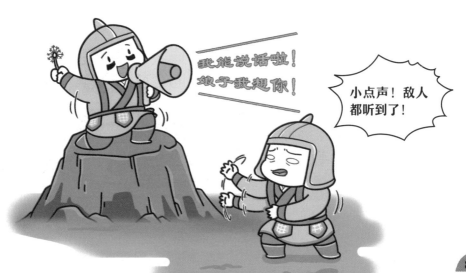

后来，战争结束，阿松回到了家乡。他和阿竹用飞毛传情、吃飞毛治病的故事也流传开了。

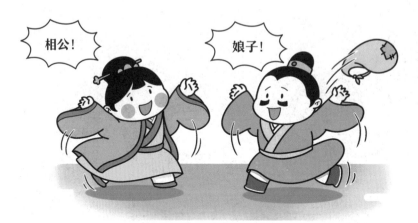

从此，村子里的人都喜欢在吃饭时采些飞毛来吃。

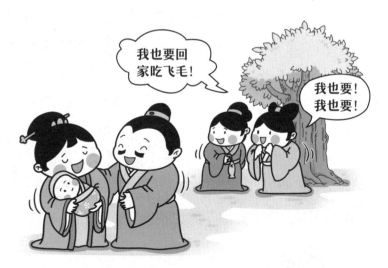

很久之后，人们才知道"飞毛"的名字叫作蒲公英，不过，他们已经习惯叫"飞毛"这个名字了。

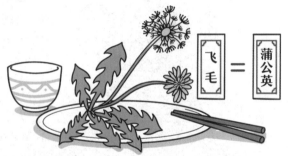

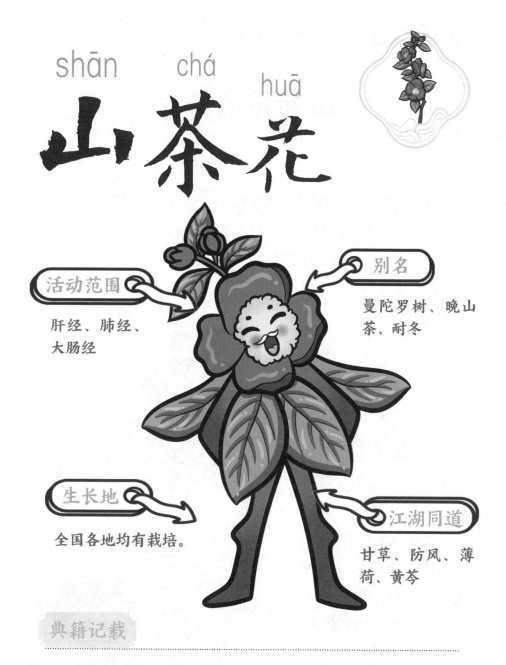

山茶花

shān chá huā

活动范围

肝经、肺经、大肠经

别名

曼陀罗树、晚山茶、耐冬

生长地

全国各地均有栽培。

江湖同道

甘草、防风、薄荷、黄芩

典籍记载

《医林纂要》："补肝缓肝，破血去热。"

《本草再新》："治血分，理肠风，清肝火，润肺养阴。"

《本草纲目》："（治）吐血衄血，肠风下血。并用红者为末，入童溺、姜汁及酒调服，可代郁金。"

山茶花的传说

很久以前，在南方的一个部落里，有一位少数民族姑娘名叫达布，她善良勇敢、勤劳能干，每天早出晚归，既种庄稼，又种菜，虽然辛苦，却过着快乐的日子。

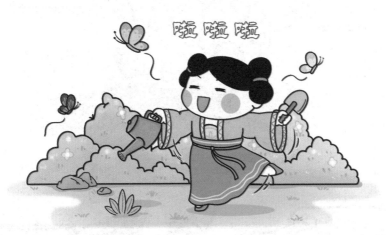

啦啦啦

与其他人不同的是，达布有一个爱好——养花。只要看见自己没见过的花，她就会挖回来栽在自家院子。时间一长，达布家开满了各种各样的花，就像一座美丽的大花园。

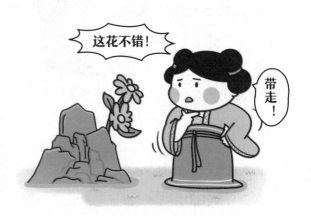

这花不错！

带走！

有一次，她看见悬崖边上长了一朵从来没有见过的花，那朵花有透明的花瓣、鲜红的花蕊，达布立刻就被吸引住了，可她想了很多办法也没能摘到那朵花。

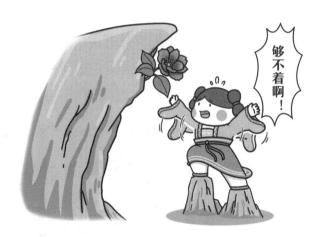

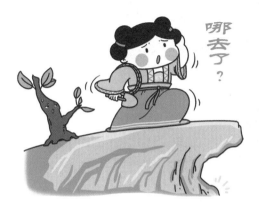

第二天，达布拿着工具，再次去寻找那朵花时，却发现那朵花不见了，达布非常懊悔。

因为没有采到这朵花，达布内心郁闷，到家之后就生病了。家里人虽然请了很多大夫给她治病，可她一直没有好起来。

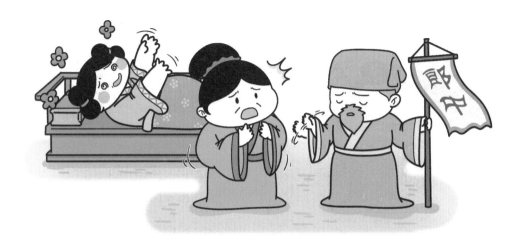

一天，一位头戴鲜花的美丽姑娘来到了达布家，卧床不起的达布看到姑娘头上的花，眼睛立刻就亮了。

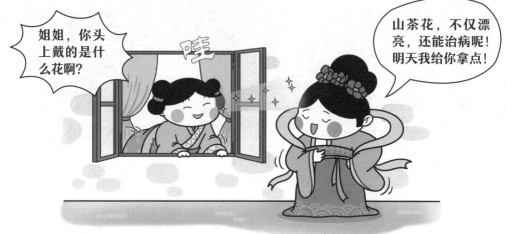

姐姐，你头上戴的是什么花啊？

山茶花，不仅漂亮，还能治病呢！明天我给你拿点！

第二天，姑娘果然给达布送来了一株山茶花，还有一些晾干的山茶花花苞。

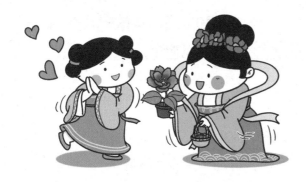

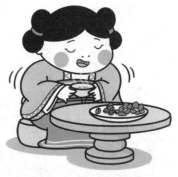

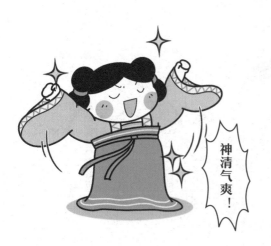

神清气爽！

达布用花苞泡了一杯茶，果然清香四溢，喝完之后，达布觉得自己浑身充满了力气。

达布趁热打铁，把那株山茶花栽到了花园里。后来，达布家的花园里长了很多山茶花，邻居们听说山茶花能治病，也纷纷在自家的房前屋后栽起了山茶花。

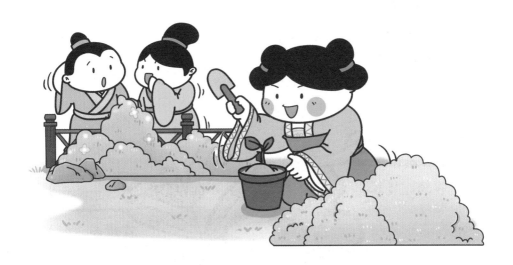

从那时开始，山茶花就成了当地具有观赏价值和药用价值的著名花卉。

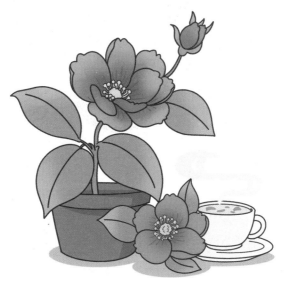

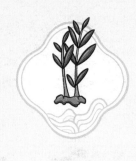

shēng jiāng
生姜

活动范围

脾经、胃经、肺经

别名

百辣云、鲜姜、炎凉小子

生长地

我国中部、东南部、西南部各省均有种植。

江湖同道

半夏、人参、白术、肉桂、竹茹、麻黄、杏仁

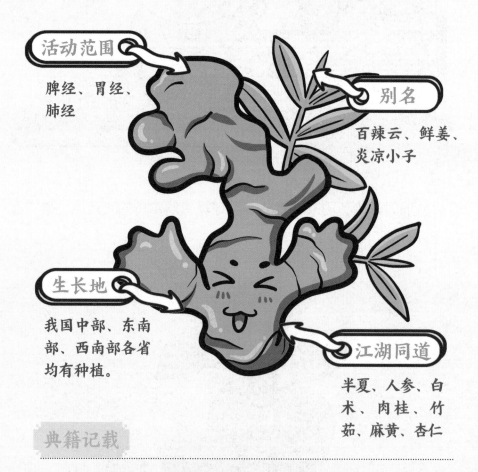

典籍记载

《名医别录》："主伤寒头痛鼻塞，咳逆上气。"

《药性论》："主痰水气满，下气；生与干并治嗽，疗时疾，止呕吐不下食。"

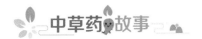
生姜解毒

　　唐朝时，长安有座香积寺，寺里的和尚行端每天都要上山砍柴。这天砍柴回来，他莫名其妙地变成了哑巴。寺里的僧人议论纷纷，有人说行端是被妖怪缠住了，也有人说是山神怕他泄露天机，将他弄成了哑巴。

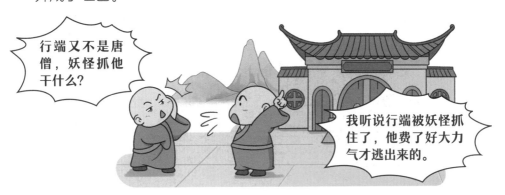

行端又不是唐僧，妖怪抓他干什么？

我听说行端被妖怪抓住了，他费了好大力气才逃出来的。

　　方丈十分心急，他带领众弟子在佛前诵经祈祷，可依然不见成效，行端依旧无法说话。一个僧人知道长安城里有位名医，就陪着行端一起下山看病。大夫看过之后，说道："你们先回去吧，明天我亲自上山给行端师父抓药。"

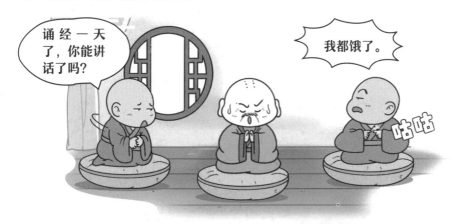

诵经一天了，你能讲话了吗？

我都饿了。

咕咕

第二天一早，大夫到了行端砍柴的山上去查看，他在地上捡了一些东西，随后来到香积寺找到了行端。

"你砍柴时可曾吃过这种东西？"大夫拿着捡来的东西问行端，行端点了点头。随后大夫叫人从厨房取来生姜，并嘱咐用生姜煎水让行端服用几天。

行端喝了姜汤之后就感觉喉咙清爽不少，于是又连喝三天，总算是能够开口说话了，这让寺里的僧人非常震惊。方丈担心行端的病情会有反复，于是留大夫在寺里住了几天。

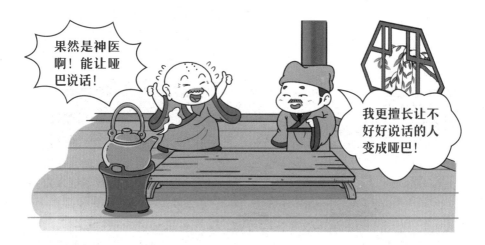

方丈不知道行端为什么会突然得了怪病，于是就向大夫询问。大夫说："行端师父在砍柴时吃的东西叫半夏，也是一种药材。半夏生吃有毒，会让人无法讲话，不过生姜正好可以解半夏的毒。"

听了大夫的话，大家这才放心，又开始像以前一样上山砍柴了。

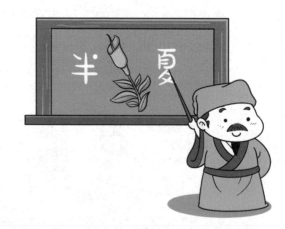

sāng yè
桑叶

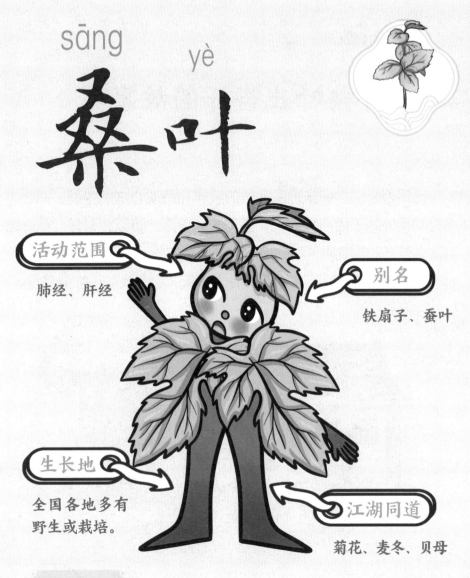

活动范围
肺经、肝经

别名
铁扇子、蚕叶

生长地
全国各地多有
野生或栽培。

江湖同道
菊花、麦冬、贝母

典籍记载

　　《本草蒙筌》："采经霜者煮汤，洗眼去风泪殊胜。盐捣敷蛇虫蜈蚣咬毒，蒸捣罯扑损瘀血带凝。煎代茶，消水肿脚浮，下气令关节利；研作散，汤调。止霍乱吐泻，出汗除风痹疼。炙和桑衣煎浓，治痢诸伤止血。"

　　《本草分经》："苦甘而凉。滋燥凉血，止血去风，清泄少阳之气热。"

中草药 故事

桑叶止盗汗的故事

　　元朝著名医学家朱丹溪在他的著作《丹溪心法》中说：把经过霜打的桑叶晾干后研磨成粉，搭配米汤服用，可以止盗汗。桑叶真有这么神奇的功效吗？看完下面这个故事你就明白了。

　　宋朝时，有一座寺庙叫严山寺。一天，寺里来了一位游僧。

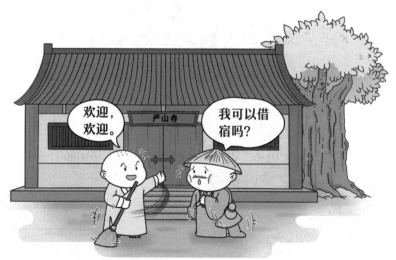

　　说是游僧，其实更像是一位病人，他的身体看上去虚胖，胃口也不好。

　　更要命的是，他晚上睡觉时会出很多汗，多到把被褥全都弄湿了。所以，寺里的僧人

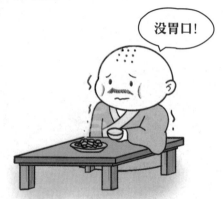

只好轮流为他更换新的被褥，并照顾他的日常饮食。

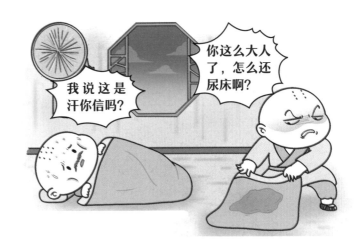

这天，轮到一个法号虚海的僧人照顾游僧。虚海从小喜欢研究医术，在为游僧更换被褥时，虚海一眼就看出他患的是盗汗病，忙问："您患这种病有多长时间了？"游僧露出一副痛苦的表情："不瞒您说，到如今已有二十年了，我看过很多大夫，就是治不好。"虚海看他这么痛苦，也不卖关子了："我这里正好有一个祖传的药方，保证药到病除。"

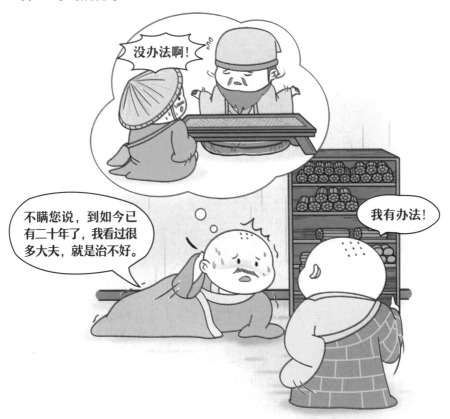

虚海带着游僧来到后院，指着院子里那棵高大的桑树说："你明天趁着树上露水未干时采一些桑叶，带回去焙干，再研磨成粉，每天用米汤冲服二钱，不出三天就能痊愈。"

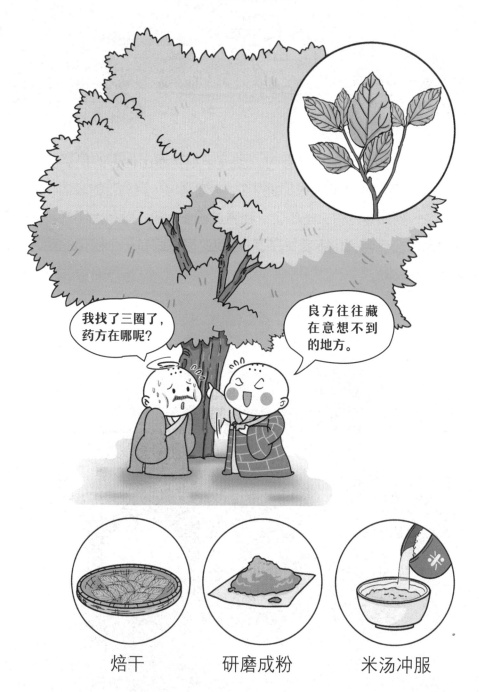

焙干　　　研磨成粉　　　米汤冲服

游僧按照虚海告诉自己的方法服用了这个药，当天晚上，盗汗的症状就有所减轻。等到他连服三天之后，那折磨他二十年的顽疾竟然真的痊愈了。

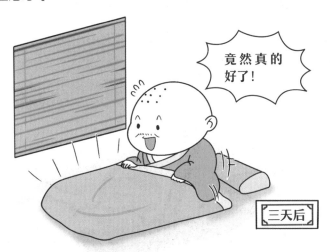

游僧感叹说："真没想到，这严山寺里竟然有如此高人。"病好以后，他就留在寺里拜虚海为师，向他学习医术，开始治病救人。

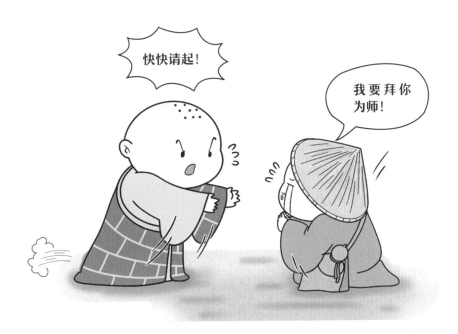

山药

shān yào

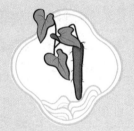

活动范围

脾经、肺经、肾经

别名

署预、薯蓣、山芋、诸署

生长地

主要生长在华北、华东和中南、西北地区。

江湖同道

白术、苍术、党参、芡实

典籍记载

《神农本草经》："补中，益气力，长肌肉。"

《食疗本草》："治头疼，利丈夫，助阴力。"

《本草纲目》："益肾气，健脾胃，止泄，化痰涎，润皮毛。"

张仲景与山药

东汉末年，有一位很有名的医生，名叫张仲景。他不仅医术高超，而且医德高尚，不论谁有困难，都会去帮忙。

有一次，张仲景上山采药的时候遇到了一位老人，这老人六十多岁，独自一人躺在路边，已经奄奄一息了。张仲景看见这一幕，也不采药了，急急忙忙把老人背回了家，又是煎药，又是做饭，一直到老人醒来，他才松了一口气。

等老人彻底恢复后，他又亲自把老人送回了家乡。老人没想到，萍水相逢，竟有人对自己这么好，激动地说道："感谢你救我性命，以后你有困难，我一定竭尽所能帮助你。"张仲景做好事从不求回报，他摆摆手便回家了。

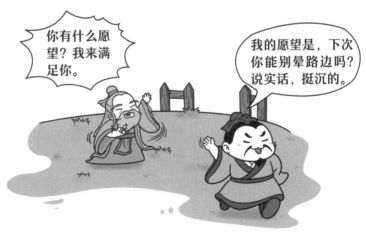

你有什么愿望？我来满足你。

我的愿望是，下次你能别晕路边吗？说实话，挺沉的。

这一年，张仲景的家乡遭遇了严重的旱灾，庄稼颗粒无收，许多人都饿死了，他的父亲也没能逃过这场灾

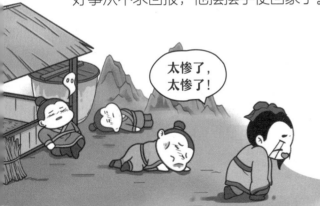

太惨了，太惨了！

难。祸不单行，父亲死后没多久，疫病四起，母亲也染了病。张仲景虽是名医，但对疫病也束手无策，整天唉声叹气，不知怎么办才好。

这天晚上，张仲景出门散心，忽然听见远处有人在叫他，抬头看过去，看到远处有一个人影。张仲景索性走近去看，等看清了那人的面貌后，张仲景惊呼了

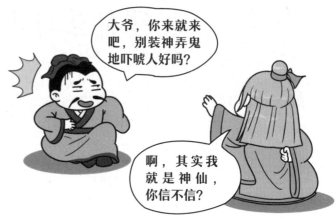

一声："老伯，怎么是您啊？"原来，这人正是之前张仲景救过的那位老人。老人见他愁眉不展，便问他发生了什么事。张仲景也不瞒他，将家中的情况一五一十地都说了。

老人听后，表情没什么变化，好像早就知道张仲景的遭遇一样。他指着身后的一株植物，说道："这种植物叫薯蓣，能充饥，还能治病，你快把它采回去给你母亲吃吧。"

张仲景听了老人的话，赶紧去挖那株植物，等到再抬起头的时候，老人已经不见了。"原来我救过的老人是神仙。"张仲景朝着天空拜了拜，便拿着薯蓣回家了。

母亲吃了他带回的薯蓣，不仅恢复了健康，而且身体比以前更硬朗了。从那以后，薯蓣也成了人们充饥的食物和治病的良药。

后来，为了避讳皇帝的姓名，薯蓣被改名为山药，并一直流传到了现在。

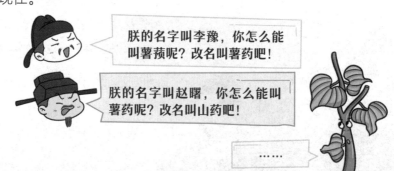

shān　zhā

山楂

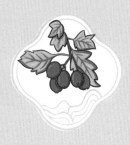

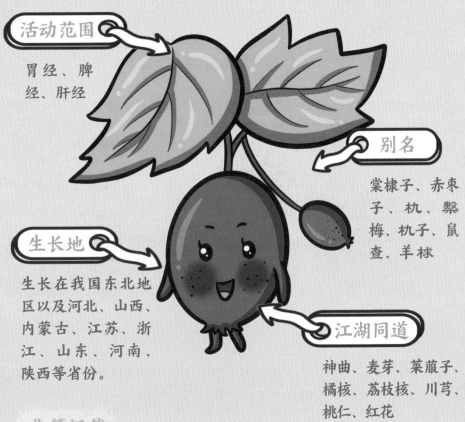

活动范围

胃经、脾经、肝经

别名

棠棣子、赤枣子、朹、鼗梅、朹子、鼠查、羊梾

生长地

生长在我国东北地区以及河北、山西、内蒙古、江苏、浙江、山东、河南、陕西等省份。

江湖同道

神曲、麦芽、莱菔子、橘核、荔枝核、川芎、桃仁、红花

典籍记载

《日用本草》："化食积，行结气，健胃宽膈，消血痞气块。"

《本草纲目》："化饮食，消肉积，癥（症）瘕，痰饮痞满吞酸，滞血胀痛。"

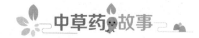

健胃消食的小红果

　　古时候，山里有户人家，家里有两个儿子，大儿子是前妻留下的，小儿子是现任女主人生下的。因为不是自己亲生的，所以女主人非常不喜欢大儿子，她一直想找个机会除掉大儿子。可她又是个好面子的人，害怕村里人对她指指点点，于是就想做得隐秘一点。

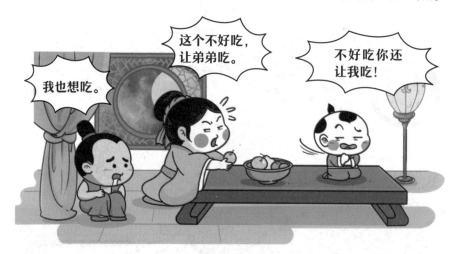

　　有一次，丈夫外出做工，女主人想到了一个好主意——生老病死是常有之事，如果让大儿子死于疾病，那就没有人会怀疑到她头上。于是她跟大儿子说："你现在也大了，可以帮我分担一点家务活了，体力活你干不了，上山看田还是可以的，从明天起，你上山看田，我每天给你做好饭，你带着去吃就行了。"

　　于是从第二天起，大儿子每天就去山上看田，风雨无阻。女主人为了让大儿子生病，故意把菜做得半生不熟。

小孩子毕竟肠胃娇弱，哪里受得了这半生不熟的食物，大儿子没多久就开始胃疼腹胀。他跟后妈说，后妈不但不管，反而一阵窃喜。大儿子每天都坐在地里哭，盼着父亲早点回来。

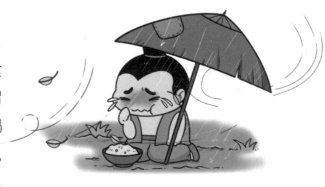

今天的饭菜好吃吗？

我说好吃你相信吗？

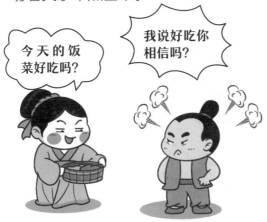

有一天，大儿子发现山上有一种红色的果子，他看得直流口水，就摘下来尝了一个，结果发现还挺好吃的。于是大儿子每天都吃这种果子充饥止渴，过了一段时间，他发现肚子也不胀了，胃也不疼了。后妈觉得很奇怪，大儿子不但没病死，反而还胖了。后妈认为大儿子有神灵暗中护佑，就不敢再害他了。

父亲回来后，大儿子把自己的遭遇讲了一遍，父亲是个有头脑的商人，他认为这是一种可以健胃消食的药材，便制成药来卖，还给这种果子起了个名字，叫"山楂"。从那以后，山楂就成了人们经常食用的一种果子。

酸酸甜甜真好吃。

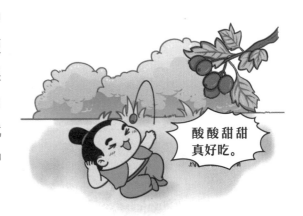

yuè jì

月季

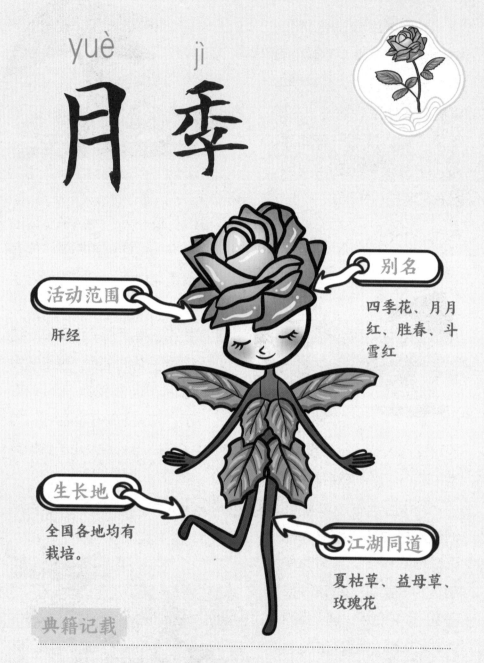

别名

四季花、月月红、胜春、斗雪红

活动范围

肝经

生长地

全国各地均有栽培。

江湖同道

夏枯草、益母草、玫瑰花

典籍记载

《本草纲目》："活血，消肿，敷毒。"

《泉州本草》："通经活血化瘀，清肠胃湿热，泻肺火，止咳，止血止痛，消痈毒。治肺虚咳嗽咯血，痢疾，瘰疬溃烂，痈疽肿毒，妇女月经不调。"

月季花成就良缘

很久以前，在美丽的神农山脚下，住着一位名叫玉兰的少女，她天生丽质、温柔贤惠，才十五六岁的年纪，就有许多富贵人家的公子前来提亲。可是，这些人她一个也没看中。

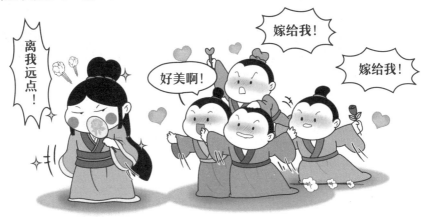

一转眼，玉兰十八岁了，她心目中的如意郎君仍然没有出现。更令她感到难过的是，母亲突然患了重病：终日咳嗽不止，偶尔还会咳出鲜血。

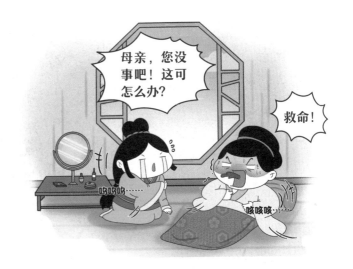

玉兰四处求医问药，可就是治不好母亲的病。无奈之下，她想出一个对策：张榜求医。玉兰在榜文上写道："谁能治好我母亲的病，我就以身相许。"

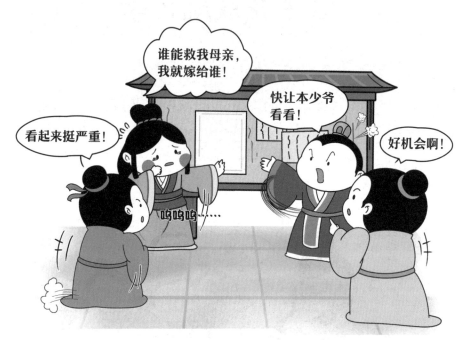

三天后，还真有个青年揭下了榜文。青年名叫长春，他声称自己有灵丹妙药，可以治好玉兰母亲的病。

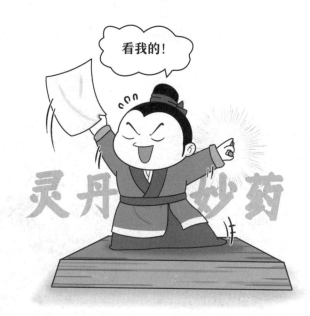

玉兰看他说得这么有把握，就让他试了试。果然，玉兰母亲吃了长春的药之后，咳嗽、咯血的毛病全都好了。

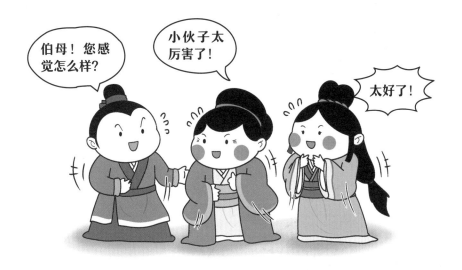

玉兰也按照约定，与长春结成了夫妻。

玉兰本来只是怀着报恩的心思嫁给长春的，但长春对她非常好，把她照顾得无微不至。

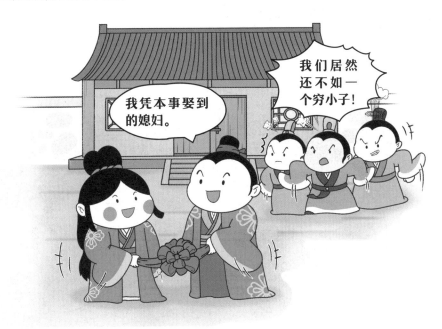

有一天，玉兰忍不住向长春提了一个问题："你救了我的母亲，又对我这么好，到底是为什么呢？"长春不好意思地挠挠头："其实，我爱慕你很久了，只是我见向你提亲的都是些富贵人家的公子，但我是个身份低微的穷小子，所以一直不敢开口。那日见你张榜求医，而我又刚好有一剂偏方，这才有勇气上门。"

玉兰问道："那你到底是用什么偏方救了我的母亲呢？"长春哈哈大笑："这偏方你天天见，就是我种在院子里的月季花啊，月季月季，清咳良剂。"玉兰听了，也笑了起来，从此，两人过上了相亲相爱的生活。

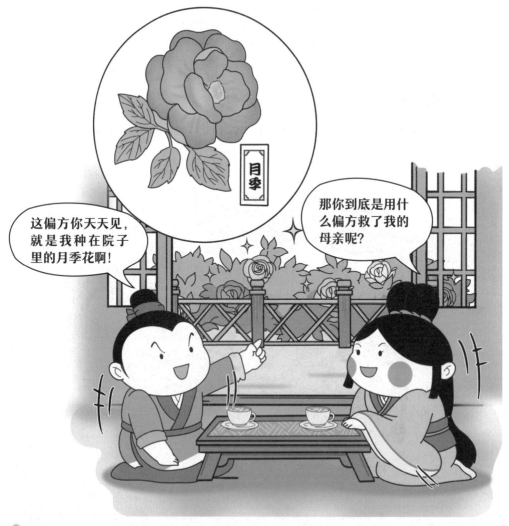

鱼腥草

yú xīng cǎo

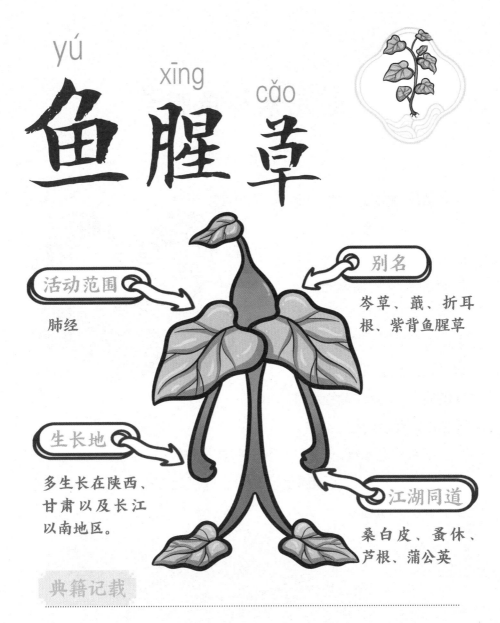

活动范围
肺经

别名
岑草、蒇、折耳根、紫背鱼腥草

生长地
多生长在陕西、甘肃以及长江以南地区。

江湖同道
桑白皮、蚤休、芦根、蒲公英

典籍记载

《本草经疏》："治痰热壅肺，发为肺痈吐脓血之要药。"

《履巉岩本草》："大治中暑伏热闷乱，不省人事。"

《分类草药性》："治五淋，消水肿，去食积，补虚弱，消膨胀。"

《岭南采药录》："叶：敷恶毒大疮，能消毒；煎服能去湿热，治痢疾。"

中草药故事

刘完素与鱼腥草

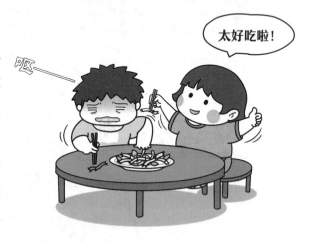

鱼腥草既可入菜，也可入药。作为菜，喜欢吃的人说它美味可口，不喜欢吃的人说它腥臭难闻。但说起它的药用价值，大家都会竖起大拇指。鱼腥草的药用价值是怎样被发现的呢？这还要从金元时期名医刘完素说起。

刘完素医术精湛，还收了好多学生。有一天，他带着几个学生到山上去采药，没想到遇上了暴雨。尽管几人拼命往回赶，但还是被淋成了落汤鸡。

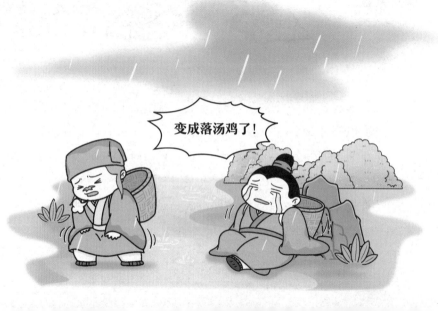

当时刘完素已经上了年纪，哪里经得起这样的折腾，到家就病倒了。他这次生病非常凶险——咳嗽、寒战、高热、胸闷，就算他医术高超，也不知道该如何医治。

就在刘完素感到绝望时，一位行走江湖的郎中从村中路过，得知了他的遭遇后，江湖郎中便拿出一株其貌不扬的野草说："把这味药拿去煎服，保管你药到病除。"

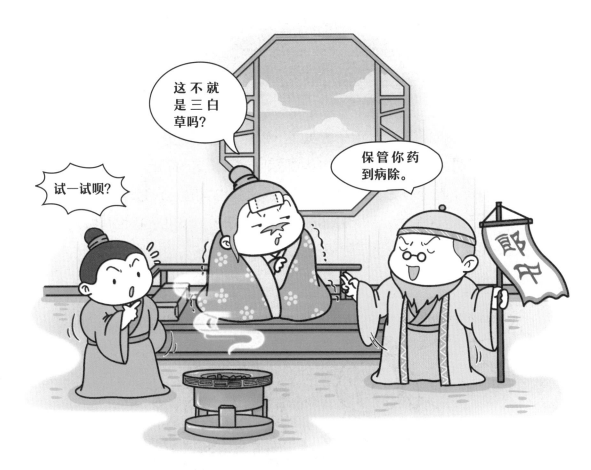

刘完素接过草药看了又看，心想：这不就是用来治疗水肿的三白草吗？怎么能治我这么严重的病呢？就在他犯嘀咕的时候，有个学生说："我看这郎中不是凡人，想来是有秘方，师傅何不试一试呢？"

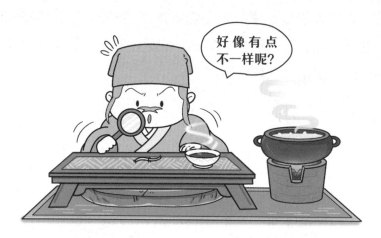

好像有点不一样呢？

于是，刘完素就让弟子去煎了一碗药。等药煎好之后，刘完素接过药碗看了看，又闻了闻，突然眼前一亮："这药闻起来有股淡淡的辛辣味，根本不是普通的三白草，原来我也有看走眼的时候。"他捧着汤药一饮而尽，不一会儿，咳嗽就止住了，其他症状也有所减轻。他又连着喝了三天，所有的症状都消失了。

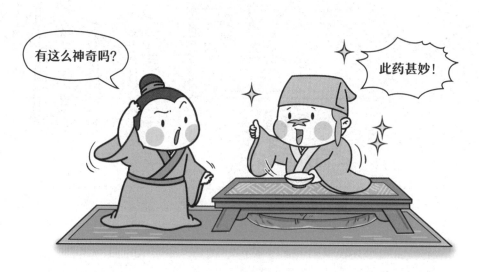

有这么神奇吗？

此药甚妙！

刘完素准备了很多银子感谢那位郎中，可是郎中分文不取，只说："这味药叫鱼腥草，以后你若能用它造福更多的患者，我就很高兴了。"

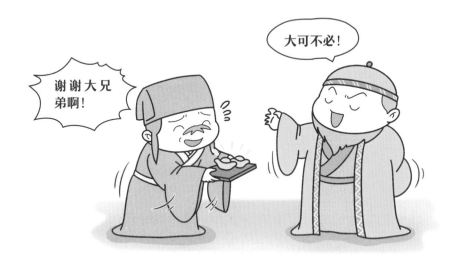

从那以后，刘完素更加刻苦地钻研医术，最终成为青史留名的医学大家。

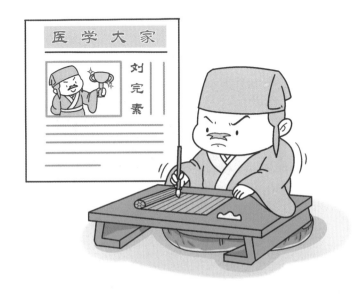

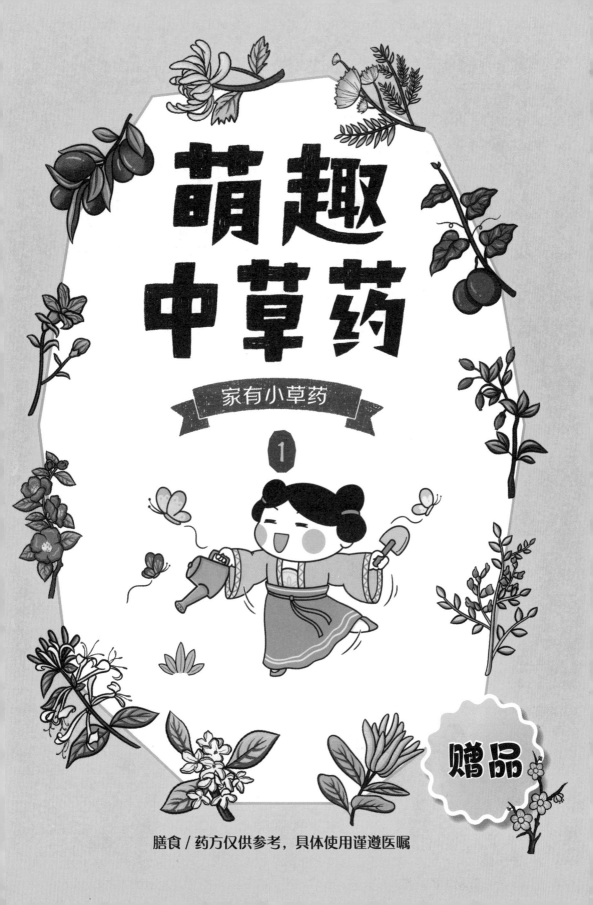

萌趣中草药

家有小草药

1

赠品

膳食 / 药方仅供参考，具体使用谨遵医嘱

百合煎

原料：百合粉 麦冬

桑叶 杏仁 蜜炙枇杷叶

功效：主治头痛、咳嗽、口舌生疮。

好香啊！

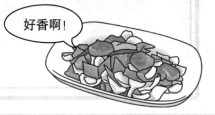

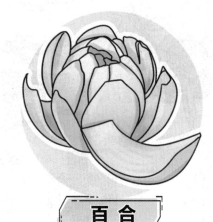

百合

莲子百合

原料：莲子 百合 银耳 冰糖

功效：主治咳嗽。

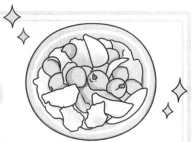

百合莲子红豆沙

原料：红豆 百合 莲子

功效：清热解毒、健脾益胃、养心安神、清心润肺。

胃里滑滑的

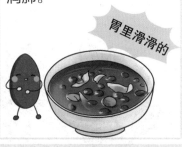

DIY 美白面膜

原料：百合粉 纯净水

功效：使肌肤白嫩光滑。

滑滑的

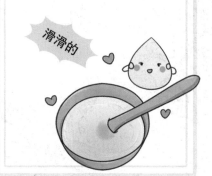

薄荷粥

原料：稻米　薄荷　金银花

功效：清心怡神。主治风热感冒，增进食欲，帮助消化。

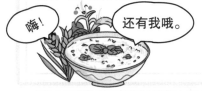

嗨！

还有我哦。

薄荷

薄荷豆腐

原料：薄荷叶　豆腐

功效：主治伤风鼻塞、打喷嚏、流鼻涕等症状。

超级清爽哦！

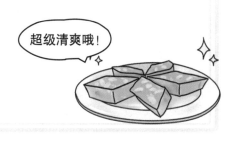

薄荷鸡丝

原料：鸡胸脯肉　薄荷叶　胡萝卜　洋葱　杏仁

功效：消火解暑。

我们很爽口！

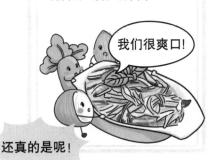

还真的是呢！

鲜薄荷鲫鱼汤

原料：薄荷　鲫鱼　萝卜

功效：可治疗儿童长时间咳嗽。

咳咳——

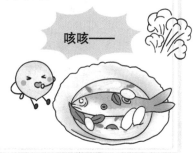

降脂茶

原料：陈皮 山楂 甘草 丹参

功效：能够降低胆固醇、血脂。

腹泻的人不要喝哦！

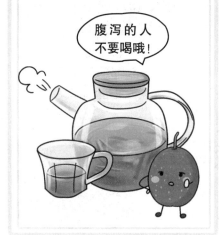

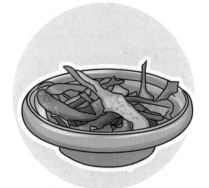

陈 皮

干橘子皮

原料：干燥果皮

功效：主治脘腹胀满，食少吐泻，咳嗽痰多。

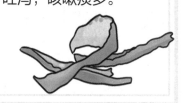

麦芽茶

原料：麦芽 谷芽 陈皮 神曲 甘草

功效：开胃健脾，能够促进消化。

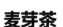很清爽哦！

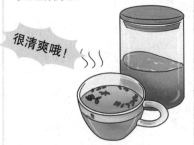

陈皮冬瓜老鸭汤

原料：陈皮 冬瓜 薏米 老鸭

功效：清热解暑、健脾化湿。能够增进食欲。

适合夏天。

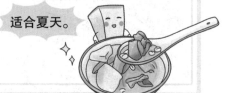

玫瑰丁香肉桂茶

原料：玫瑰　丁香　桂花　肉桂　蜜枣

功效：能够温暖脾肾，活血通络。

> 我是花蕾。

> 再也不怕冬天了！

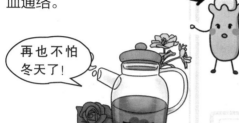

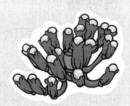

丁 香

丁香

功效：干燥之后是这种颜色，有温中降逆、补肾助阳功效。

丁桂儿脐贴

原料：丁香　肉桂　荜茇

功效：驱寒、活血止痛。主治腹痛泄泻，跌打伤痛。

> 也有我的功劳啊！

丁香柿叶汤

原料：丁香　柿叶　甘草　良姜

功效：温和化痰，让胃部正常工作。

> 让我们继续工作吧！

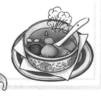

丁香雪梨汤

原料：公丁香　大雪梨　冰糖

功效：暖胃、祛除寒气。

> 入口即化，超级香甜！

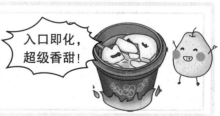

金佛酒

原料：佛手　黄精　丹参　白术

功效：能够补血，健胃，提高食欲和睡眠质量。

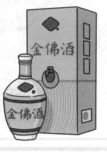

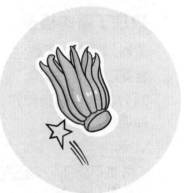

佛 手

金佛止痛丸

原料：佛手　三七　甘草　延胡索　白芍　姜黄

功效：行气止痛、疏肝和胃、祛瘀。适用于月经痛，胃脘疼痛。

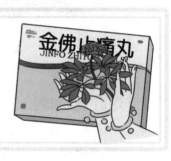

佛手蜂蜜饮

原料：佛手　陈皮　郁金　蜂蜜

功效：养胃润燥，调经止痛。

我可以疏肝理气！

我可以活血止痛！

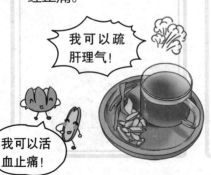

阿胶佛手羹

原料：阿胶　佛手片　柏子仁　鸡肝　冰糖

功效：主治失眠，血虚肝郁型神经衰弱。

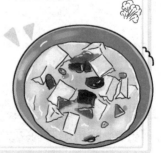

二陈汤

原料：半夏　橘红
白茯苓　甘草

功效：调和脾胃。
主治气喘咳嗽。

快到碗里来！

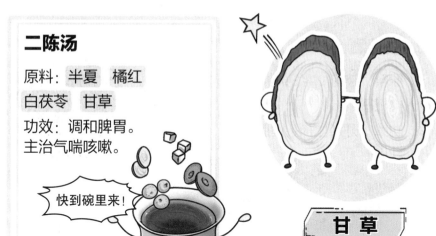

甘草

桂枝甘草汤

原料：桂枝　炙甘草

功效：补心气、温心阳。
主治失眠、心律不齐。

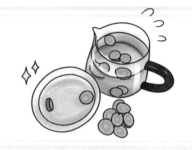

桔梗汤

原料：桔梗　甘草

功效：疏导肺气、清
热解毒。
主治咳嗽、胸闷。

我可以宣肺
利咽、祛痰、
排脓。

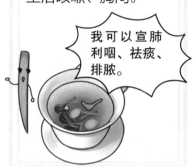

芍药甘草汤

原料：芍药　甘草

功效：调和肝脾。
主治肝脾不和、胃痉挛、
胃痛、腹痛。

总听人说
我们长得像！

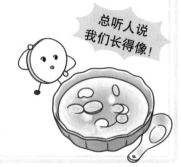

桂花酒

原料：桂花　老白酒
枸杞子

功效：开胃醒神、健脾
补虚。

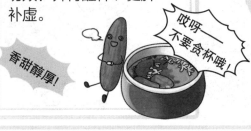

香甜醇厚！

哎呀——
不要贪杯哦！

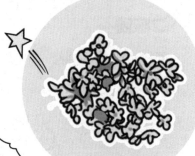

桂花

桂花茶

原料：桂花　乌龙茶　清水

功效：能够养颜美容，舒缓喉
咙，改善多痰。

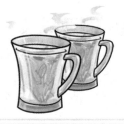

薏米桂花粥

原料：薏米　淀粉
砂糖　桂花

功效：健脾去湿、舒
筋除痹。可以保持皮
肤光泽细腻，消除粉
刺、斑雀。

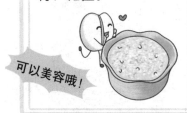

可以美容哦！

藕粉桂花糕

原料：澄面　白砂糖
牛奶　藕粉　桂花

功效：清热凉血。能够
开胃、通便，促进食欲。

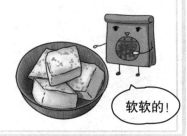

软软的！

枸杞粥

原料：枸杞子 粳米

功效：主治中老年人肝肾不足，腰膝酸软，头晕目眩。

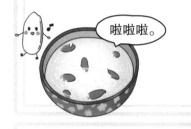

啦啦啦。

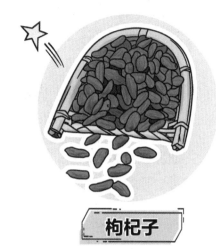

枸杞子

猪骨枸杞汤

原料：猪骨 枸杞子

功效：促进气血恢复、滋补身体。

嘿嘿！

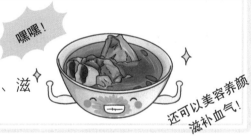

还可以美容养颜滋补血气！

荔枝红枣山药枸杞粥

原料：香米 山药 荔枝干 红枣 枸杞子 红片糖

功效：补脾胃、补肾气。主治食欲不振、消化不良、恶心、呕吐等症状。

变漂亮了吗？

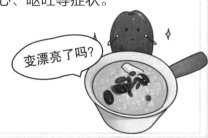

银耳莲子枸杞汤

原料：枸杞子 银耳 莲子

功效：润肺养胃、美容养颜。

我们很甜哦！

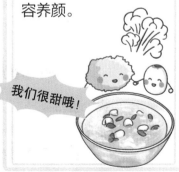

槐花麦饭

原料：槐花　面粉　白糖

功效：缓解痔疮，改善毛细血管，降低胆固醇。止血凉血、明目清肝。

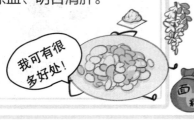

我可有很多好处！

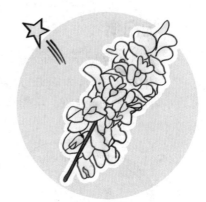

槐 花

槐花蛋饼

原料：槐花　鸡蛋

功效：能够增强免疫力、抗氧化、护眼明目。

这么健康啊！

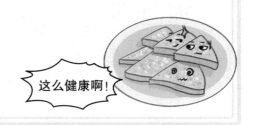

槐花包子

原料：韭菜　槐花　猪肉

功效：增强免疫力、抗氧化。抗癌防癌、补肾、润燥。

哇，好香啊！

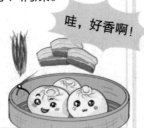

槐花小米粥

原料：小米　鲜槐花　玫瑰花瓣

功效：清热解毒。降低血压，预防中风。

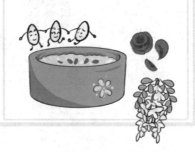

金针菇黄花菜汤

原料：西红柿　金针菇　金针菜　香菜

功效：生津止渴，健脑，营养丰富。

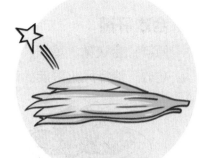

金针菜

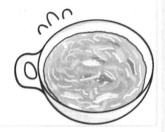

黄花菜粥

原料：金针菜　大米

功效：养血安神、利湿消肿。

好香啊！

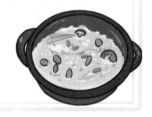

熘炒黄花猪腰

原料：金针菜　猪腰

功效：主治肾虚腰痛、耳鸣。

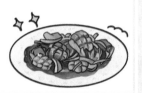

素馨黄花菜瘦肉汤

原料：金针菜　素馨花　瘦猪肉

功效：主治脘腹微胀，食欲不振，胀痛发作。

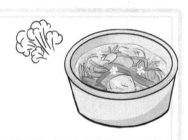

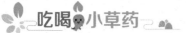

合欢肝煎

原料：合欢花 鸡肝

功效：治疗风火眼疾。

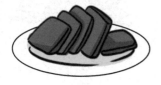

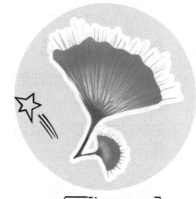

合 欢

合欢花猪肝瘦肉汤

原料：合欢花 猪肝
猪瘦肉

功效：护养肝脏，安神
明目，使身心舒畅。

哇！真舒服！

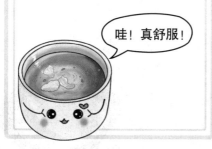

合欢太子茶

原料：合欢花 太子参
花茶

功效：益气调肝、养心
宁神。
主治气阴两虚所致眩晕、
短气、喘息、
心悸、不眠。

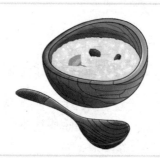

合欢花粥

原料：合欢花 小米 红枣

功效：安神解郁，主治心情抑
郁、虚烦不安、健忘失眠等症。

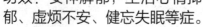

桔梗汤

原料：桔梗　甘草

功效：主治伤寒咽痛。

喉咙痛时可以喝。

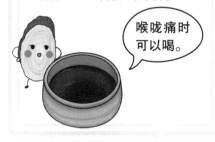

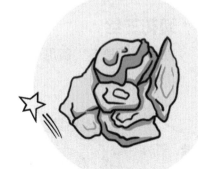

桔 梗

桔梗沙参炖鹧鸪

原料：桔梗　鹧鸪　沙参

功效：润肺开胃、补血补气。

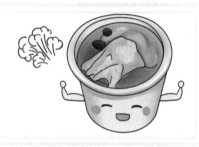

桔梗元参汤

原料：桔梗　元参
杏仁　橘皮　半夏
茯苓　甘草　生姜

功效：降火止咳、清热解毒。
主治咽炎、扁桃体发炎。

虽然不起眼！

但是很有效哦！

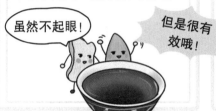

桔梗粥

原料：桔梗　粳米

功效：主治感冒发热。

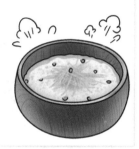

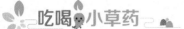

菊花三丝

原料：胡萝卜 黄瓜 菊花

功效：疏散风热。

哇，真的不错！

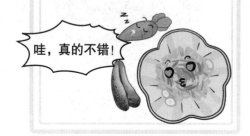

菊 花

菊花冻

原料：贡菊 凉粉 冰糖

功效：清热解暑、抗衰老。

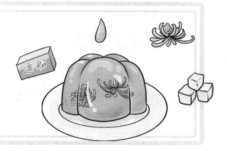

菊花香菇炒墨鱼

原料：鲜菊花 香菇
墨鱼 姜

功效：降血压、疏风
清热。

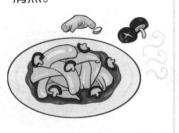

菊花核桃粥

原料：菊花 核桃 大米

功效：补肝、补肾。

哇，好香啊！

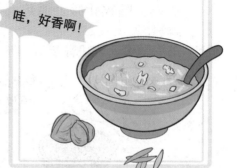

决明子粥

原料：决明子　粳米
冰糖　白菊花

功效：清肝、明目、通便。
主治头痛头晕，高血压病，
高血脂症，肝炎，习惯性
便秘。

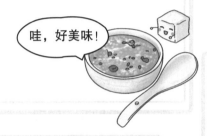

哇，好美味！

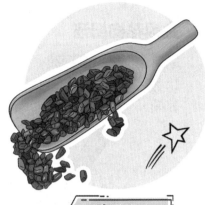

决明子

决明薏仁茶

原料：决明子　薏仁

功效：清肝明目、健脾利
湿。增强免疫力。

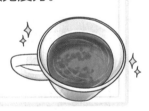

决明子枸杞茶

原料：决明子　枸杞

功效：能够增强记忆
能力。
主治头晕目眩。

哎呀，
头有点晕！

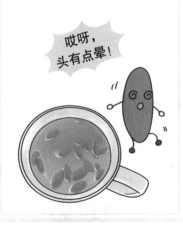

菊楂决明饮

原料：菊花　生山楂片
决明子

功效：疏风散热。
主治大便秘结。

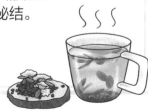

金银花枸杞汤

原料：枸杞 金银花

功效：保养肌肤、美容养颜。

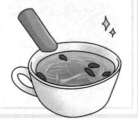

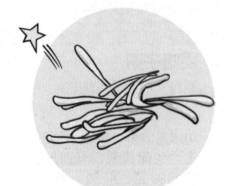

金银花

金银花露

原料：金银花

功效：清热解毒、主治痱子、小儿斑疹热毒。

好难受啊。

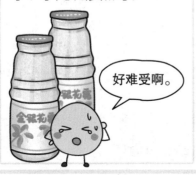

金银瘦肉粥

原料：金银花 瘦肉 大米

功效：排毒滋阴、润燥。可以凉血止泻。

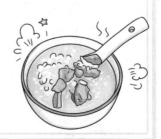

金银花老鸭汤

原料：金银花 枸杞子 老鸭肉 生姜

功效：补气补血、大补虚劳、健脾养胃。

不仅对身体好，还很美味。

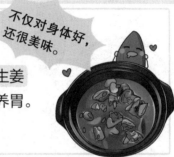

罗汉果茶

原料：罗汉果 柿饼

功效：清肺、润肺、止咳。

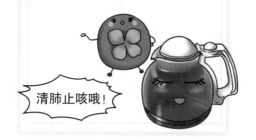

清肺止咳哦！

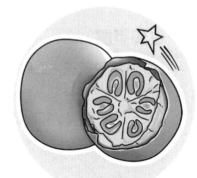

罗汉果

罗汉果炖雪梨

原料：雪梨 罗汉果 冰糖

功效：清热解毒、润肺止咳。

甜甜的！

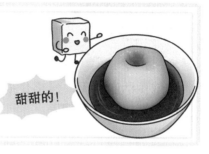

罗汉果煲猪肺

原料：罗汉果 猪肺

功效：能够保护嗓子，润肠通便。

美味健康！

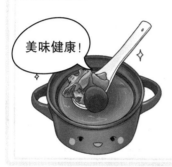

罗汉果莲藕甜汤

原料：罗汉果 莲藕 红枣

功效：清热凉血，能够止咳化痰，降血脂，改善肥胖。

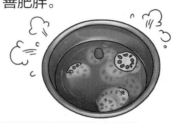

玫瑰豆腐

原料：鲜玫瑰花　豆腐　鸡蛋

功效：益气和胃、和血散瘀。主治肝胃气痛，腹胀。

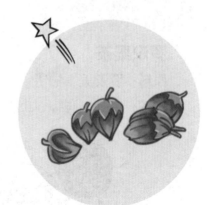

玫 瑰

玫瑰红花汤

原料：玫瑰花　全当归　红花

功效：活血散瘀、通络止痛。主治外伤疼痛或肿痛。

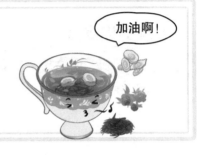

加油啊！

玫瑰玻璃肉

原料：鲜玫瑰花　肥猪肉　芝麻　白糖

功效：补肺健脾、理气和血。

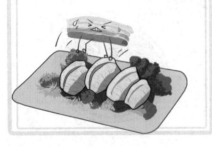

茉莉玫瑰冰糖粥

原料：粳米　茉莉花　玫瑰花　冰糖

功效：能够美容，明目，养胃，解郁安神。

美容养颜哦！

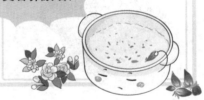

梅花鸡块汤

原料：梅花　鸡块　鲜汤
蘑菇　豌豆

功效：生津明目、益气强身、健脾提神。

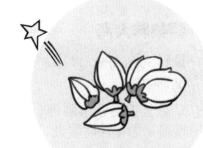

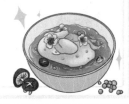

梅 花

白梅花茶

治疗食欲不振、头晕等症。

原料：绿茶　白梅花　蜂蜜　大枣

功效：清热解毒。

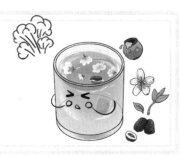

玉蝴蝶茶

原料：绿茶　绿萼梅
玉蝴蝶　冰糖

功效：养肺止咳。

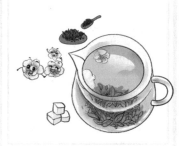

梅花绿豆粥

原料：白梅花　粳米
绿豆

功效：清热解毒。

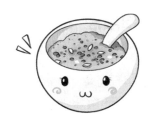

雪梨胖大海

原料：胖大海 冰糖 雪梨 葡萄干

功效：主治咽喉肿痛、声音嘶哑、急慢性咽喉炎。

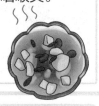

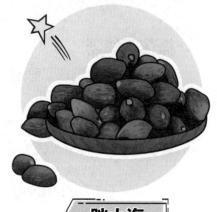

胖大海

胖大海蜂蜜饮

原料：胖大海 蜂蜜
功效：清热利咽。

甜滋滋哦。

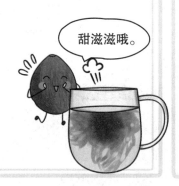

胖大海甘味润喉茶

原料：胖大海 甘草 冰糖
功效：能够镇痛、消炎、润喉。

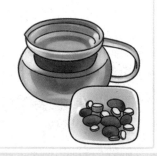

黄芩口服液

原料：板蓝根 黄芩 栀子 黄柏 胖大海

功效：清热解毒、利咽消肿。主治急性咽炎、咽痛、咽干。

嗓子哑了！

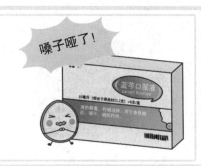

双花茶

原料：金银花　山茶花

功效：主治感冒，头痛脑涨，咽痛不适。

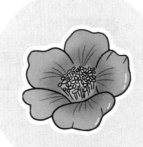

山茶花

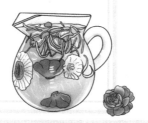

山茶花粥

原料：山茶花　红枣　大米

功效：缓解腋下的两肋疼痛，减少胸闷烦躁。

很多用处哦！

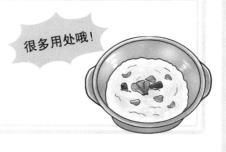

养生花茶

原料：山茶花　仙鹤草　莲藕　白茅根

功效：清热凉血。
主治流鼻血、咳血、咳嗽。

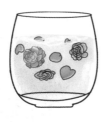

山茶黄酒饮

原料：山茶花　黄酒

功效：活血化瘀。
主治跌打损伤、瘀滞肿痛。

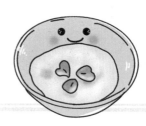

姜附汤

原料：生姜　附子

功效：可治疗胸满短气，呕沫头痛，饮食不消化。

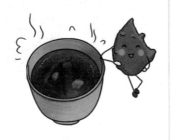

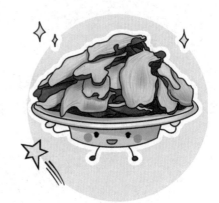

生　姜

生姜大蒜炖红糖

原料：大蒜　红糖
生姜

功效：能够祛痰止咳，止呕。

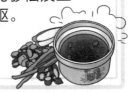

生姜汤

原料：生姜　茯苓
橘皮　甘草

功效：具有化痰理气的功效，可治疗食后吐逆。

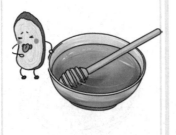

当归生姜羊肉汤

原料：当归　生姜　羊肉

功效：能够温中养血，祛寒止痛。

游啊游。

好惬意呀！

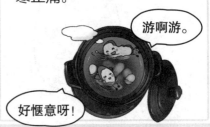

桑叶松饼

原料：中筋面粉　桑叶粉
水

功效：疏风清热，能够养颜祛斑。

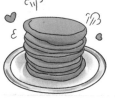

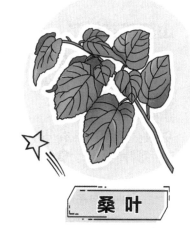

桑　叶

桑叶美身茶

原料：干桑叶　水

功效：能够降低血液黏稠度、降血糖、瘦身减肥、预防感冒。

很清爽啊！

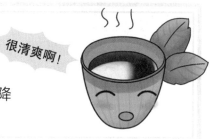

枇杷桑叶菊花粥

原料：枇杷叶　桑叶
菊花　粳米

功效：可抑制皮肤皮脂腺分泌过度旺盛，减少额头、鼻头粉刺。

美容养颜！

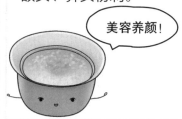

鲜桑叶炖猪腱汤

原料：猪腱肉　新鲜桑叶
黑枣　姜片　米酒

功效：滋养脾胃、强健筋骨、止渴止涎。

胃里暖暖的！

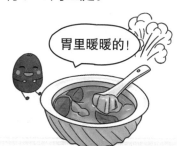

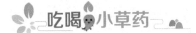

山药茯苓包子

原料：山药粉　茯苓粉
面粉　白糖　食用碱
猪油

功效：益脾胃、补气。
主治脾胃不健、食少尿频。

来点包子吧！

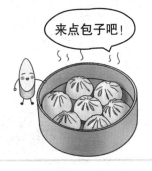

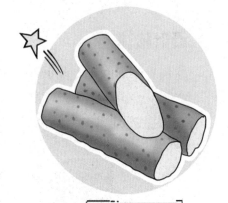

山 药

拔丝山药

原料：山药　鸡蛋
面粉　淀粉

功效：补充身体所需的
维生素，强身健体，但
便秘的人要少吃。

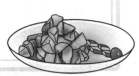

薏米芡实山药粥

原料：薏米　芡实
山药　大米

功效：健脾止泻。
主治小儿脾虚久泻、
消化不良。

呜呜，肚子
有点不舒服！

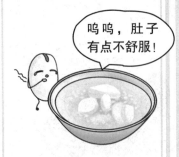

山药炖猪肚

原料：猪肚　山药

功效：滋养肺肾，适用于多
饮、多食、多尿、消瘦。

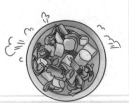

山楂去痛粥

原料：山楂　鸡血藤
益母草　当归　川芎
粳米　红糖

功效：活血化瘀，调经止痛，主治经期延后。

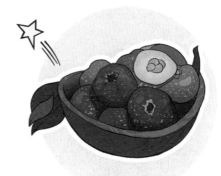

山楂

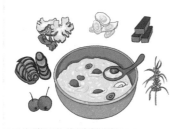

楂曲茶

原料：山楂　神曲　苍术
花茶

功效：开胃消食，燥湿健脾。
主治腹胀腹泻、呕吐等症。

对肠胃真的很友好哦！

山楂消脂粥

原料：山楂　糯米　清水
冰糖

功效：能够降脂减肥。

可以减肥哦！

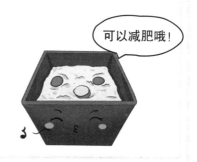

保和丸

原料：山楂　神曲　半夏　茯苓
陈皮　连翘　莱菔子

功效：主治食积不化。

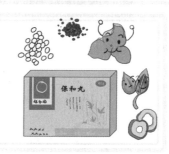

保和丸

月季花酒

原料：月季花　黄酒

功效：消肿解毒。

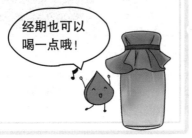

经期也可以喝一点哦！

月 季

韭菜月季红糖饮

原料：鲜韭菜　月季花　红糖

功效：理气活血、止痛。

月季花鸡蛋汤

原料：鲜月季　鸡蛋　蘑菇

功效：疏肝理气。缓解心情郁闷、血液运行不畅。

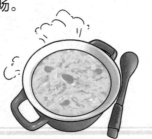

双花益母鸡

原料：公鸡　红花　月季花　益母草

功效：主治高血压、中风、冠心病、心绞痛。

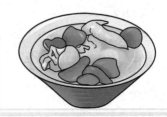

鱼腥草炖乌鸡

原料：鱼腥草　蜜枣
乌骨鸡　盐　味精

功效：清热利尿、调节
气血、健胃消食。

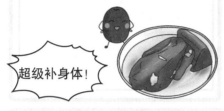

超级补身体！

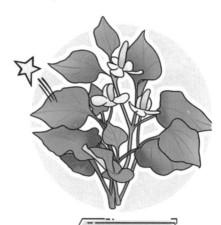

鱼腥草

鱼腥草炖猪肺

原料：鲜鱼腥草　猪肺

功效：醒脑提神、清肺止咳。

止咳效果好！

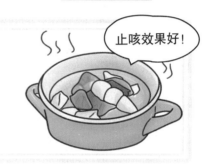

地龙五味子酒

原料：地龙　五味子
鱼腥草

功效：清热定喘。
主治发作期支气管哮喘。

我就是地龙
五味子酒哦！

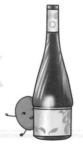

鱼腥草拌莴笋

原料：鲜鱼腥草　莴笋

功效：清热解毒、利尿
通便。
主治急性支气管炎。

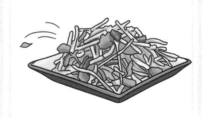

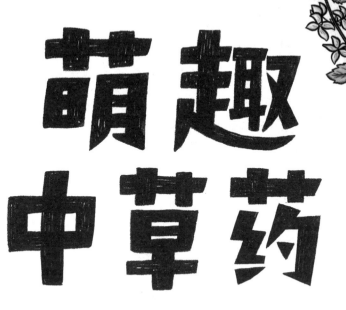

萌趣中草药

2

绘时光 著绘

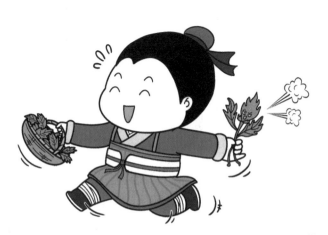

甘肃文化出版社

图书在版编目（CIP）数据

萌趣中草药. 2 / 绘时光著绘. -- 兰州：甘肃文化出版社，2023.5（2023.12重印）

ISBN 978-7-5490-2710-1

Ⅰ. ①萌… Ⅱ. ①绘… Ⅲ. ①中草药—儿童读物 Ⅳ. ①R28-49

中国国家版本馆CIP数据核字（2023）第077723号

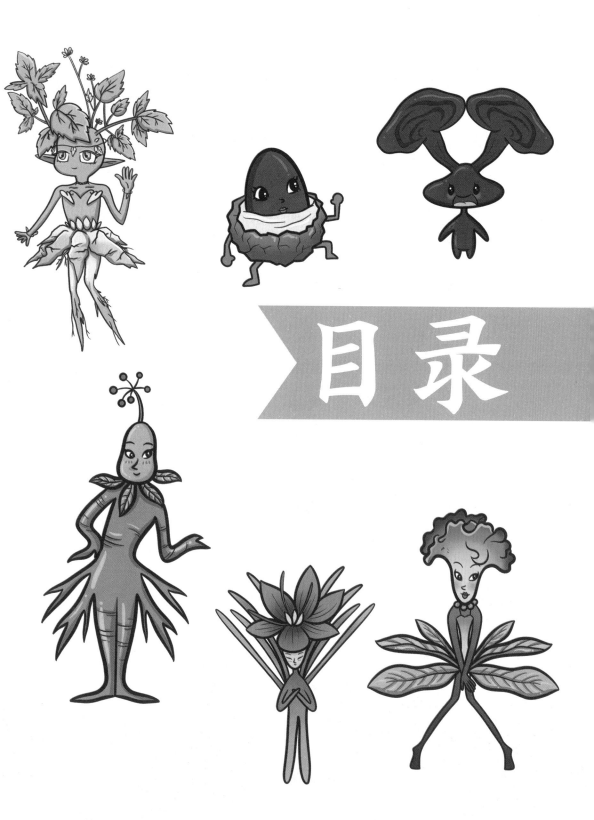

目录

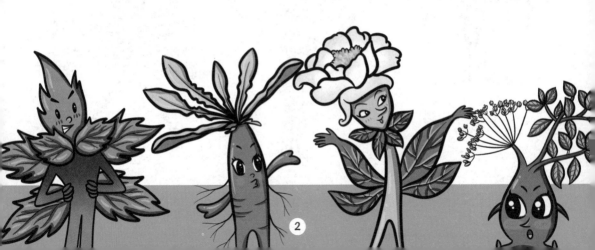

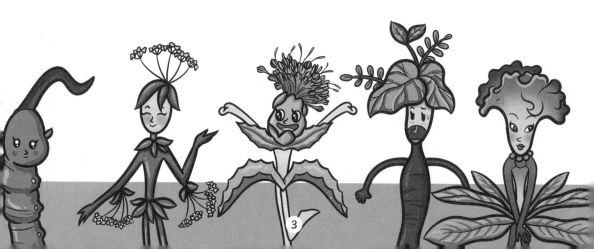

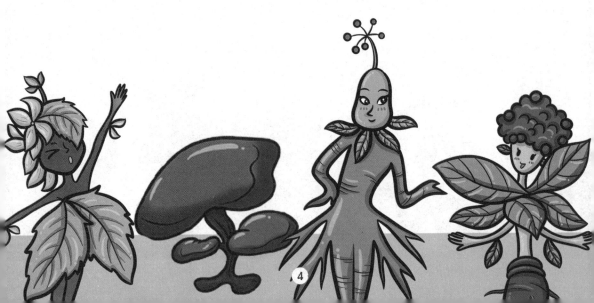

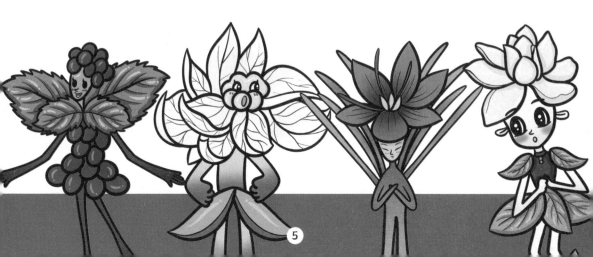

ài yè

艾叶

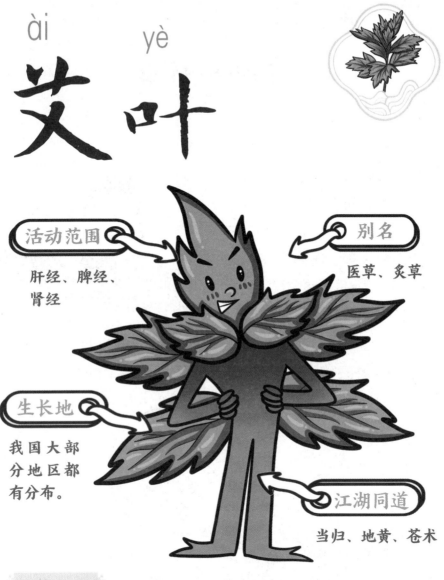

活动范围

肝经、脾经、
肾经

别名

医草、炙草

生长地

我国大部
分地区都
有分布。

江湖同道

当归、地黄、苍术

典籍记载

《本草经集注》："捣叶以灸百病，亦止伤血。汁又杀蛔虫。
苦酒煎叶疗癣。"

《药性论》："止崩血，安胎，止腹痛。止赤白痢及五脏痔泻
血。""长服止冷痢。又心腹恶气，取叶捣汁饮。"

《新修本草》："主下血，衄血，脓血痢，水煮及丸散任用。"

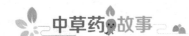
中草药故事

艾叶的故事

远古时期，火是非常宝贵的。当时，每个村子都设置了一个专门的火官，他们的任务就是保存火种，不断寻找易燃的物品，让火堆一直燃烧下去。

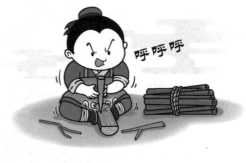
呼呼呼

王生就是这样一个火官。有一天，他像往常那样上山去寻找容易点燃的东西，走着走着就发现了一株杆子细长、叶子茂密的植物，这种植物的叶子又多又柔软。

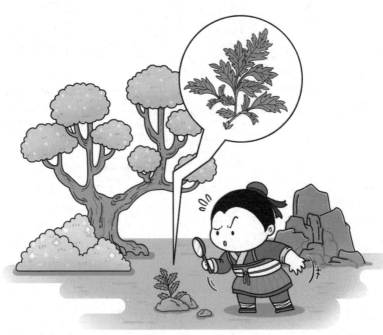

王生把这种植物采回去晒干、打碎，发现它果然很容易燃烧。从此，王生每天上山采摘这种植物，没过多久，他家的墙上就挂满了这种干草。

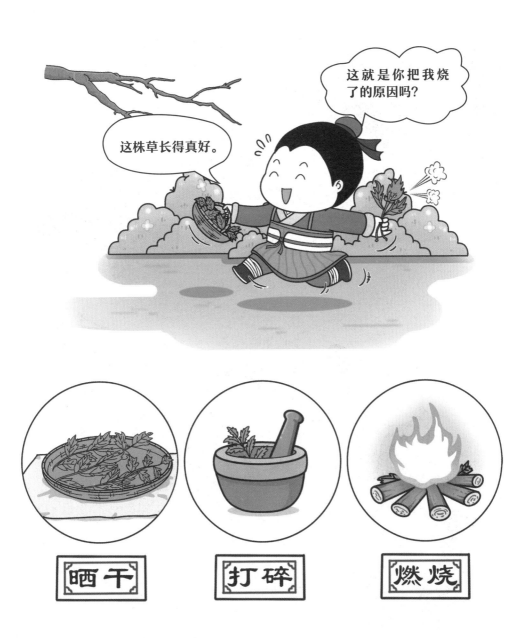

有一年，村里发生了瘟疫，家家户户都有人病死，唯独王生一家人安然无恙。

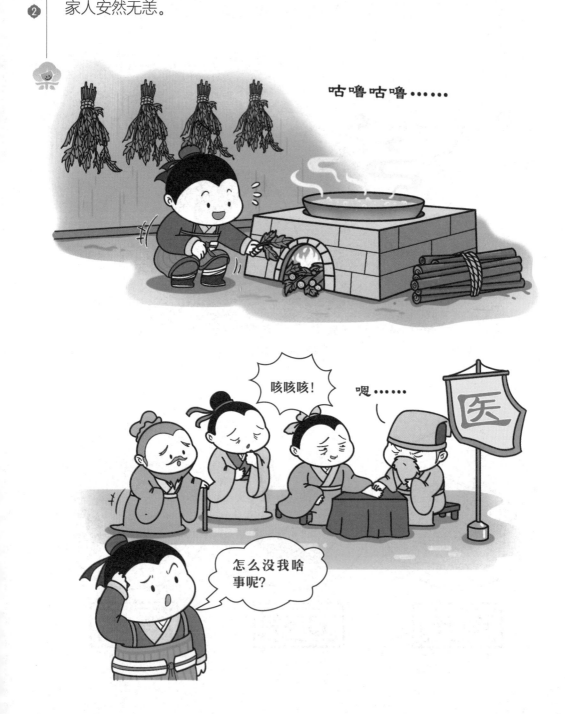

咕噜咕噜……

咳咳咳！

嗯……

医

怎么没我啥事呢？

有人好奇王生家是不是有什么可以治疗瘟疫的灵丹妙药，就到他家去查看。这一看人们才发现，王生家与其他人家唯一不同的就是多了一墙的干草。

"我天天烧这种植物，也许就是它帮助我们家避过了瘟疫。"王生说。

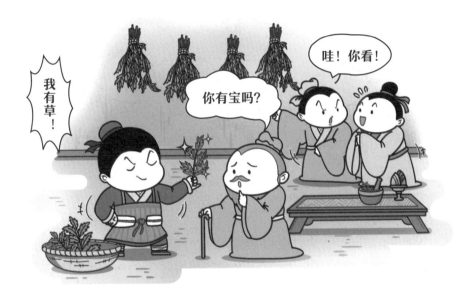

其实，这种草就是艾叶。艾叶的名字是怎么来的呢？这还要从"药王"孙思邈说起。据说孙思邈自幼学习医术，五六岁时就已经认识很多草药了。

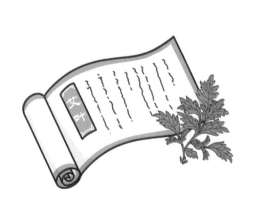

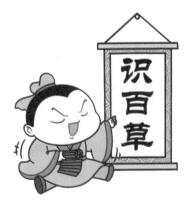

有一天，他和小伙伴到山上玩，其中一个孩子不小心摔倒了，脚肿得厉害，怎么也站不起来。

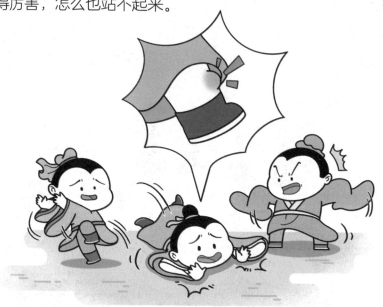

小伙伴们都吓坏了，但孙思邈非常冷静，他想起父亲曾经采过一种可以治疗跌打损伤的草药，于是就按照记忆把那种草药采回来，又把这些草药嚼碎敷在受伤小伙伴的脚上。没过一会儿，小伙伴肿胀的脚慢慢消肿了。

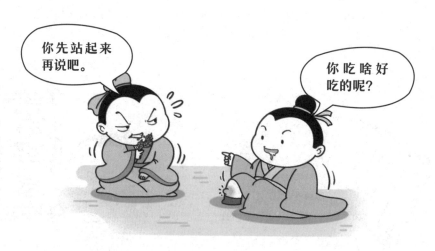

你先站起来再说吧。

你吃啥好吃的呢？

小伙伴们一见这味草药居然如此神奇，纷纷向孙思邈打听药的名字。孙思邈指了指刚才受伤的小伙伴说："你们看他刚才疼得'哎哟''哎哟'直叫，不如就叫它'艾叶'吧。"

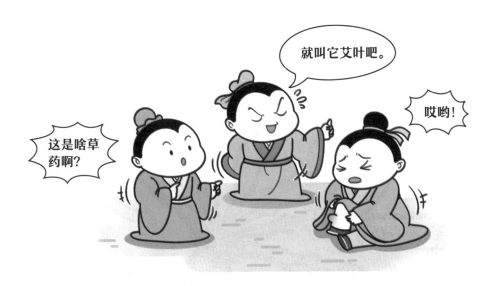

从此，这味草药就有了名字，并一直沿用到今天。

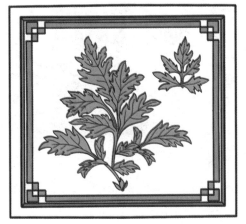

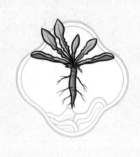

bǎn
lán
gēn

板蓝根

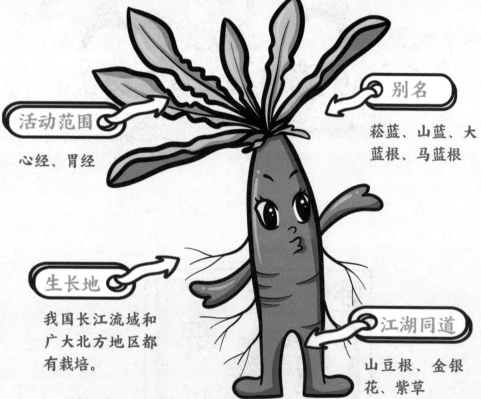

活动范围

心经、胃经

别名

菘蓝、山蓝、大蓝根、马蓝根

生长地

我国长江流域和广大北方地区都有栽培。

江湖同道

山豆根、金银花、紫草

典籍记载

《日华子本草》："治天行热毒。"

《分类草药性》："解诸毒恶疮，散毒去火，捣汁或服或涂。"

治瘟疫的神草——板蓝根

"龙兄，人间为什么死了那么多人啊？"

"贤弟，你有所不知，最近瘟疫流行，要了很多人的命。"

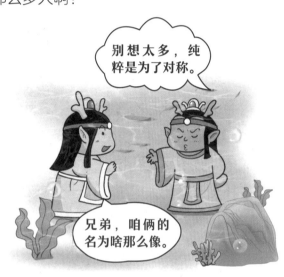

别想太多，纯粹是为了对称。

兄弟，咱俩的名为啥那么像。

云层里，刚从天宫复命回来的东海龙王和南海龙王正在讨论人间的疫情。他们明白，如果不控制这场疫情，不久疫情就会蔓延到海里，危害他们的子孙。

得赶快想办法才行啊！回到龙宫后，两位龙王马上召集众人商议解决的办法。南海这边，青金龙主动请命，愿意前往人间控制疫情，东海那边则派出了紫银龙同去。

青金龙和紫银龙都是龙子龙孙，头上有角，身上有鳞，就这么去人间肯定不行，于是，他们化作两个郎中，来到了疫情最严重的地方。

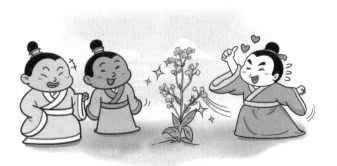

他们把事先从药王那里求来的种子撒在地里，又教会当地人培育幼苗。在大家的精心呵护下，没过多久，幼苗就长得像人一样高。

青金龙和紫银龙把成熟的药根挖出来，煎成汤药给患者服用，效果非常显著。症状轻微的患者喝了药后当场就康复了，即使是重症患者，喝三次之后也痊愈了。没过几天，瘟疫尽除，人间又恢复了勃勃生机。

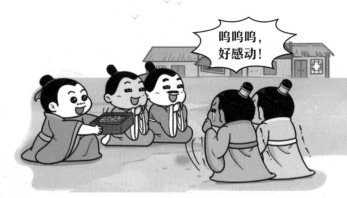

呜呜呜，好感动！

康复后的人们对青金龙和紫银龙充满了感激之情，给他们送来了数不尽的礼物，还把他们奉为神灵。青金龙和紫银龙看着这些朴实善良的人们，心中十分感动。他们决定不回龙宫，永远留在人间，为人们解除疾苦。

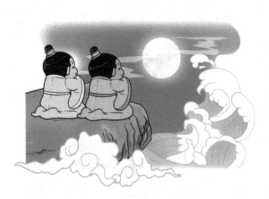

二人在月圆之夜，向着大海行了一个跪拜礼，就算是和以前的生活告别了。随后，两人走进草丛，化作两株高大的神草。

后来，人们知道了两株神草的来历，便把它们称之为"龙根"，后人传着传着，把它们叫成了"板蓝根"。

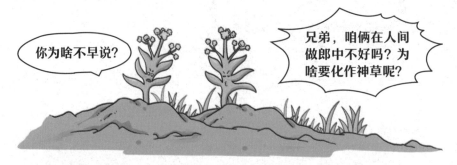

你为啥不早说？

兄弟，咱俩在人间做郎中不好吗？为啥要化作神草呢？

bái   sháo

白芍

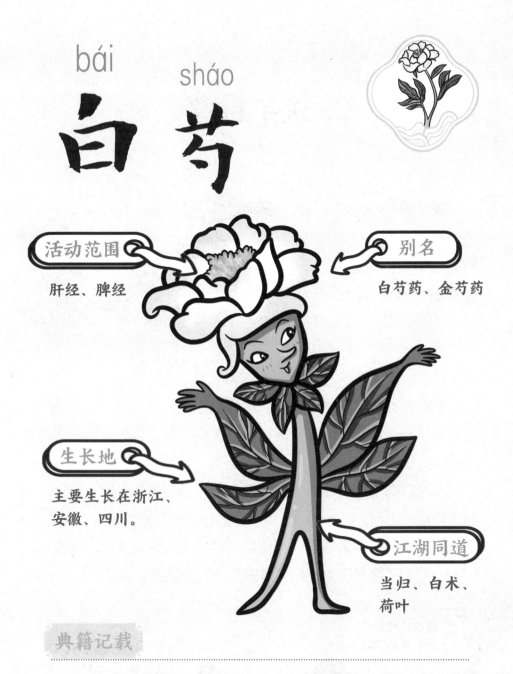

活动范围
肝经、脾经

别名
白芍药、金芍药

生长地
主要生长在浙江、
安徽、四川。

江湖同道
当归、白术、
荷叶

典籍记载

《神农本草经》："主邪气腹痛……止痛，利小便，益气。"

《本草求真》："赤芍药与白芍药主治略同，但白则有敛阴益营之力，赤则只有散邪行血之意；白则能于土中泻木，赤则能于血中活滞。"

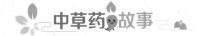

送子白芍

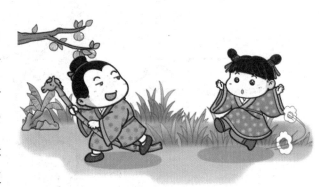

　　很久很久以前，西湖边上有一个村子。村里有两户人家，一家姓白，一家姓王。两家相处得非常好，他们约定，以后要是一家生了儿子，另一家生了女儿，就让他们结为夫妻，好上加好。

　　果然天遂人愿，没过几年，王家便得了一个儿子，取名叫王贵。白家生了一个女儿，取名白韶。两人青梅竹马，长大后自然而然地结成了夫妻。

　　小两口都是善良朴实的人，他们结婚后，男耕女织，日子过得甜甜蜜蜜。可是，两人结婚三年了，还没有一儿半女。

　　两人本来也没有当回事，村里的人议论纷纷，这给他们增加了很多压力，尤其是白韶，整天愁眉不展。

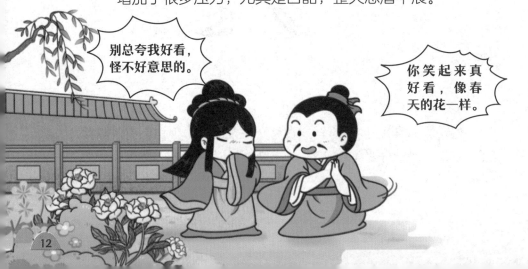

别总夸我好看，怪不好意思的。

你笑起来真好看，像春天的花一样。

看妻子这么难过，王贵也十分着急，他每天都在想办法让妻子开心一点。一天，王贵上山砍柴的时候偶然发现了一朵野花，这朵野花和平时看到的不太一样，它的叶子娇嫩欲滴，花朵色彩明丽，非常好看。"把这朵花采回去种在院子里，白韶一定会很开心的。"于是，王贵就把这株花移植到了自己家。野花在王贵家的院子里生根发芽，很快就繁殖成了一大片。白韶每天看着这些美丽的花，心情的确好了不少。

一天，白韶看着这些漂亮的花，忽然冒出一个想法："这花颜色艳丽，清香

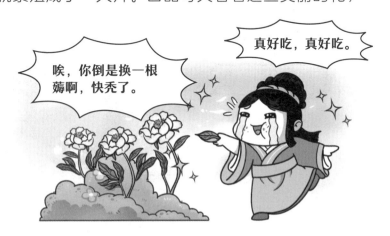

四溢，不知道味道怎么样。"她采下一片叶子放在嘴里，发现味道居然很鲜美。从那以后，白韶有事没事就摘几片野花的叶子放在嘴里嚼。

就这么吃了一段时间之后，白韶发现自己的身体变得特别轻快，精神也好了很多。原本还有点腹痛、眩晕的小毛病，现在也完全消失不见了。

更神奇的是，几个月后，白韶怀孕了。经过十月怀胎，她顺利生下一个大胖小子。夫妻二人看着这个期盼已久的孩子，别提有多高兴了。

当然，他们也没忘了野花的功劳，两人商量后，决定就用白韶的名字来命名这种野花。在后来漫长的岁月里，"白韶"这个名字就逐渐演变成了"白芍"。

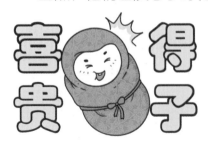

冬虫夏草

dōng chóng xià cǎo

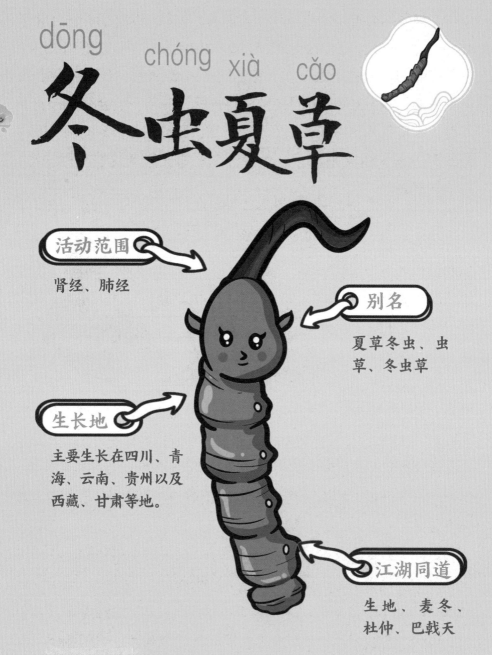

活动范围
肾经、肺经

别名
夏草冬虫、虫草、冬虫草

生长地
主要生长在四川、青海、云南、贵州以及西藏、甘肃等地。

江湖同道
生地、麦冬、杜仲、巴戟天

典籍记载

《本草从新》："甘平保肺益肾，止血化痰，已劳嗽。"
《药性考》："味甘性温，秘精益气，专补命门。"

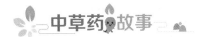
冬虫夏草的传说

传说，月亮上的广寒宫里住着嫦娥仙子。嫦娥不食人间烟火，她只需要喝上一口"仙液"，就能一整年不吃不喝。

这天，又到了一年一度喝"仙液"的时间。小玉兔捧着嫦娥的玉碗一蹦一跳地走过来，一不小心，一滴"仙液"从碗里洒了出来，滴落到了人间。

"仙液"一直待在寒冷的广寒宫里，早已适应了寒冷的气候，来到人间，它觉得哪里都热，找不到一个落脚的地方。

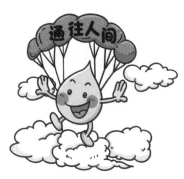

就这样从夏天流浪到冬天，"仙液"终于找到了一个气候寒冷、适宜它生存的地方，那就是世界屋脊——青藏高原。

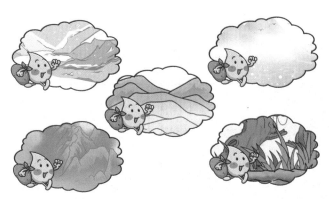

可是冬天一过，青藏高原也变得热起来，"仙液"又得找适宜它生存的地方。它走了很久，从森林走到沙漠，从大海边走到山脚下。最后，它来到一座四千多米的高山上，在那里，它找到容身之地，寄宿在蝙蝠蛾科昆虫体内。

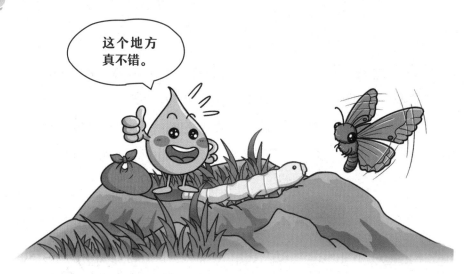

"仙液"把身体藏在蝙蝠蛾科昆虫的幼虫里面，这里既能抵御寒风，又能抵挡日晒，舒适得很。"仙液"在里面住了几个月之后，炎热的夏天又来了，它热得受不了，就伸出一根"草"去散热。

后来，人们在高山上发现了这种冬天像虫、夏天像草的神奇生物，便将它称为冬虫夏草。民间医生得知冬虫夏草是月宫里的"仙液"变化而成，就拿它来入药，结果发现它有很好的疗效，从那之后，冬虫夏草就变成了一味珍稀的药材。

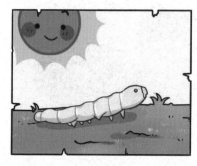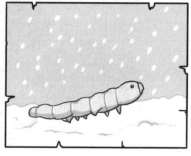

dāng

guī

当归

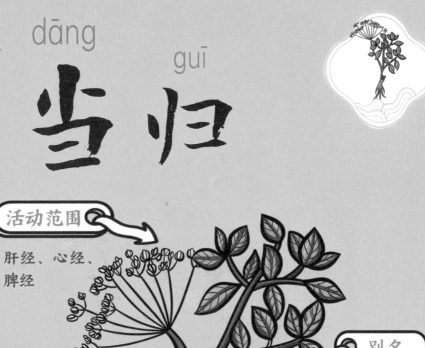

活动范围

肝经、心经、脾经

别名

干归、马尾当归、秦归

生长地

主要生长在湖北、四川、云南、贵州、陕西、甘肃等地。

江湖同道

黄芪、人参、桂枝、红花

典籍记载

《**本草纲目**》："治头痛，心腹诸痛，润肠胃、筋骨、皮肤，治痈疽，排脓止痛，和血补血。"

《**医学启源**》："当归，气温味甘，能和血补血，尾破血，身和血。"

中草药故事

当归的故事

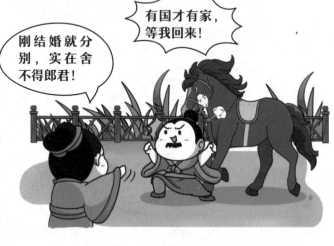

有国才有家，等我回来！

刚结婚就分别，实在舍不得郎君！

在很久很久以前，某国边境受到外国入侵，百姓生活动荡不安。为了让边境百姓生活安稳，皇帝下令征兵，有一个青年刚刚结婚就应征入伍了。

青年一去就是三年，一点音信都没有。年迈的老母亲日夜思念儿子，每天都烧香祷告："老母多病残疾，沙场征子当归。"祈盼儿子能平安归来。妻子心里更是十分惦念丈夫，她一边照顾年迈的母亲，一边担心丈夫的安

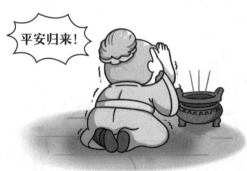

平安归来！

危，吃不好也睡不好，面色蜡黄、身体消瘦、心慌气短，身体很快就垮了。她在床上反复祈祷："母

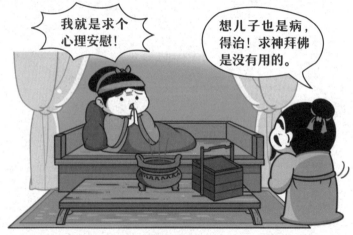

我就是求个心理安慰！

想儿子也是病，得治！求神拜佛是没有用的。

残危，子当归；妻病危，夫当归！"邻居是一位靠采药为生的大叔，他见婆媳二人可怜，就每天给她们送来一种草药，这才保住了她们的性命。

　　不久之后，战争结束了，青年迫不及待地赶回了家。婆媳二人看到青年平安归来，喜极而泣，精神一下子就好了，身体也很快康复。二人都说，幸好有邻居采药大叔每天给她们送药，她们才能活下来！

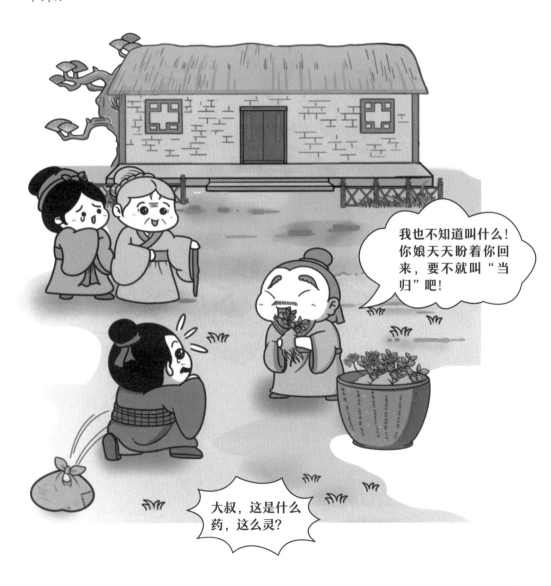

dù zhòng

杜仲

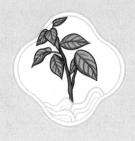

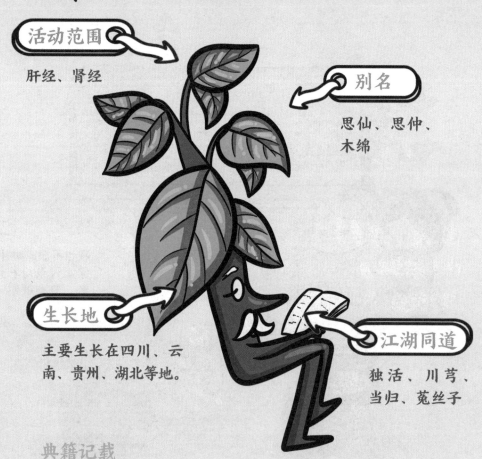

活动范围

肝经、肾经

别名

思仙、思仲、木绵

生长地

主要生长在四川、云南、贵州、湖北等地。

江湖同道

独活、川芎、当归、菟丝子

典籍记载

《神农本草经》："主腰脊痛，补中，益精气，坚筋骨，强志，除阴下痒湿，小便余沥。久服轻身耐老。"

《名医别录》："治脚中酸痛，不欲践地。"

《日华子本草》："治肾劳，腰脊挛。"

能治腰伤的杜仲

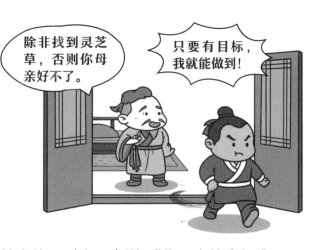

除非找到灵芝草，否则你母亲好不了。

只要有目标，我就能做到！

从前，华山脚下住着一个青年叫李厚孝，他是一个大孝子。这一年，他的母亲感染了风寒，不久就发展成重病，躺在床上起不来了。为了给母亲治病，李厚孝请来了全城最好的大夫，大夫检查了母亲的身体，对李厚孝说："你母亲的病很难治，除非能采到华山绝壁上的灵芝，你的母亲才有救。"

李厚孝不敢耽搁，当天就动身去华山。华山又奇又险，他爬了整整一天，终于在最陡峭的山崖上采到了灵芝。李厚孝看着辛苦采到的仙草，开心得不得了，稍不注意，竟一脚踩空，摔进了山谷里，人也昏了过去。

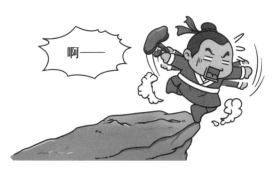

啊——

过了很长时间，李厚孝才苏醒过来，他看到珍贵的灵芝没丢，这才松了一口气。心想：天已经黑了，我得马上赶回家。

怎么办啊？

可刚一挪动，竟发现腰腿疼痛无比——他站不起来了。

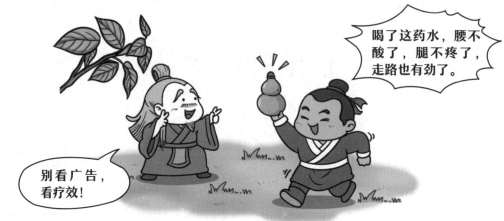

喝了这药水，腰不酸了，腿不疼了，走路也有劲了。

别看广告，看疗效！

这可怎么办才好啊！正当李厚孝无计可施的时候，一声鹤鸣响彻耳际，随着鹤声而来的是一位仙风道骨的老人。

"孩子，别怕，我来救你。"老人一边说，一边从附近一棵树上剥下一块树皮，又从树皮边缘处取了一点黏液，然后把黏液放进随身携带的一个葫芦里。随着老人的摇动，黏液马上化成了水。"孩子，把这个喝下去。"李厚孝听话地喝下了药水，腰果然不疼了，也能站起来了。

李厚孝对老人感激不尽，希望对方能留下名字，方便日后酬谢。哪知老人只是微微一笑，随后便翩然远去。李厚孝不敢耽误，赶紧拿着灵芝回家了。母亲吃了灵芝，果然病就好了。

母亲病好后，李厚孝总是想起那天被老人救助的场景，心想：再到那山谷看看，说不定还能遇到那位老者。他来到山谷后，虽然没有找到老人，却找到了那棵古树。当时天黑，李厚孝没有看清，这次仔细一看，才发现那是一棵杜仲。

李厚孝学着老人的样子把树皮剥下一块，带回家煎成药，给有腰伤的人服用，果然有效果。从此，杜仲成了一种治疗腰伤的常用药。

fáng fēng

防风

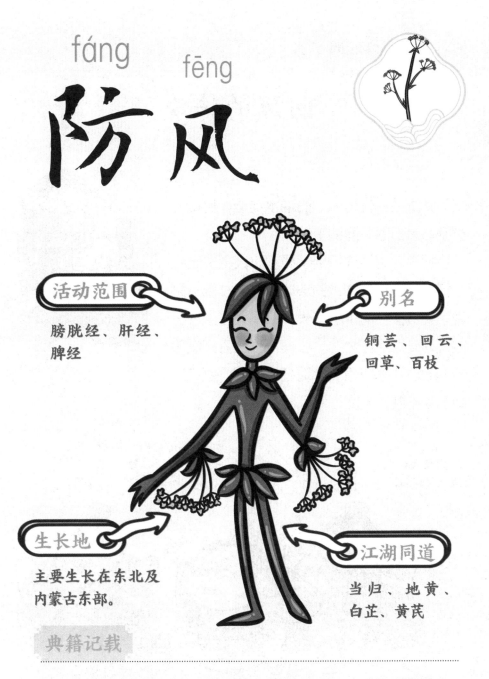

活动范围

膀胱经、肝经、脾经

别名

铜芸、回云、回草、百枝

生长地

主要生长在东北及内蒙古东部。

江湖同道

当归、地黄、白芷、黄芪

典籍记载

《神农本草经》："主大风头眩痛，恶风，风邪，目盲无所见，风行周身，骨节疼痹，烦满。"

《名医别录》："胁痛，胁风头面去来，四肢挛急，字乳金疮内痉。"

中草药故事

防风的传说

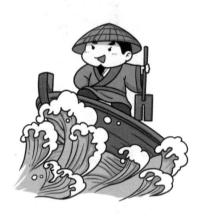

　　大禹是古代传说中的治水英雄，后来又被推举为部落联盟的首领。

　　据说，为了庆祝治水成功，大禹决定在会稽山举办一场盛大的庆功会。这样做一是为了奖赏参与治水的诸侯，二是大家坐在一起共同商讨治国大计。诸侯们收到召开庆功会的消息，都迫不及待地赶来参会，生怕来晚了拿不到奖赏。

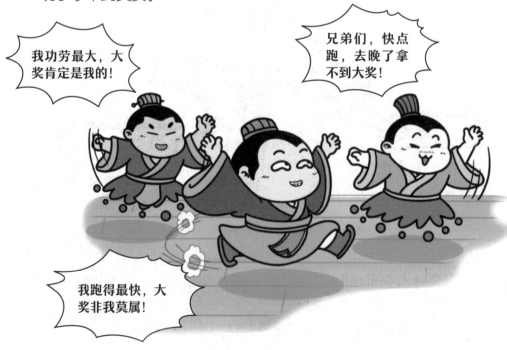

我功劳最大，大奖肯定是我的！

兄弟们，快点跑，去晚了拿不到大奖！

我跑得最快，大奖非我莫属！

到了开庆功会这一天，诸侯们都到了，唯独不见防风氏。这个防风氏可得介绍一下，他年轻时就跟着大禹的父亲一同治水，后来又帮助大禹在南方地区治水，贡献很大。

大禹见防风氏没来参会，气得火冒三丈："好你个防风，这是仗着自己治水有功，不把我放在眼里啊！我定要治你个居功自傲之罪！"

果然，等防风氏赶到会稽山之后，一场庆功大会变成了处罚大会，可怜的防风连个"冤"字都没来得及喊，就被大禹派人砍了脑袋。

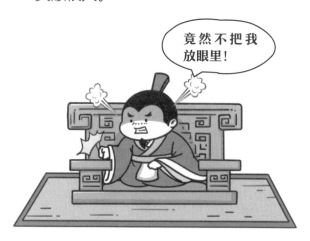

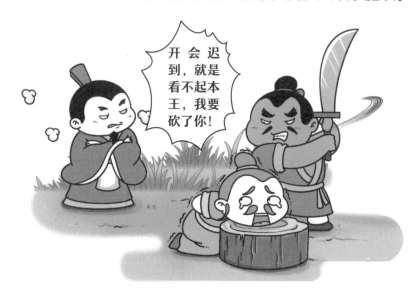

只见他的脖颈里冒出了一股股的白血，众人都很惊奇，因为人的血是红色的呀！为了一探究竟，大禹又下令剖开了防风的肚子。这一看更是令人吃惊，只见他的肚子填满了野草。原来，防风氏为了参加大会日夜不停地赶路，有时连饭都顾不上吃，就随便揪一把野草来充饥，没想到路过苕溪的时候，那里发了大水，防风氏不忍心让当地百姓受洪水之苦，就留在那里帮人们治水，这才耽误了行程。大禹了解到这些情况之后，不禁万分后悔。

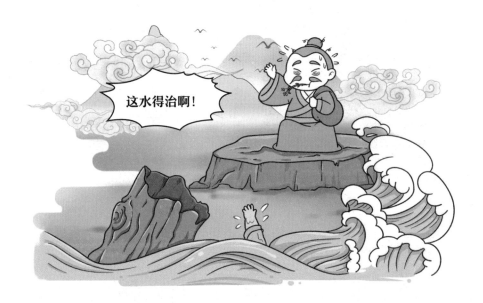

这水得治啊！

再说防风体内流出的那些白色血液，落到地上之后就变成了一棵棵羽毛形状的小草。

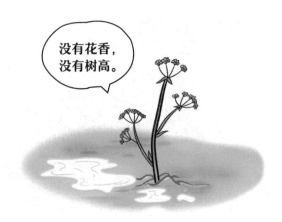

没有花香，
没有树高。

当时，人们因为长期治水，都落下了风寒病，这种病一旦发作，就会全身酸痛，头痛欲裂。

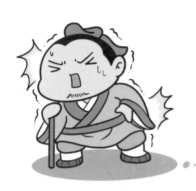
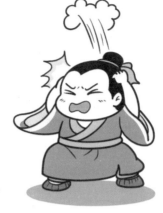

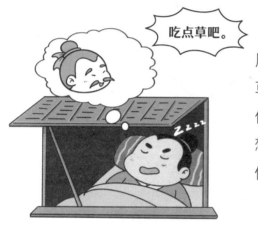

吃点草吧。

有一次，有个人梦见了防风。防风告诉他，只要吃了这种草，就能治好风寒病。梦醒后，他真的挖了些这种草来吃，没想到从那以后风寒病真的没再发作过。

就这样，一传十，十传百，百姓们吃了这种草，风寒病都治好了。人们说："这是防风大人化成神草来救我们，我们就把这种草叫'防风'吧！"

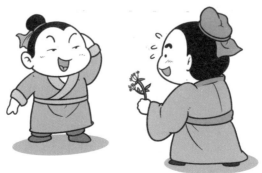

hóng huā
红花

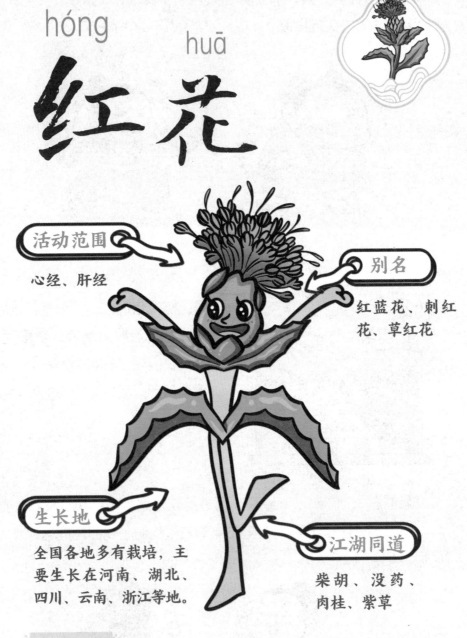

活动范围
心经、肝经

别名
红蓝花、刺红花、草红花

生长地
全国各地多有栽培，主要生长在河南、湖北、四川、云南、浙江等地。

江湖同道
柴胡、没药、肉桂、紫草

典籍记载

《新修本草》："治口噤不语，血结，产后诸疾。"
《本草汇言》："红花，破血、行血、和血、调血之药也。"

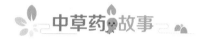

红花救产妇

宋朝时，江南地区有个女子名叫徐盈。她和丈夫张千非常恩爱，特别是在她怀孕后，丈夫对她呵护备至，有什么好吃的都会让她先吃。一来二去，徐盈胖了不少。

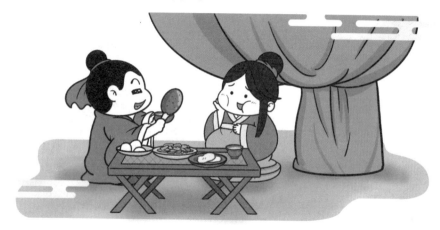

很快，到了生孩子的时候，令徐盈没想到的是，怀孕时自己吃得太多，胎儿长得太大，导致她难产。

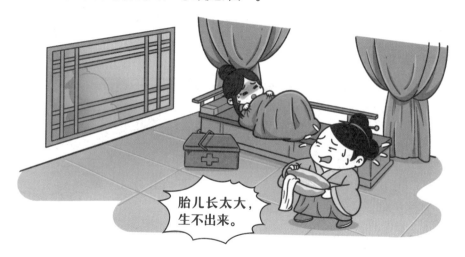

胎儿长太大，生不出来。

眼看着妻子受苦，张千十分着急，他一边在门外鼓励妻子，一边忙前忙后。徐盈听到丈夫的声音，身体又充满了力量，她拼尽全力终于把孩子生了下来。可是她自己也因为耗尽体力而昏死过去。

张千哪见过这种场景，顿时慌了手脚。多亏为徐盈接生的产婆见过世面，她对张千说："快去请名医陆日严，他医术高超，一定能救你的妻子。"

张千听她这么说，哪敢耽搁，赶紧去请陆日严。当陆日严赶到时，徐盈已经奄奄一息了。

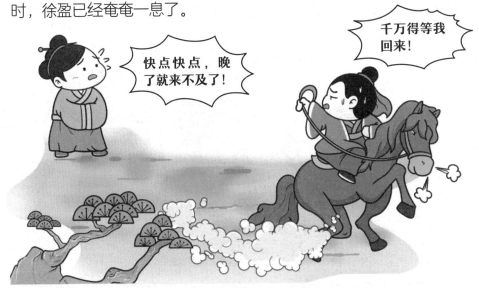

陆日严见状，遗憾地摇了摇头。张千难过地趴在妻子的床头哭了起来。他这一哭，倒让陆日严看到了一点希望。陆日严发现，徐盈虽然快要气绝，但是胸膛还有一点轻微的起伏。

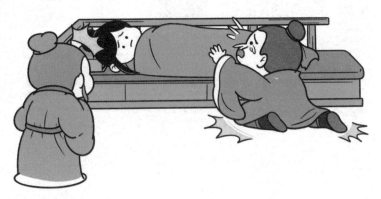

"你的妻子还有救，快去买十斤红花，再让人准备三个大木桶。"
听陆日严这么说，张千马上动身去买红花，又让人准备好了木桶。

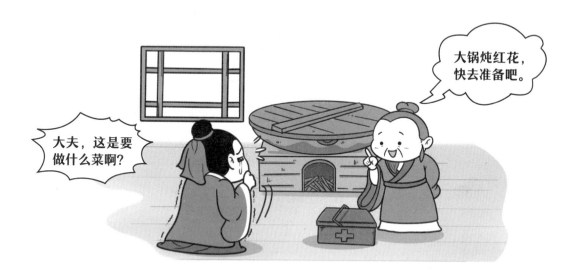

陆日严让张千用红花煮水，然后把滚烫的红花水倒入木桶，再把窗格拆下来放在木桶上面，最后让人把徐盈抬了上去，让红花水的热气熏蒸徐盈的身体。

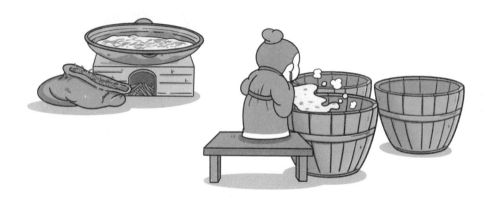

就这样不断烧水、不断熏蒸，过了半天的时间，徐盈的面色逐渐红润了起来，最后真的醒了过来。

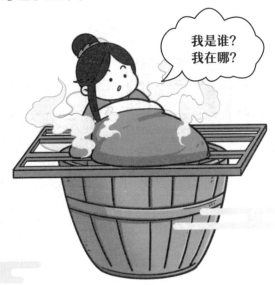

张千和徐盈对陆日严千恩万谢。陆日严笑着说："今天功劳最大的当数那些红花啊！"

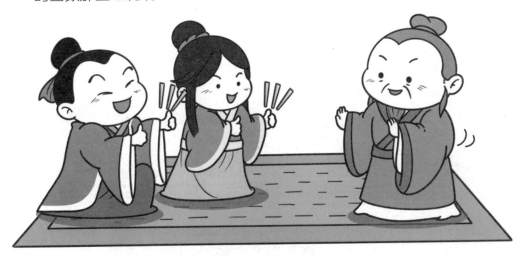

chái hú
柴胡

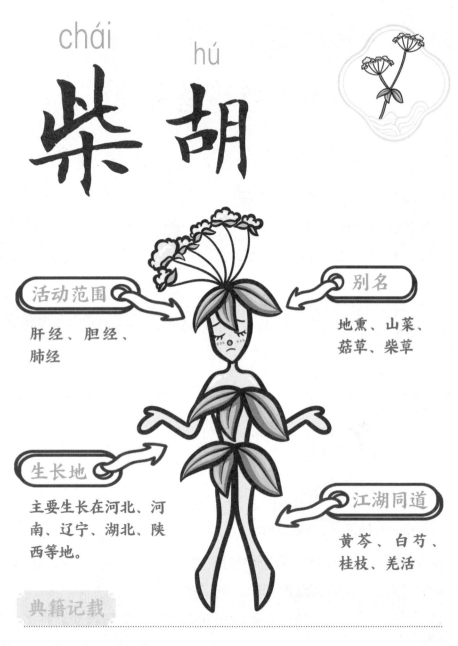

活动范围

肝经、胆经、肺经

别名

地熏、山菜、菇草、柴草

生长地

主要生长在河北、河南、辽宁、湖北、陕西等地。

江湖同道

黄芩、白芍、桂枝、羌活

典籍记载

《神农本草经》："主心腹肠胃结气，饮食积聚，寒热邪气，推陈致新。"

《本草纲目》："治阳气下陷，平肝、胆、三焦、包络相火，及头痛、眩晕，目昏、赤痛障翳，耳聋鸣，诸疟，及肥气寒热，妇人热入血室，经水不调，小儿痘疹余热，五疳羸热。"

中草药故事

小小草根治大病

很久之前，有个地主家雇了两名长工，一个姓柴，人称柴兄；一个姓胡，人称胡弟。兄弟俩白天一起干活，晚上住在同一间茅草屋里，天长日久，有了很深的感情。

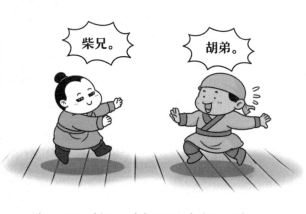

柴兄。

胡弟。

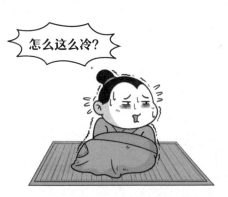

怎么这么冷？

有一段时间，村子里流行一种怪病，得病的人会感到时冷时热，冷起来裹着很厚的被子还浑身哆嗦，而热起来浑身像着火一样，冒汗不止，人们都说这是一种治不好的瘟疫，谁要得了必死无疑。

随着病倒的人越来越多，胡弟也没能幸免。他生病的事很快被地主知道了，地主怕这种病传染给他家里人，二话不说就把胡弟赶出了家门。

柴兄舍不得跟胡弟分开，便背着他离开了地主家。他们艰难地行走在崎岖的山路上，走了半天，两人实在是太累了，柴兄就对胡弟说："你在

滚！！！

这里等我一会儿，我去山里找点吃的，很快就回来。"

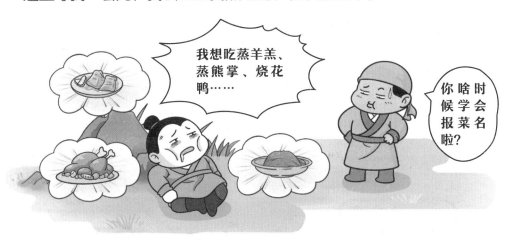

我想吃蒸羊羔、蒸熊掌、烧花鸭……

你啥时候学会报菜名啦？

柴兄一去就是老半天，胡弟饿得受不了，就随手抓了一把身边的野草。草干得像柴火一样，但草根粗壮，看起来似乎有些水分，胡弟把草根放进嘴里嚼了几下，本来是想解饿的，没想到的是，他觉得自己的病也好了一些。柴兄回来以后，胡弟把这件事说给他听，他们分析了一番，一致认为这种野草根对胡弟的病有效果，于是就采了一些，用水煮了喝。果然，几天之后，胡弟竟然痊愈了。

随后，兄弟俩又采了很多这种野草，分给了生病的村民，村民们服用以后，也都痊愈了。人们为了感谢两兄弟的救命之恩，就用兄弟俩的姓给这种草药起了个名字——"柴胡"。

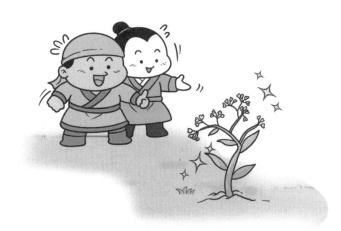

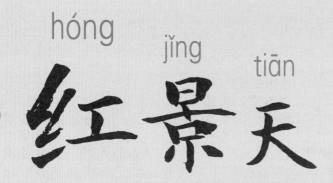

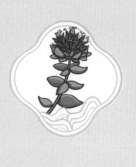

hóng jǐng tiān
红景天

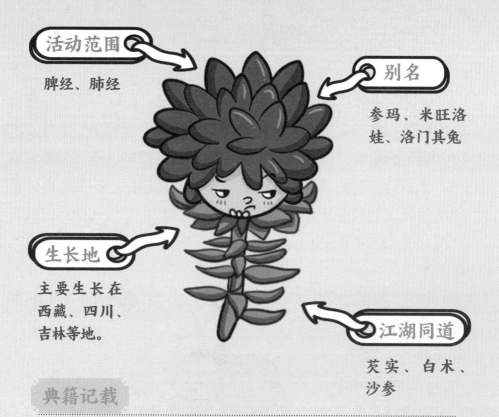

活动范围

脾经、肺经

别名

参玛、米旺洛娃、洛门其兔

生长地

主要生长在西藏、四川、吉林等地。

江湖同道

芡实、白术、沙参

典籍记载

《神农本草经》："景天为右玉石上品一十八之一，属上药。为君，主养命以应天，无毒，多服、久服不伤人。欲轻身益气、不老延年者，本上经。"

《千金翼方》："景天味苦酸平，无毒。轻身明目。久服通神不老。"

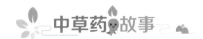

神奇的仙赐草

　　故事发生在三百多年前的清朝，那时候的人们和现在有点不一样，他们留着大辫子，穿着大褂子，都听从皇上的命令。当时的皇帝叫玄烨，也就是历史上赫赫有名的康熙皇帝。他特别厉害，不仅把国家治理得井井有条，而且带兵打仗也是一把好手。

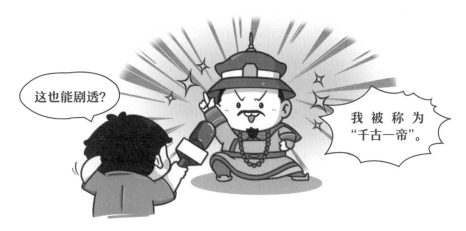

这也能剧透？

我被称为"千古一帝"。

　　有一年，康熙带着军队浩浩荡荡地来到了西北山区。那里海拔高，长期干旱，士兵们一到了那里，就被高原反应折磨得丧失了斗志，打起仗来连连惨败。

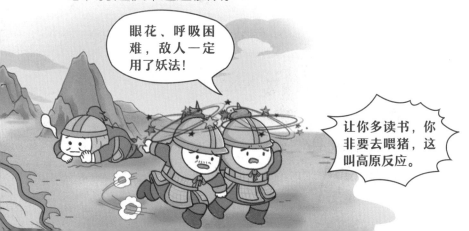

眼花、呼吸困难，敌人一定用了妖法！

让你多读书，你非要去喂猪，这叫高原反应。

这样下去可不行啊！正在康熙一筹莫展的时候，救星出现了。一位老农找到了康熙，向他进献了一种当地特有的药材——红景天。康熙端详着这种植物，只见它层层叠叠的叶子上面开着一朵粉红色的花。这么好看的花能治病吗？康熙有点不太相信。

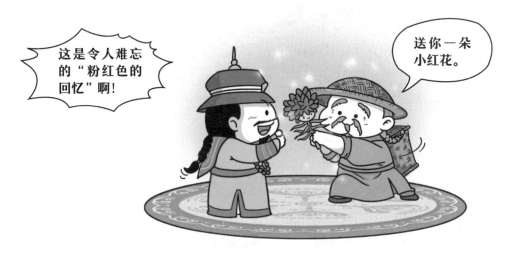

没想到的是，士兵们服用了红景天后，高原反应症状竟全部消失了。恢复了健康的士兵们士气大增，没过多久就取得了战争的胜利。

康熙本想重重地感谢那位老农，可是老人就好像消失了一样，任凭士兵们怎么找都找不到。康熙仔细回忆老农的样子，发现他虽然长得清瘦，但是器宇不凡，就好像神仙下凡一样。于是，他大笔一挥，为红景天赐名"仙赐草"。从此，仙赐草也成了行军打仗的必备药材。

huáng   lián

黄连

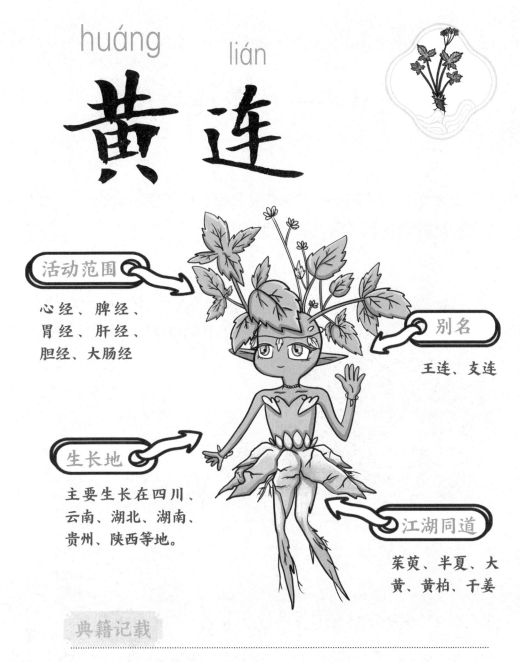

活动范围

心经、脾经、
胃经、肝经、
胆经、大肠经

别名

王连、支连

生长地

主要生长在四川、
云南、湖北、湖南、
贵州、陕西等地。

江湖同道

茱萸、半夏、大
黄、黄柏、干姜

典籍记载

《神农本草经》："主热气目痛，眦伤泣出，肠澼腹痛下痢。"
《珍珠囊》："其用有六：泻心火，一也；去中焦湿热，二也；
诸疮必用，三也；去风湿，四也；治赤眼暴发，五也；止中部见
血，六也。"

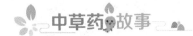

中草药 故事

苦尽甘来——黄连的传说

说起黄连，人们最先想到的就是它的"苦"。不过你知道吗？在这苦的背后却藏着一个苦尽甘来的故事。

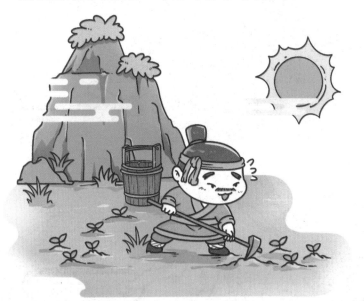

很久以前，有一位姓陶的郎中，带着他的女儿喜娃生活在西北边一座大山的深处，他们在那里一边种植草药，一边给人们治病。

时间一年年过去，陶郎中的药园越种越大，他自己实在忙不过来了，就雇了一个叫黄连的小伙子帮他干活。黄连勤劳朴实，每天都尽心尽力地照顾着这些草药。

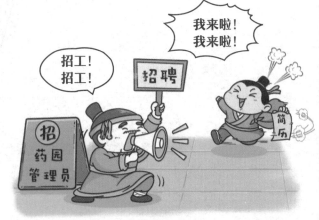

招工！招工！

招聘

我来啦！我来啦！

一天，黄连像往常一样出门挑水的时候，偶然间发现了一朵小花，这朵花黄中带绿，迎风起舞，漂亮极了。黄连虽然见识过很多花，但从没见过这么好看的小黄花，便把它采摘回去，精心照料。第二年，黄连又把它的种子遍撒在药园里。

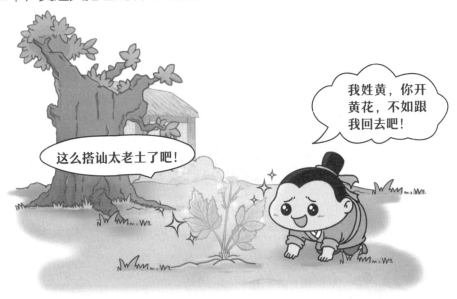

黄连看着满园的黄花，心想：这黄花这么好看，不知有什么药效？正巧他这几天喉咙肿痛，他摘下一片叶子吃下去，顿时苦得流出了泪花，不过几分钟过后，他的喉咙竟然不肿也不疼了。

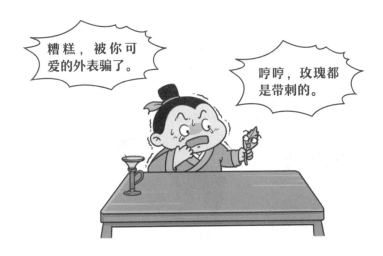

"这花真是神了，可惜陶郎中出远门诊病去了，等他回来，我一定把这件事告诉他。"可是，还没等陶郎中回来，他的女儿喜娃却生了一种怪病：上吐下泻，浑身发烫，意识也渐渐变得不清醒。

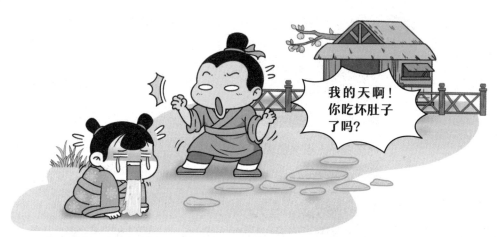

我的天啊！你吃坏肚子了吗？

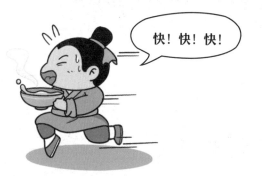

快！快！快！

黄连请了好几位郎中，都治不好喜娃的病，眼看着喜娃病得越来越重，黄连把那种黄花煎成汤药给喜娃喝。

谁知，喜娃喝了药之后，病情有所好转，又喝了几天，她的病竟然痊愈了。

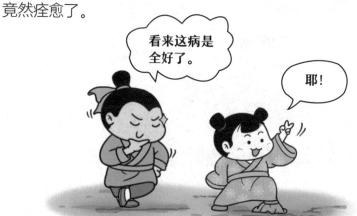

看来这病是全好了。

耶！

陶郎中回来后，黄连将这件事一五一十地向他说明。陶郎中听了，连连赞叹这个胆大心细的小伙子："你能发现这味药有清热、去火、解毒的功效，又用它治好了喜娃的病，真是了不起。"

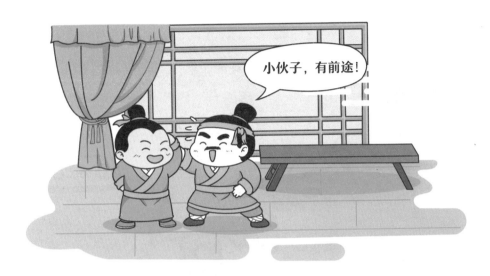

由于这味药是黄连发现并培育出来的，陶郎中便将它命名为"黄连"。过了几年，陶郎中又把女儿许给他为妻，一家人继续在这座大山上种植药材、为人看病。

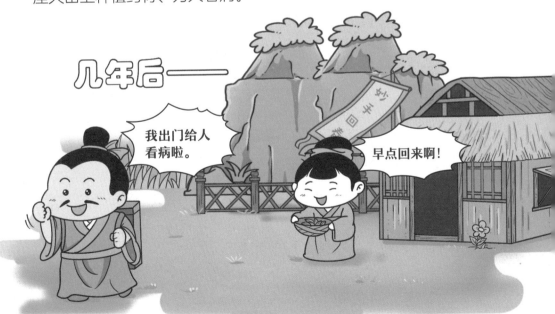

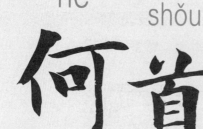

hé shǒu wū

何首乌

活动范围

心经、肝经、肾经

别名

首乌、地精、赤敛

生长地

我国大部分地区均有出产，主要生长在河南、山东、浙江、广东、江西、湖北、四川、云南。

江湖同道

熟地黄、当归、人参、杜仲

典籍记载

《本草纲目》："能养血益肝，固精益肾，健筋骨，乌髭发，为滋补良药，不寒不燥，功在地黄、天冬诸药之上。"

《开宝本草》："主瘰疬，消痈肿，疗头面风疮，五痔，止心痛，益血气，黑髭鬓，悦颜色，久服长筋骨，益精髓，延年不老；亦治妇人产后及带下诸疾。"

何首乌的故事

很久以前，在云南有座山，名叫石碑山。山脚下住着一位老婆婆，名叫何四伍。老婆婆勤劳善良，每天都煮一大锅开水送给赶路的人喝。赶路的人们喝了她煮的水，不仅解渴，浑身的疲惫也瞬间消失，因此很多人都来讨水喝。

虽然何婆婆跟很多人"因水结缘"成了好朋友，但能讨到她的水，要遵守两个条件：一是每人每次最多只能喝三碗水。二是不要跟她打听这水的来处。时间长了，大家都知道她这两个条件，也就只管喝水，不再探究别的了。

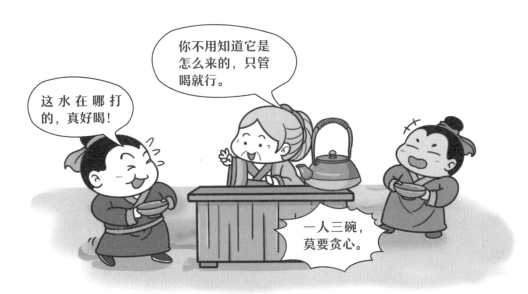

镇上有个土财主听说石碑山上有仙水，就想把仙水据为己有。他带着几个家丁奔向石碑山。果然，土财主在山脚下看见了一个头发花白的老婆婆。

家丁凶巴巴地上前说："老太婆，快给我家老爷倒碗水喝！"何婆婆也没理他，直接给了他一碗水，这财主喝完，感觉非常甜美，大叫："快点，再来一碗！"何婆婆见他们气势汹汹的样子，就不再理睬他们，这下可惹怒了土财主，他抡起鞭子就向何婆婆抽去，哪知还没等鞭子落下，何婆婆身上腾起一股白烟，消失不见了。

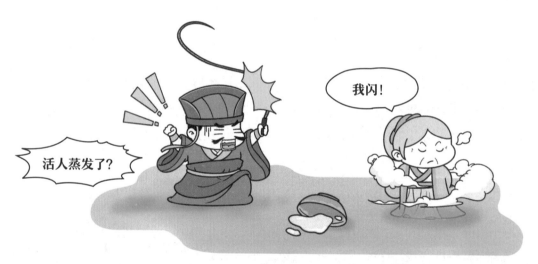

财主霸占了婆婆的房子，对过路人宣布："从今天起，一碗水三文钱，先交钱，再喝水！"

过路的人们一听都很气愤，但是又渴又累，大家伙只好凑钱来喝水。钱是凑够了，可是家丁找遍了房前屋后，也没找到水在哪。

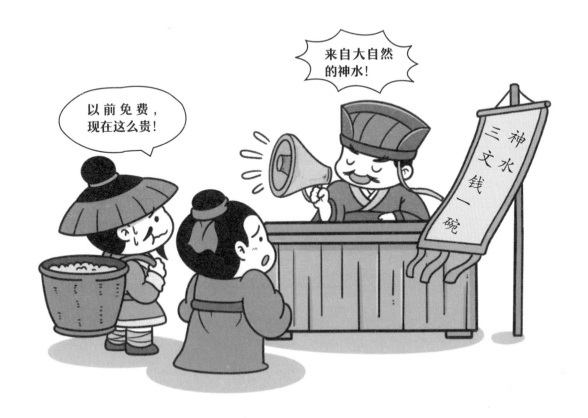

　　这下过路的行人不干了，收了钱不给水，这不是骗子吗？大伙你一言我一语，把财主跟家丁骂得灰溜溜地逃走了。

　　大伙都觉得这件事很怪，如果没有水源，这么多年，何婆婆是从哪打的水给大伙喝的呢？所以，这附近肯定有水源，于是大家就分头找了起来。

　　果然，有人在地里发现一个大瓦缸，里面还有流水声。大伙挖的挖、刨的刨，想把大瓦缸从地下弄出来，哪知那瓦缸纹丝不动。

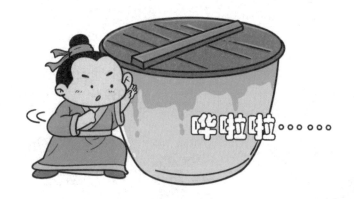

哗啦啦……

突然，有人看到缸边长着一个像芋头一样的东西，于是把它蒸后食用，口不渴了，人也不累了。大伙一看，也忙跟着吃起来。人们边吃边说："这肯定是何婆婆给我们留的宝贝，以后我们就管这东西叫'何四伍'吧！"

后来，天长日久，"何四伍"的名字被人们传着传着，慢慢就变成了"何首乌"。

真好吃。

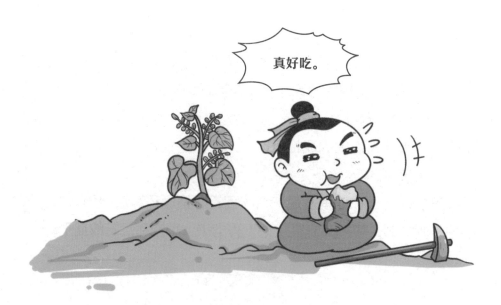

huò xiāng

藿香

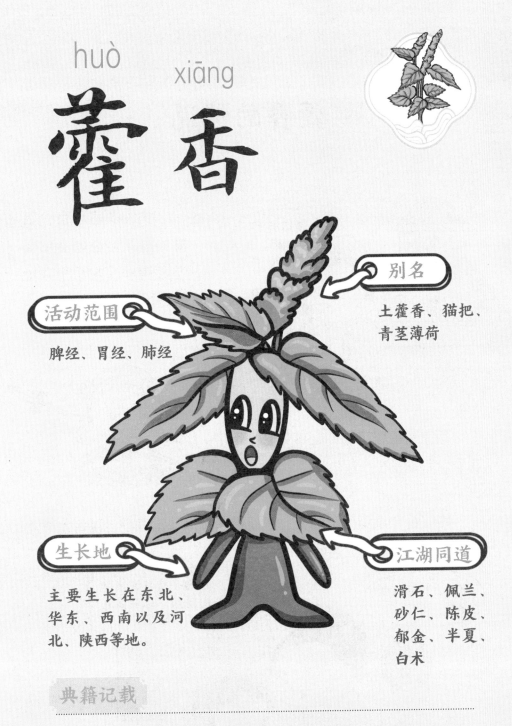

别名

土藿香、猫把、青茎薄荷

活动范围

脾经、胃经、肺经

生长地

主要生长在东北、华东、西南以及河北、陕西等地。

江湖同道

滑石、佩兰、砂仁、陈皮、郁金、半夏、白术

典籍记载

《名医别录》："疗风水毒肿，去恶气，疗霍乱，心痛。"

《本草图经》："治脾胃吐逆，为最要之药。"

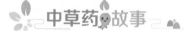
霍香的传说

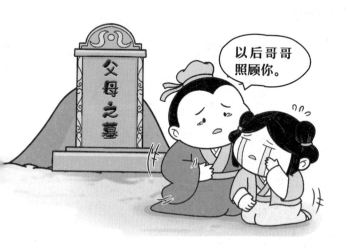

以后哥哥照顾你。

父母之墓

很久以前，有个苦命的女孩叫霍香，父母过世得早，她从小只能跟哥哥相依为命。

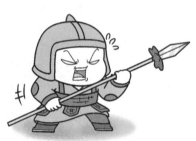

后来哥哥娶了媳妇，不久又参军了，霍香就跟嫂子在一起生活。

嫂子是个温柔体贴的人，把霍香照顾得非常周到，霍香也非常喜欢嫂子。

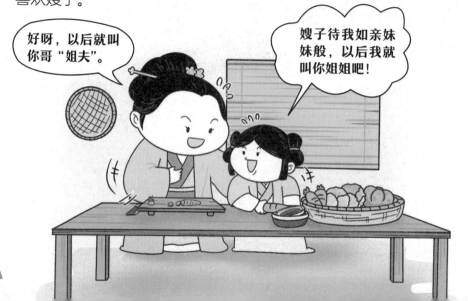

好呀，以后就叫你哥"姐夫"。

嫂子待我如亲妹妹般，以后我就叫你姐姐吧！

一年夏天，天气酷热潮湿，嫂子顶着烈日在田间劳作，结果一回家就病倒了，她头疼乏力，身上发烧却四肢冰凉。

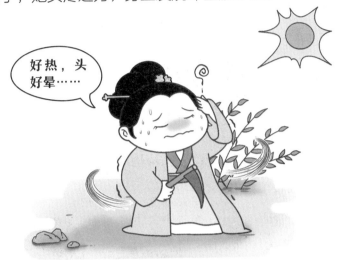

霍香一边把嫂子扶到床上，一边说："嫂子，你这是中暑了，这病不难治，我知道后山上有一种草药能治这种病，我马上去采，你吃了就没事了。"嫂子担心霍香一个人进山会有危险，劝她不要去，但霍香不听劝，背着竹篓就进山了。

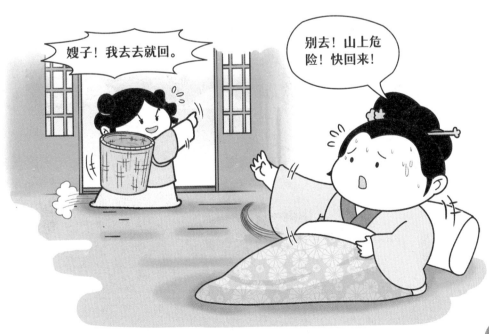

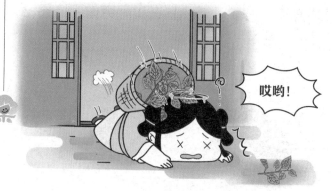

哎哟！

天黑时，霍香才背着药篓回来，跌跌撞撞地进了屋，两眼发直，精神萎靡，还没等嫂子过来，霍香就瘫倒在地。

原来，霍香在采药时不小心被毒蛇咬伤了右脚，嫂子连忙脱下霍香脚上的鞋袜，只见她右脚的脚腕已经肿成了青黑色，嫂子见状心急如焚，低下头准备用嘴替霍香吸出蛇毒，但霍香怕嫂子中毒，坚决不同意。

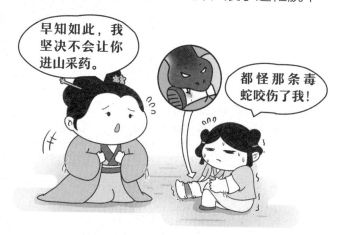

早知如此，我坚决不会让你进山采药。

都怪那条毒蛇咬伤了我！

嫂子只能大声呼救，邻居们听见呼救声，连忙找来大夫，可是为时已晚，霍香还是离开了人世。

嫂子吃了霍香带回来的草药，治好了自己的中暑，又在邻居们的帮助下安葬了霍香。

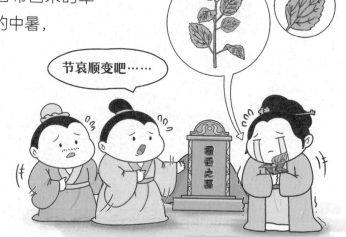

节哀顺变吧……

为了纪念霍香，嫂子决定将这种草药命名为"霍香"。后来，人们为了预防中暑，就在房前屋后种满了这种草药。因为霍香是一种草，人们就在"霍"字上面加了一个草字头。从此，霍香就变成了"藿香"。

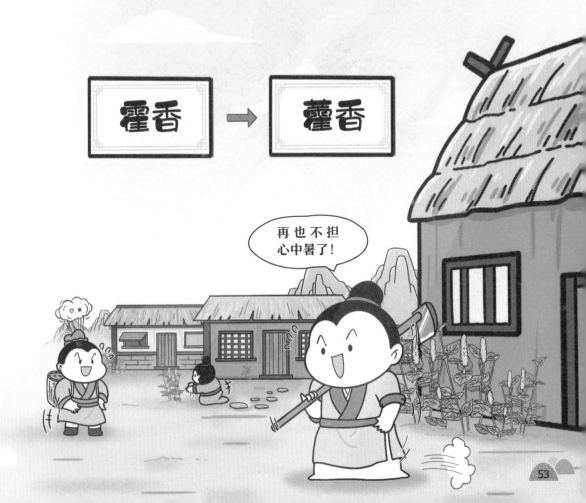

再也不担心中暑了！

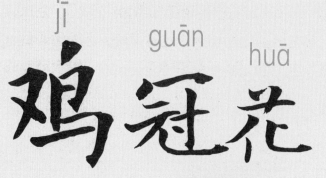

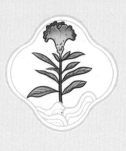

jī guān huā

鸡冠花

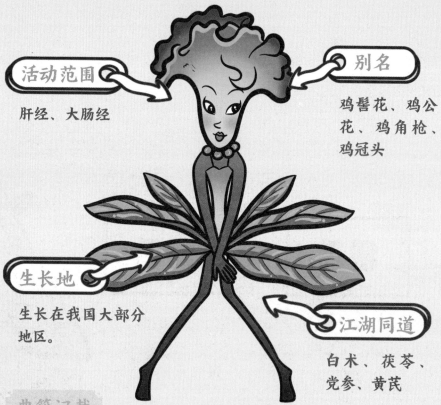

活动范围

肝经、大肠经

别名

鸡髻花、鸡公
花、鸡角枪、
鸡冠头

生长地

生长在我国大部分
地区。

江湖同道

白术、茯苓、
党参、黄芪

典籍记载

《滇南本草》："止肠风下血，妇人崩中带下，赤痢。"

《本草纲目》："治痔漏下血，赤白下痢，崩中，赤白带下，
分赤白用。"

《玉楸药解》："清风退热，止衄敛营。治吐血，血崩，血淋
诸失血证。"

鸡冠花的传说

你见过鸡冠花吗？它的花瓣红红火火、层层叠叠，远远看去就如同大公鸡的冠子。那么鸡冠花是怎么诞生的呢？说起来还真和公鸡有关呢！

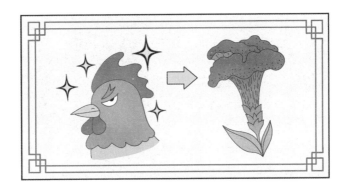

传说很久以前，有一只修炼成精的蜈蚣，它常常变成美丽的女孩来迷惑男子，先是和他们结成夫妻，再想方设法地害死他们，以此来增加自己的法力。

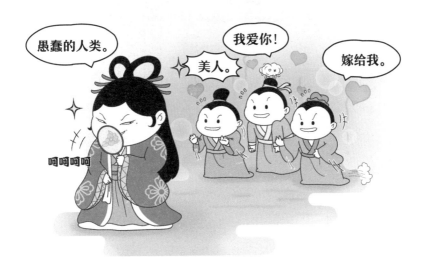

这一年，一个叫二喜的年轻人也被蜈蚣精迷住了，和她结成了夫妻。可是，成亲那天，蜈蚣精却怎么也进不了家门。原来，二喜家养了一只大公鸡，公鸡一眼就认出眼前的新娘是蜈蚣变成的，追着她啄个不停。

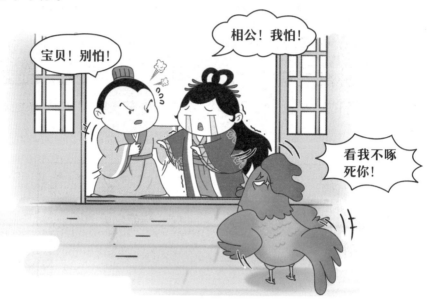

二喜哪能看着自己的新娘子受委屈，他拿起扫帚就把大公鸡赶了出去，公鸡气二喜人妖不分，就跑到了山上，再也没有回来。

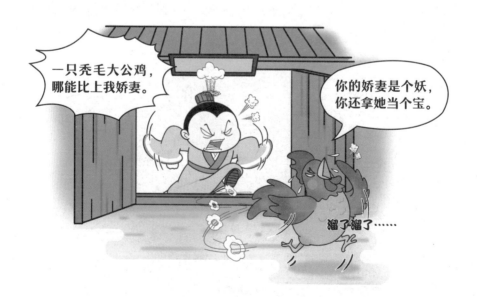

蜈蚣精见家里没了威胁，便放肆起来，新婚没几天，她就把二喜拐骗到山上的一个洞穴里，对着他吹了一股毒气，二喜立刻昏了过去。

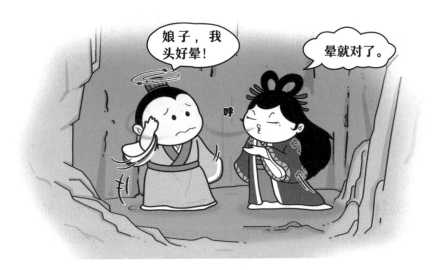

就在蜈蚣精想要害死二喜的时候，大公鸡突然扑棱着翅膀冲了进来。原来大公鸡虽然生气，但还是放心不下自己的主人，所以一直偷偷地跟着蜈蚣精和二喜。

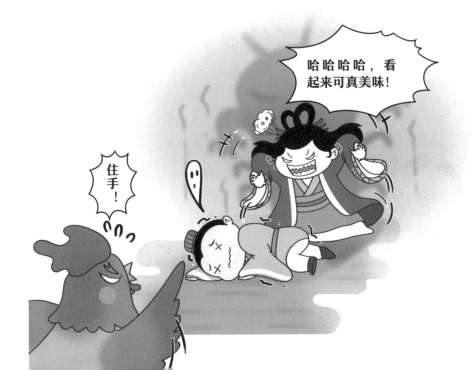

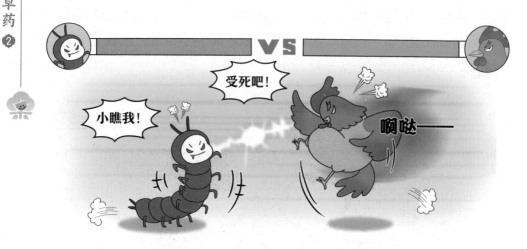

　　蜈蚣精一见大公鸡要坏自己的好事，也现出了原形，随后它们就展开了一番激战。虽说公鸡是蜈蚣的天敌，可这毕竟是一只成了精的蜈蚣，大公鸡想要战胜它着实不容易。它们激战了整整一天，最终公鸡啄到了蜈蚣的头，把它啄死了。

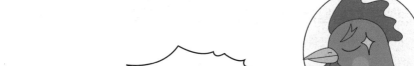

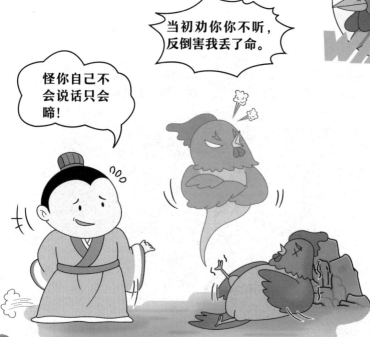

　　而公鸡自己也伤得不轻，它躺在地上，不一会儿也死了。

二喜醒来后，看见了地上死去的大公鸡和蜈蚣，顿时就明白了其中的缘故。

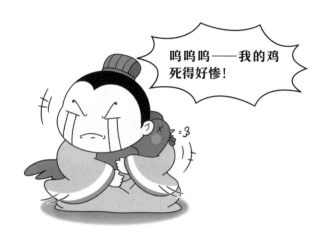

他抱起大公鸡的尸体哭了一通，又在山坡上选了个地方把它好好地埋葬了。

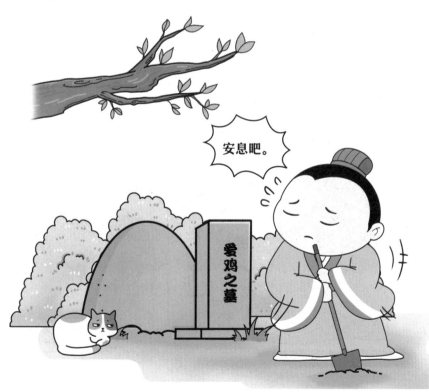

　　几个月后，埋葬公鸡的地方长出了一株形似鸡冠的红花，人们都说，这株红花配上它的枝干，就和那只死去的公鸡一样，威风凛凛、昂首欲啼，于是就给它起了个名字，叫"鸡冠花"。后来，人们又发现这种花还有止血、止痢的功效，于是它也成了大夫手中治病救人的良药。

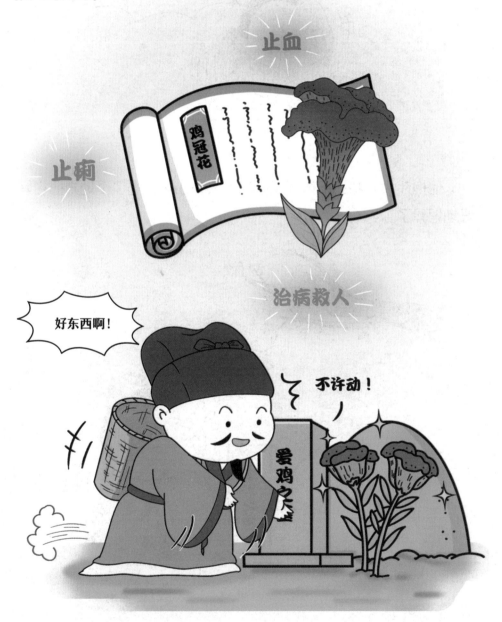

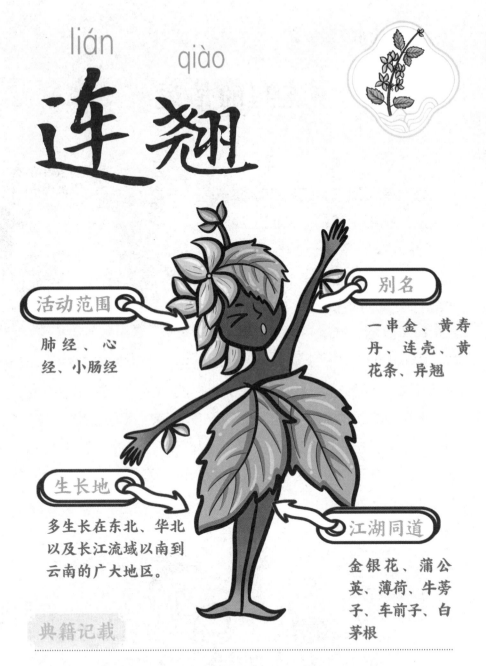

lián qiào

连翘

活动范围

肺经、心经、小肠经

别名

一串金、黄寿丹、连壳、黄花条、异翘

生长地

多生长在东北、华北以及长江流域以南到云南的广大地区。

江湖同道

金银花、蒲公英、薄荷、牛蒡子、车前子、白茅根

典籍记载

《神农本草经》："主寒热，鼠瘘、瘰疬、痈肿、恶疮、瘿瘤、结热、蛊毒。"

《珍珠囊》："连翘之用有三：泻心经客热，一也；去上焦诸热，二也；为疮家圣药，三也。"

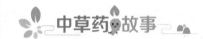

连翘的传说

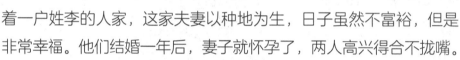

少女和小黄花更配哦!

　　每当春天到来，连翘花就会争相绽放。它那金黄的花瓣配上淡淡的清香，像极了羞涩的少女，而"连翘"这个名字的由来，也恰好与一个名叫连巧的姑娘有关。

　　很久以前，西北一座大山上住着一户姓李的人家，这家夫妻以种地为生，日子虽然不富裕，但是非常幸福。他们结婚一年后，妻子就怀孕了，两人高兴得合不拢嘴。

　　妻子怀的是龙凤胎，两个孩子刚一生下来，妻子就撒手人寰了。临终前，妻子拉着丈夫的手说："我给儿子取名大壮，希望他身体健壮；女儿叫连巧，希望她有一双巧手。你以后一定要教导他们好好做人。"

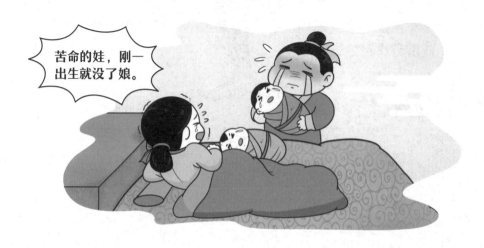

苦命的娃，刚一出生就没了娘。

兄妹俩16岁那年，父亲也去世了，只留下二人相依为命。从此，大壮负责上山种田，连巧负责整理家务。这天，连巧上山去给大壮送饭，半路上，她忽然听见草丛里传来嘶嘶的声音。她走近一看，原来是一个七八岁的孩子被一条大蟒蛇缠住了。只见蟒蛇的身体越收越紧，孩子马上就要窒息了，连巧搬起一块大石头向蟒蛇砸了过去。

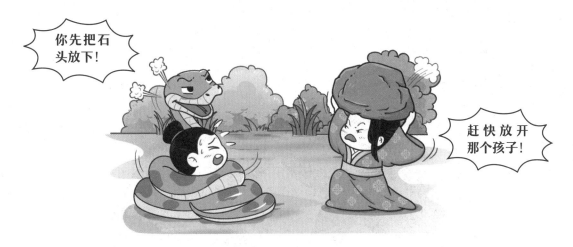

你先把石头放下！

赶快放开那个孩子！

蟒蛇被砸痛，放开了孩子，转而向连巧这边扑过来。孩子挣脱了束缚，连忙跑下山去求援。可是等到人们赶到的时候，连巧已经被蟒蛇咬死了。

众人难掩愤怒，纷纷搬起石头砸向蟒蛇，不一会儿就把大蟒蛇砸死了。他们又在山中选了一个好地方，把连巧安葬在那里。后来，连巧的坟前长出了一棵小树，树上开满了金黄色的小花，到了秋天，树上又结出了很多果实。有一位郎中路过此地，发现这种植物具有清热解毒的功效，因为墓碑上写着"连巧墓"，于是就将它称为"连巧"，后来就慢慢变成了"连翘"。

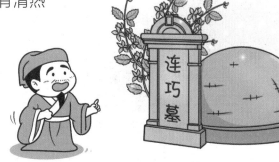

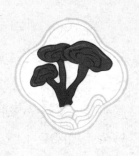

líng

zhī

灵芝

活动范围

心经、肺经、肝经、肾经

别名

赤芝、紫芝、金芝、还魂草

生长地

主要生长在四川、浙江、江西、湖南等地。

江湖同道

人参、酸枣仁、三七、银耳

典籍记载

《神农本草经》："紫芝味甘温，主耳聋，利关节，保神益精，坚筋骨，好颜色，久服轻身不老延年。"

《本草纲目》："疗虚劳。"

瑶姬化芝

很久以前，天上住着一位美丽的仙女，她的名字叫瑶姬。瑶姬是天帝的小女儿，最受父亲宠爱，从小过着无忧无虑的日子。她喜欢到天庭的后花园去玩耍，特别愿意照顾那些长在花园里的花草，跟各种各样的鸟儿一起玩。

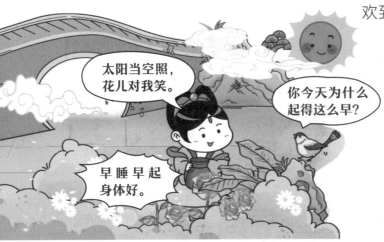

太阳当空照，花儿对我笑。

你今天为什么起得这么早？

早睡早起身体好。

如果日子一直这样过下去就好啦！瑶姬太不幸了，刚刚18岁，正是花儿一样的年纪，却生了一场大病。父亲虽然是天帝，但是只能眼睁睁地看着她香消玉殒。

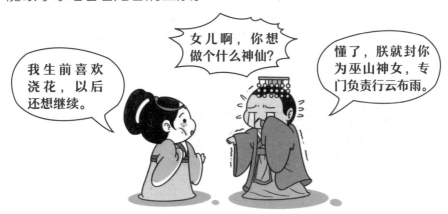

女儿啊，你想做个什么神仙？

我生前喜欢浇花，以后还想继续。

懂了，朕就封你为巫山神女，专门负责行云布雨。

　　瑶姬死后，葬在了巫山。为了纪念自己可爱的女儿，天帝封她为巫山神女，掌管巫山一带的云雨。从此，瑶姬每天清晨化作一片彩云，自由自在地飘在巫山的群峰之间；到了黄昏，又化成阵阵细雨，洒落在滚滚江水中。又过了很多年，瑶姬的魂魄吸收了日月精华，凝聚成了一种伞形植物——"瑶草"，也就是灵芝。传说，重病的人吃了灵芝可以起死回生；普通人吃了它可以长生不老。所以，人们又把灵芝称为"还魂草"。

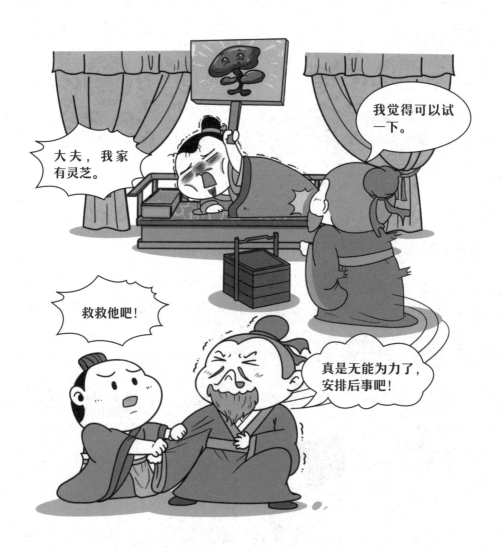

lì zhī hé

荔枝核

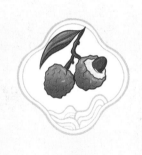

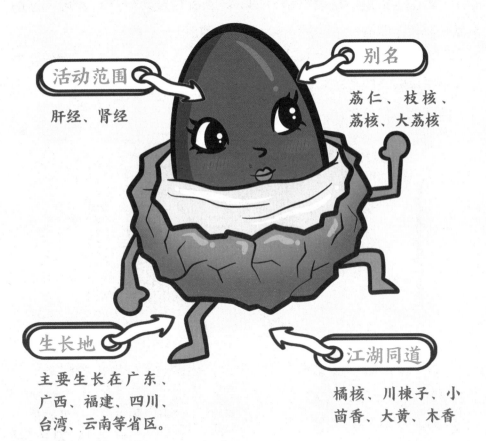

活动范围

肝经、肾经

别名

荔仁、枝核、荔核、大荔核

生长地

主要生长在广东、广西、福建、四川、台湾、云南等省区。

江湖同道

橘核、川楝子、小茴香、大黄、木香

典籍记载

《本草衍义》："治心痛及小肠气。"

《本草纲目》："行散滞气，治颓疝气痛，妇人血气痛。"

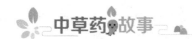

白居易和荔枝核的故事

　　唐代大诗人白居易性格开朗，喜欢交朋友。一次，有位南方朋友到他家里做客，给他带了一些南方的特产——荔枝。

　　白居易从没见过这种食物，觉得很新奇，尝了一颗，立刻就被它爽滑甜嫩的口感所征服。两人一边聊天，一边吃荔枝，不一会儿，一袋子荔枝就见了底，只剩下满桌的荔枝核。

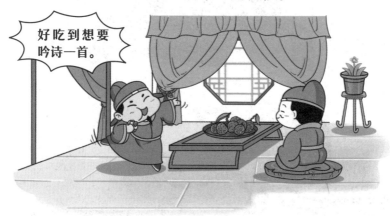

好吃到想要吟诗一首。

　　友人走后，白居易的妻子便开始打扫房间。白夫人看到桌子上的荔枝核，觉得这果核又圆润又光滑，像是艺术品一样，于是把它们用纸包好，珍藏在了抽屉里。放着放着，白夫人就把它们忘在了脑后。

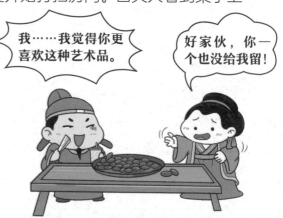

我……我觉得你更喜欢这种艺术品。

好家伙，你一个也没给我留！

半个月后，白居易因外出办事受了风寒，回来后便得了疝气，疼得无法动弹。看丈夫这么痛苦，白夫人赶紧到郎中那里开药。郎中听了病情描述后，交给她一包药，并说每天傍晚让白居易煎服一次即可。

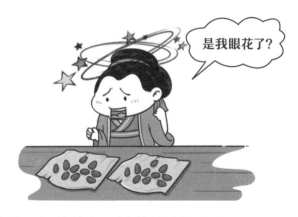

是我眼花了？

白夫人回家见天色还早，就随手把药放在之前装荔枝核的抽屉里。等她傍晚去拿时，竟发现抽屉里有两个差不多的纸包。她这才想起来，之前收拾起来的荔枝核也在其中。

"打开看看就知道哪个是药了。"白夫人打开一个纸包，见里面是荔枝核，心想：另一包肯定是大夫开的药。但当她打开另一个纸包时，彻底糊涂了，因为另一包也是荔枝核！

没办法，白夫人只好拿着两包荔枝核再次来到郎中家里。谁知，郎中竟对她说："我给你开的就是荔枝核，荔枝核治疗疝气有奇效，我已经用它治好了很多病人，你放心用就是。"

白夫人这才明白是怎么回事，赶紧回家给白居易熬药，白居易喝了之后，果然没几天就痊愈了。

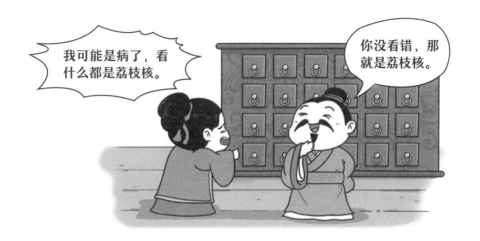

我可能是病了，看什么都是荔枝核。

你没看错，那就是荔枝核。

qiàn

shí

芡实

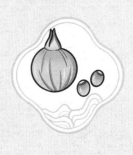

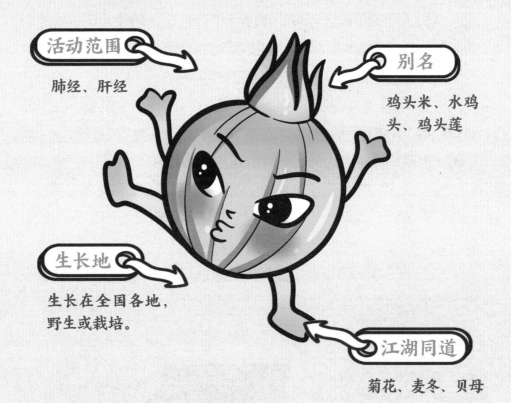

活动范围

肺经、肝经

别名

鸡头米、水鸡头、鸡头莲

生长地

生长在全国各地，野生或栽培。

江湖同道

菊花、麦冬、贝母

典籍记载

《神农本草经》："主治湿痹腰脊膝痛，补中，除暴疾，益精气，强志，令耳目聪明。"

《本草纲目》："止渴益肾，治小便不禁，遗精，白浊，带下。"

芡实救命

古时候，有一个湖泊名叫湘湖，这里原本是鱼米之乡，由于爆发了战乱，湘湖无人治理，导致湖里泥沙淤积，湖上水草壅（yōng）塞，附近的百姓无法生活下去，只能逃到外地去谋生。

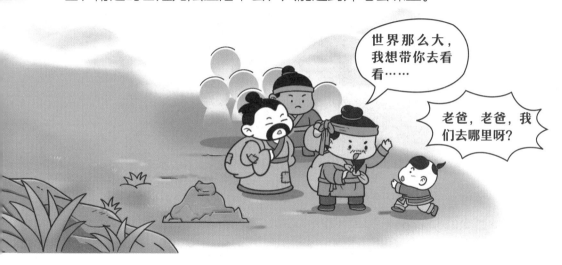

世界那么大，我想带你去看看……

老爸，老爸，我们去哪里呀？

有一个叫芋芋的寡妇，上有卧床的婆婆，下有四岁的儿子，没有办法像其他人一样背井离乡，于是就留在村子里，靠挖野菜、捡田螺艰难度日。可是光吃这些东西怎么行呢？没多久，儿子就瘦得如皮包骨一样，婆婆的状态也是一天不如一天，这可把芋芋愁坏了。

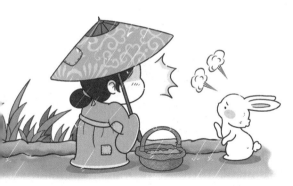

在一个淅淅沥沥的雨天，芋芋在湖边挖了一些野菜，正准备回去时，发现了一只野兔。这只野兔伸出爪子挡在了她的前面，

看样子好像有求于她。

于是，芊芊尾随着兔子来到了一处枯草遮掩的洞穴，洞里有两只小兔崽，已经奄奄一息了，善良的芊芊把这三只兔子全都带回了家。

这样一来，原本贫困的日子变得更加艰难，芊芊终于支持不住，也病倒了。一天，大兔子用嘴衔着几颗圆形带刺的黑色果子来到芊芊身边。芊芊好奇，就用嘴把果皮咬开吃了一个，她惊讶地发现，里面的果肉居然是甜的。

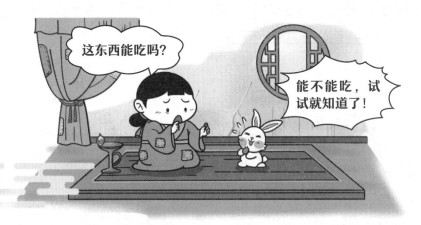

其实，这种果子很常见，只是因为外表长得丑，所以从来没人知道它还能吃。芊芊马上来到湖边，捞了满满一篮子这种果实，然后给它去皮、煮熟，一家人连同三只兔子都吃了个饱。从那以后，这种果实就成了芊芊家的主要食物。

第二年春天，逃荒的人们回来了，大家发现芊芊一家不但没有饿死，而且气色比这些逃荒的人还要好，于是纷纷询问缘由，一时间，这种带刺的果子成了抢手的食物。因为是芊芊发现的，所以大家都叫它"芊实"，时间长了，这个名字就慢慢变成了"芡实"。

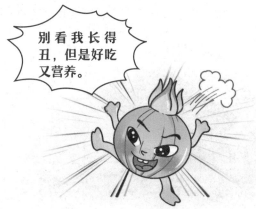

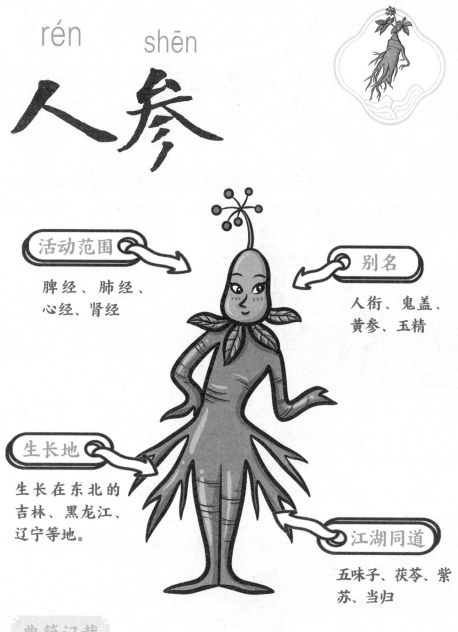

rén shēn

人参

活动范围
脾经、肺经、
心经、肾经

别名
人衔、鬼盖、
黄参、玉精

生长地
生长在东北的
吉林、黑龙江、
辽宁等地。

江湖同道
五味子、茯苓、紫
苏、当归

典籍记载

《本草汇言》："补气生血，助精养神之药也。"

《本经》："主补五脏，安精神，定魂魄，止惊悸，除邪气，
明目，开心益智，久服轻身延年。"

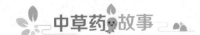

中草药故事

人参仙童

大山中的一座寺庙里，一个老和尚正抓着一个小和尚的脚，而小和尚则悬在半空中。他们不是在玩有意思的游戏，而是因为小和尚马上要飞升成仙了……

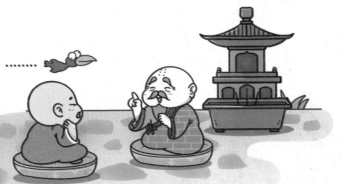

这事儿还得从头说起。这座大山里住着师徒两人，师父每天好吃懒做，把所有的活都交给小徒弟，自己则下山去找朋友玩。

"要是有人能帮帮我就好了。"小徒弟每天都这么想。想着想着，他的愿望居然实现了。这天，山上来了一个漂亮的小男孩。他帮着小徒弟干活，陪他玩游戏，两个人成了最亲密的好朋友。他们约好，只要师父一下山，两人就一起干活，一起玩。

有一天，两人玩得太投入，没有发现师父回来。师父看见小男孩后大吃一惊，他想：这山里根本没有什么人家，怎么会有这么好看的小孩呢，难不成是神

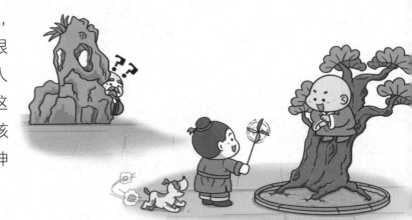

仙？我可不能放过这个好机会，一定要抓到他。

他偷偷躲在门后，趁小男孩没有防备，猛地扑了过去，然后一把抱住了小男孩。就在抱住的一瞬间，小男孩竟消失不见了，他手中只剩下一棵人形的植物。原来，那小男孩就是人参化成的仙童。

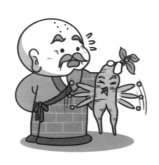
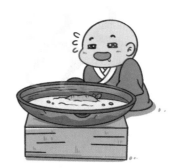

"师父，我的朋友去哪了？"徒弟问。"他啊，刚跑出去了。"师父说着就把人参放在锅里煮，并让小徒弟负责看管。

不一会儿，锅里飘出了香味，小徒弟忍不住尝了一口，然后一发不可收拾，把整个人参全吃光了。等师父发现的时候，小徒弟已经飘在了半空中，这才出现了故事开头的一幕。

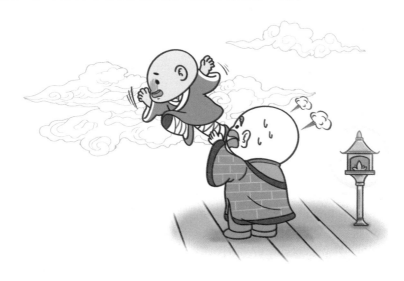

sān qī
三七

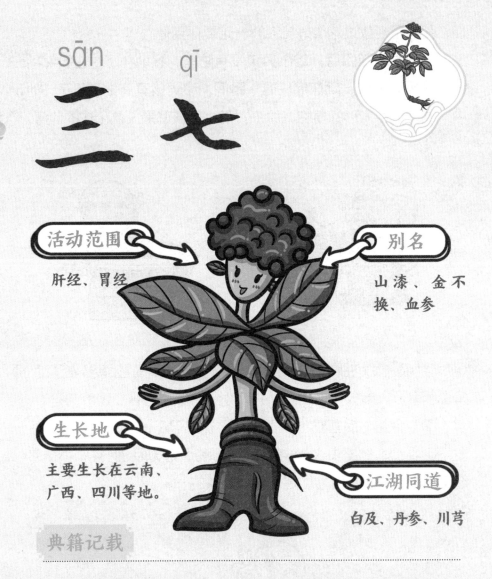

活动范围
肝经、胃经

别名
山漆、金不换、血参

生长地
主要生长在云南、广西、四川等地。

江湖同道
白及、丹参、川芎

典籍记载

《**本草求真**》："三七，世人仅知功能止血住痛，殊不知痛因血瘀则痛作，血因敷散则血止。三七气味苦温，能于血分化其血瘀。故凡金刃刀剪所伤，及跌扑杖疮血出不止，嚼烂涂之，或为末掺，其血即止。且以吐血、衄血、下血、血痢、崩漏、经水不止、产后恶露不下，俱宜自嚼，或为末，米饮送下即愈。"

《**本草新编**》："三七根，止血之神药也，无论上中下之血，凡有外越者，一味独用亦效，加入补血补气药之中则更神。盖止药得补而无沸腾之患，补药得止而有安静之休也。"

止血药不止血

从前，城里住着两个人，一个叫刘成，一个叫林立，他们两个关系处得特别好，所以结成了异姓兄弟，并约定有福同享、有难同当。

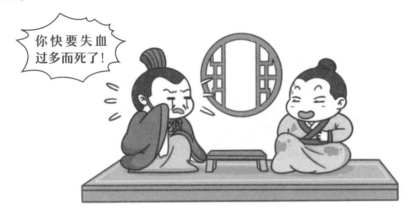

你快要失血过多而死了！

有一年，弟弟林立患了一种怪病。这种病不痛不痒，但是身体会不断地流出鲜血，怎么都止不住。这可急坏了大哥刘成，他四处求药，却一无所获。就在一筹莫展的时候，刘成忽然一拍后脑勺："哎呀，我真是急糊涂了，怎么忘了自家就有救命的良药。"他连忙赶往自家后院，采下几株草药给林立送去。林立吃了刘成送的药，血竟然慢慢止住了，

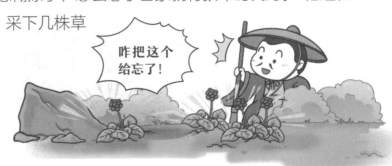

咋把这个给忘了！

没过几天，出血病就完全好了。

林立病好后，刘成还是不放心，又送了他几株草药的幼苗："把这个种下去，如果过几年这病复发，你就采下用吧。"

幼苗刚种下去没多久，林立就听说了一件事，当地的一个富豪也患了出血病，正在重金求药。"我要是把这几株草药送过去，不就发财了吗？这事儿可不能让大哥抢了先，要不发财的就是他了。"林立满脑子想着发财，完全忘记了当初有福同享的约定。

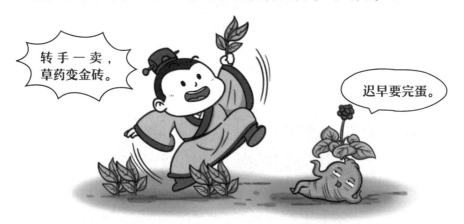

林立把刘成送给自己的几株草药连根拔起，一大早就给富豪送了过去。可是富豪把那些草药全吃了也没有一点疗效，几天后就一命呜呼了。这下，林立不仅钱没拿到，还要吃官司。他赶紧向刘成求助。刘成恨铁不成钢地说："唉，让我怎么说你好，这药名叫三七，就是因为种下去三到七年才有效啊！"

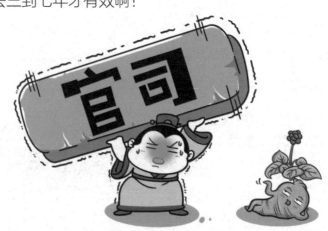

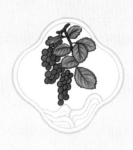

wǔ wèi zǐ

五味子

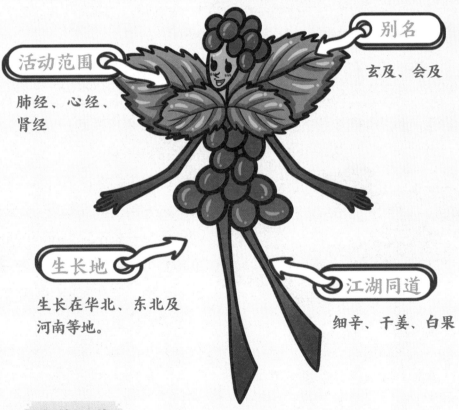

活动范围

肺经、心经、肾经

别名

玄及、会及

生长地

生长在华北、东北及河南等地。

江湖同道

细辛、干姜、白果

典籍记载

《神农本草经》："主益气，咳逆上气，劳伤羸瘦，补不足，强阴，益男子精。"

《医林纂要》："宁神，除烦渴，止吐衄，安梦寐。"

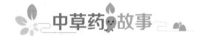

"五味俱全"——五味子

在我国东北有一座山，叫作长白山。那里有奇丽的景色，满山的宝藏，还流传着很多有趣的故事。

很久以前，山脚下住着一个年轻人，他勤劳、善良，什么都好，就是日子过得太苦，人们都叫他苦娃。

苦娃从小就没了父母，只能靠给当地的大地主做苦力活换一点吃的。地主看苦娃没有依靠，便整天欺负他，不仅让他干最脏最累的活，还给他吃变质的剩饭剩菜。就算到了寒冷的冬天，苦娃穿的也是破烂的单衣服。

在地主的虐待下，苦娃的身体越来越差。几年后，他积劳成疾，一病不起。可恶的地主看到苦娃病入膏肓，不仅没给他治病，还让人把他扔到了山上的树林里。

苦娃病得没了力气，躺在树林里不一会儿就睡着了。等他睁开眼睛的时候，看见眼前长了一株藤蔓，藤蔓上还结着许多红色的果子。

原来，在苦娃睡着的时候，一只喜鹊飞到这里，用

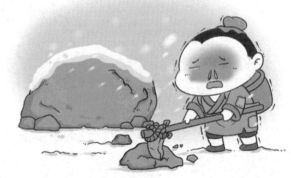

嘴把几颗种子撒在了苦娃身边。这种子长得飞快，趁着苦娃睡觉的工夫，居然开花结果了。

苦娃只觉得又累又饿，也不管这果子有没有毒，就摘了一把往嘴里塞。果子入口后，他才发觉皮肉甘酸略咸，核辛苦，味道怪怪的，酸、甜、苦、辛、咸味都占全了。

他又吃了几颗，觉得身体轻松了一些。为了填饱肚子，苦娃越吃越起劲，不知不觉就把果子吃完了。他惊异地发现自己的病完全好了。

从那以后，苦娃就留在了长白山上，过上了开荒种地的生活。除了种粮食，他还种了很多那种治病的红色果子，还给果子取了个名字——五味子。后来，五味子越长越多，遍布整个长白山，成为治病的良药。

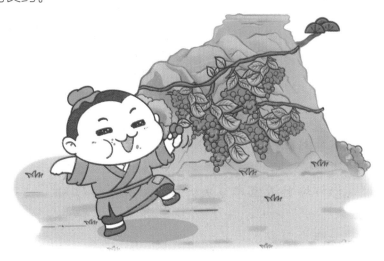

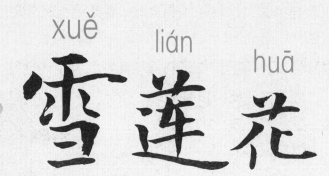

xuě lián huā

雪莲花

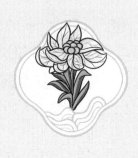

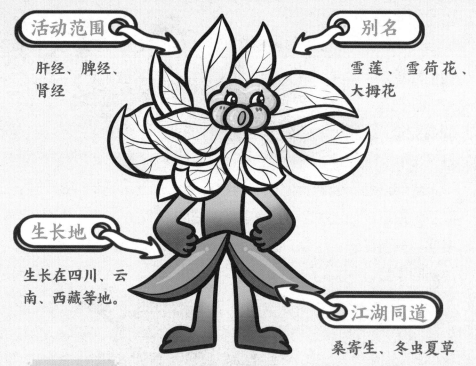

活动范围

肝经、脾经、肾经

别名

雪莲、雪荷花、大拇花

生长地

生长在四川、云南、西藏等地。

江湖同道

桑寄生、冬虫夏草

典籍记载

《本草纲目拾遗》："能补阴益阳，治一切寒症。又陈海曙云：治痘不起发及闷暗闷痘，用一瓣入煎药中，立效。"

《修订增补天宝本草》："治虚劳吐血，腰膝软，红崩白带，能调经种子。"

《云南中草药》："调经，止血。治月经不调，雪盲，牙痛，外伤出血。"

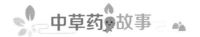
天山上的雪莲花

很久以前，天上住着一位美丽的仙女。

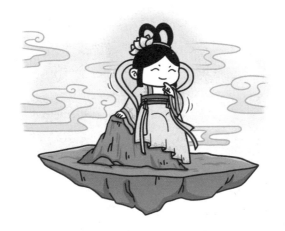

有一次，她不小心打碎了王母娘娘心爱的茶杯，王母娘娘一怒之下把她贬到了凡间，但她只能一个人生活在白雪皑皑的天山山顶，而且绝对不能与凡人交往。

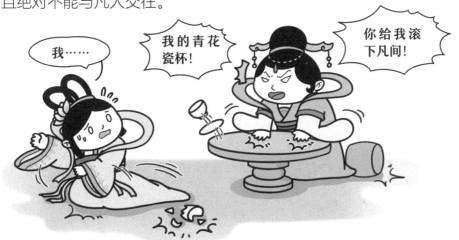

我……

我的青花瓷杯！

你给我滚下凡间！

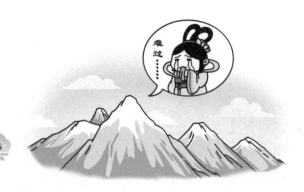

从那以后，仙女就孤独地在寒冷的山顶一个人生活着，日子过得很无聊。就这样度过了一年又一年。

忽然有一天，一个小伙子进入了她的视线。这个小伙子长得眉清目秀、仪表不凡。

仙女一见就对他产生了好感，于是忍不住多看了他几眼，这一看不要紧，只见小伙子愁眉不展、衣衫破烂。这到底是怎么回事呢？仙女决定向小伙子问个清楚。

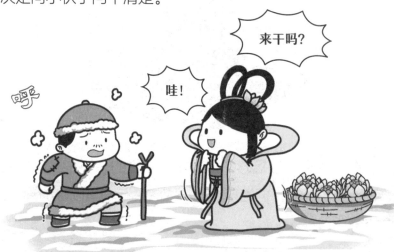

于是，仙女跟小伙子攀谈起来。一问才知道，原来小伙子已经结婚了，他和妻子是山下的居民，他们原本过着幸福的生活。可是不久前，他的妻子突然患上了怪病：脸色苍白、浑身无力、身上长满了暗红色的斑点。他听人说天山上有一种雪莲花，是王母沐浴时掉落在人间的神花花瓣长成的，能治百病。为了治好妻子的病，他上山来碰碰运气。

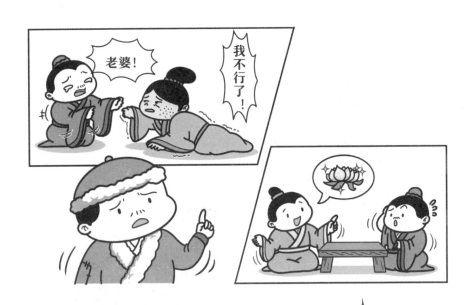

　　仙女听了之后心里有些
矛盾，一方面小伙子已经结
婚，自己虽然喜欢他，但是
不能跟他在一起。另一方面
她又被小伙子的真诚打动，
想帮帮他。最后，仙女决定
考验一下小伙子，如果他通
过了考验，她就帮他的妻子
治病。

　　仙女对小伙子说："我
本是天上的仙女，救你的妻子是轻而易举的事情，只要你答应我的
条件，你的妻子明日就能康复。"小伙子一听妻子有救，忙问："请
问仙女有什么条件？"仙女答道："等你的妻子痊愈后，你就休了她，
娶我为妻。"小伙子的表情从刚刚的喜悦转变为吃惊，随后又坚定地拒
绝了："我和妻子情比金坚，我绝不会抛弃她。"

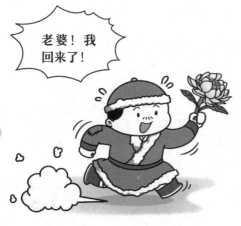

老婆！我回来了！

小伙子不知道，他刚刚说的这番话正是仙女想要的答案，仙女随即化作一朵巨大的雪莲花，落在小伙子手中。

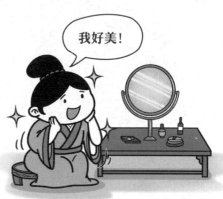

我好美！

小伙子小心翼翼地摘下几片花瓣，带回家给妻子服用，妻子吃了雪莲果然康复如初。

可是，仙女因为违反天条再次获罪。这一次，王母娘娘罚她永远在天山上化作雪莲。

从那以后，天山上就多了一味珍贵的药材——雪莲花。

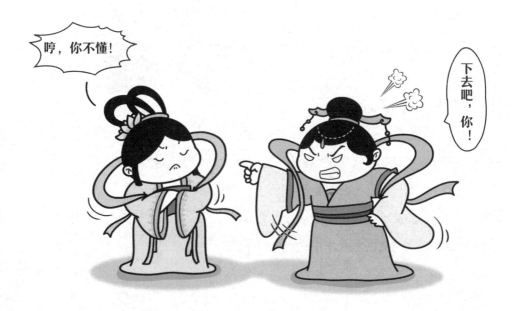

哼，你不懂！

下去吧，你！

yì mǔ cǎo
益母草

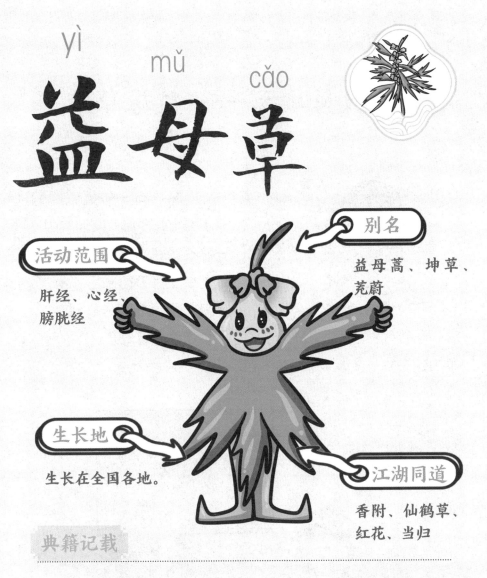

别名

益母蒿、坤草、茺蔚

活动范围

肝经、心经、膀胱经

生长地

生长在全国各地。

江湖同道

香附、仙鹤草、红花、当归

典籍记载

《本草纲目》："益母草之根、茎、花、叶、实，并皆入药，可同用。若治手、足厥阴血分风热，明目益精，调女人经脉，则单用茺蔚子为良。若治肿毒疮疡，消水行血，妇人胎产诸病，则宜并用为良。盖其根、茎、花、叶专于行，而子则行中有补故也。"

《本草求真》："益母草（专入心包、肝），一名茺蔚。辛微苦寒。功能入肝心包络。消水行血，去瘀生新，调经解毒。"

《本草备要》："通行瘀血，生新血辛微苦寒。入手、足厥阴（心包、肝）。消水行血，去瘀生新，调经解毒。"

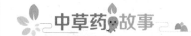

中草药故事

救母之草——益母草

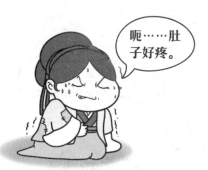

呃……肚子好疼。

从前，有一位姓张的妇人，她从小体弱多病，奈何家中没钱，一直不得医治。生了儿子后，身体更是一日不如一日，常常感到腹痛难忍、血瘀不畅。

一转眼，张氏的儿子十二岁了，他不忍心看母亲日日忍受煎熬，便决定去找一位郎中给母亲开药治病。

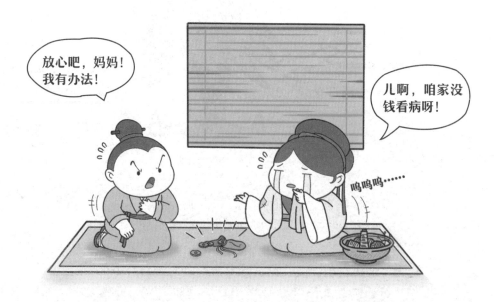

放心吧，妈妈！我有办法！

儿啊，咱家没钱看病呀！

呜呜呜……

他一边走一边打听，终于在离家十多里的地方找到了一位名医，向他说明了母亲的情况。

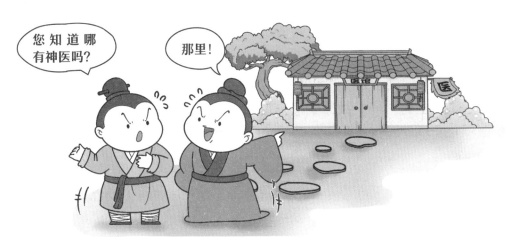

不料，那郎中却说："我这里有一味药可以医治你的母亲，不过这药需要白银十两，大米十担。"张氏的儿子救母心切，想也没想就答道："你放心，银子和大米我都会给你的。请先给我开药吧。"郎中答道："这可不行，明天你拿着钱粮来，我把药给你。"

回家的路上，张氏的儿子这才意识到，自己在这么短的时间里根本筹不到这么多的钱粮。

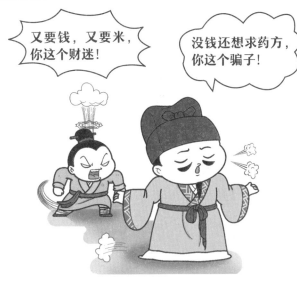

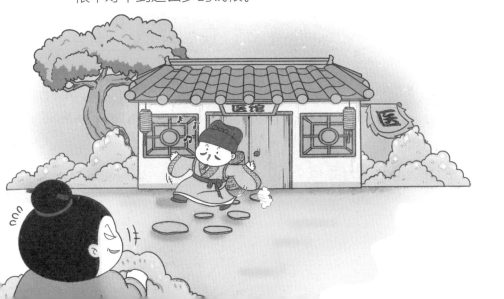

正为难的时候，忽然想起郎中让他明天一早去取药，心想："郎中一定是晚上去采药，我只要偷偷地跟着他，就知道他采的是什么了。"想到这里，他又偷偷地溜到了郎中家附近。

天黑了，郎中果然从家里出来了，张氏的儿子蹑手蹑脚地跟在他后面，最后来到了一个小山坡。只见郎中在地上采了几株形状像手掌一样的草药，便匆匆忙忙地回去了。

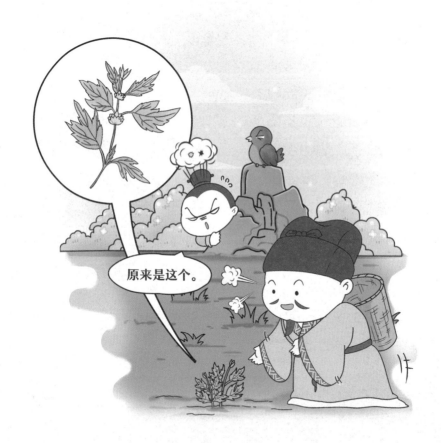

张氏的儿子记住了草药的样子，等郎中走后，自己去山坡上采了整整一口袋才离开。

回家后，他把草药煎好给母亲喝，一连喝了几天，母亲的病竟然全好了。

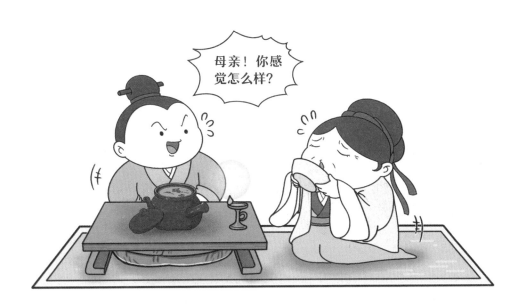

母亲康复的消息在附近传开了，那些有相似症状的妇女都来询问。张氏的儿子把草药分给了大家，她们回去吃了以后也全都好了。人们便称这药为"益母草"。

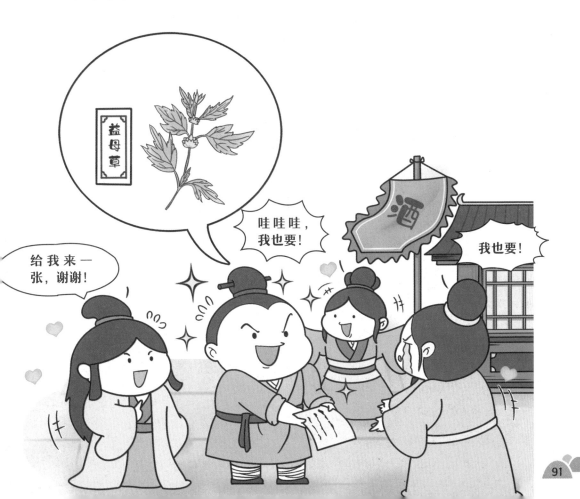

Xī　　hóng　　huā

西红花

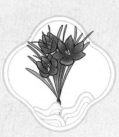

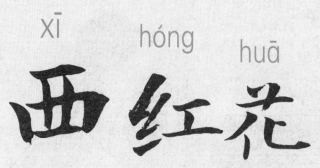

活动范围

心经、肝经

别名

藏红花、番红花、泊夫蓝

生长地

原产于欧洲南部至伊朗，我国浙江、江西、江苏、北京、上海有少量栽培。

江湖同道

益母草、香附、当归、丹参、黑豆

典籍记载

《饮膳正要》："主心忧郁积，气闷不散。久食令人心喜。"

《本草品汇精要》："主散郁调血，宽胸膈，开胃进饮食，久服滋下元，悦颜色，及治伤寒发狂。"

《本草纲目》："活血。又治惊悸。"

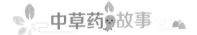

藏红花的由来

从前，在我国西藏地区有个商人，他的家族世代经商，到他这一辈时，生意已经做得非常大了，不仅经营各类当地特产，还经常与外国人做交易。

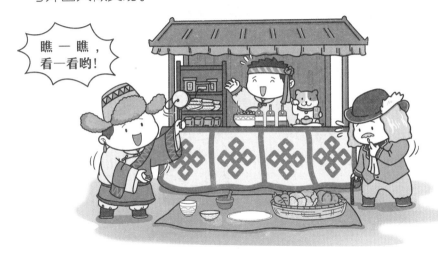

瞧一瞧，看一看哟！

有一天，他遇到了一支奇怪的队伍，这队人不像寻常人那样赶着马车，而是骑着高大的骆驼，所有的货物也都由骆驼来驮运。西藏商人凭着敏锐的直觉，立刻察觉出这些人带来的物品非同一般，于是派仆人前去打探。

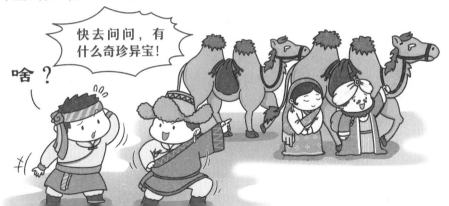

快去问问，有什么奇珍异宝！

啥？

一问才知道，那些人来自波斯，带来的都是当地的奇珍异宝。

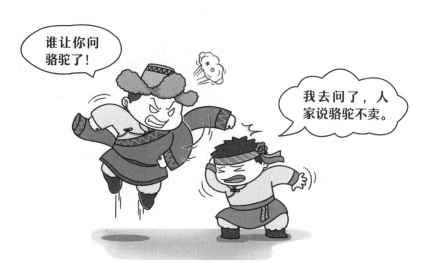

谁让你问骆驼了！

我去问了，人家说骆驼不卖。

"这可是一笔大买卖啊！"西藏商人马上把这些波斯人请到自己家里，表达了想要与他们做生意的意思，波斯人本来就有在当地买卖货物的打算，便将随身携带的货物拿了出来。

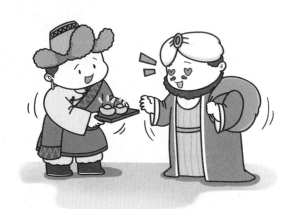

看到波斯人把装有货物的袋子打开之后，西藏商人顿时

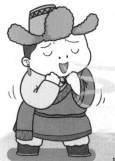

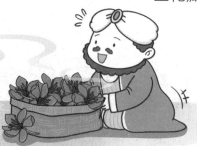

两眼放光，只见袋子里装的是一种细条状的花瓣，这些花瓣鲜红、艳丽，叠放在一起就好像一个个华丽的绣球。更神奇的是，就这么一会儿工夫，整个屋子都被它的香气所萦绕。

有个叫莉娅的波斯姑娘介绍道："这种花叫作'番红花'，既可以当香料，也可以做染料。更厉害的是，它还是一味药材。""没想到这红花竟是药材，它有什么功效呢？"西藏商人好奇地问。

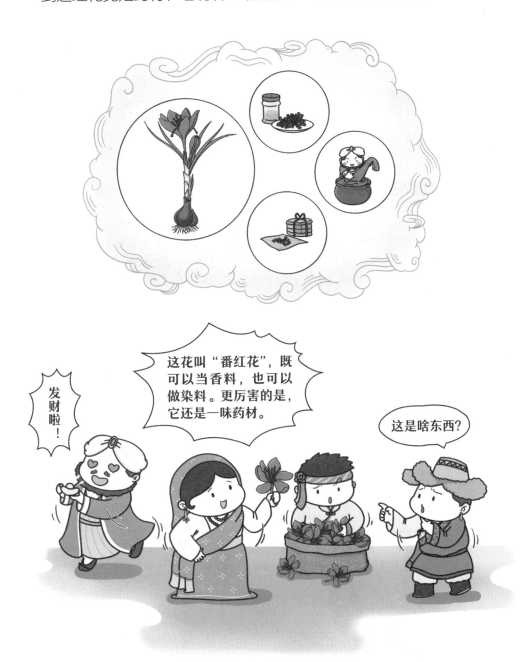

发财啦！

这花叫"番红花"，既可以当香料，也可以做染料。更厉害的是，它还是一味药材。

这是啥东西？

莉娅微微一笑，继续说道："它可以调补气血、排毒养颜，还能治疗心情郁闷，我就常食番红花调养身体，如今我已年过四十，你看得出来吗？"

西藏商人听了这番话，大惊失色，因为莉娅看上去也就二十出头的样子。

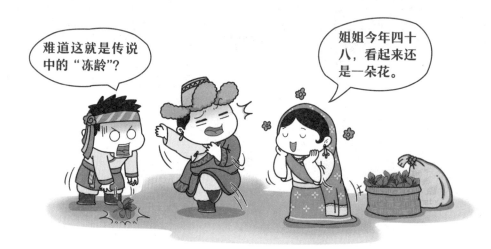

西藏商人毫不犹豫地把番红花全部买了下来。他拿着这些花到中原去卖，果然卖了更高的价钱，而中原地区的大夫也被番红花的神奇功效所折服，慢慢地，这种花的美名传开了，只是，中原人不知道它的名字，只知道它是由一个西藏人带来的，便称它为"藏红花"。

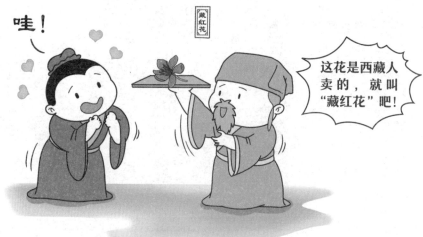

zhī

zi

栀子

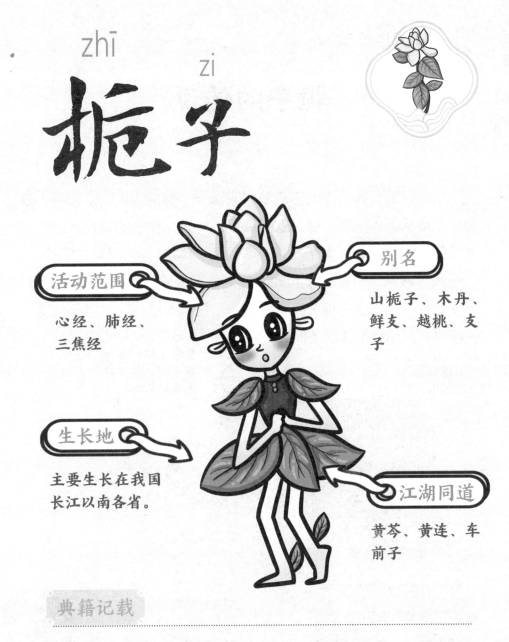

活动范围

心经、肺经、
三焦经

别名

山栀子、木丹、
鲜支、越桃、支
子

生长地

主要生长在我国
长江以南各省。

江湖同道

黄芩、黄连、车
前子

典籍记载

《神农本草经》："主五内邪气，胃中热气，面赤酒疱齄鼻，
白癞赤癞疮疡。"

《本草正》："栀子，若用佐使，治有不同：加茵陈除湿热黄
疸，加豆豉除心火烦躁，加厚朴、枳实可除烦满，加生姜、陈皮可
除呕秽，同元胡破热滞瘀血腹痛。"

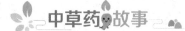

中草药故事

栀子的传说

　　很久以前，有个美丽的姑娘名叫栀子，她从小失去了父亲，跟着母亲靠给别人洗衣、绣花勉强度日。一天，栀子的母亲出门给人送绣品，家中只剩下栀子一人。忽然，一阵敲门声响起，栀子隔着门一问，原来是一位公子和他的仆人。两人路过这里，口渴难耐，想要讨碗水喝。由于栀子还未出嫁，不好意思给外人开门，就舀了一碗水，从门缝里递给了他们。

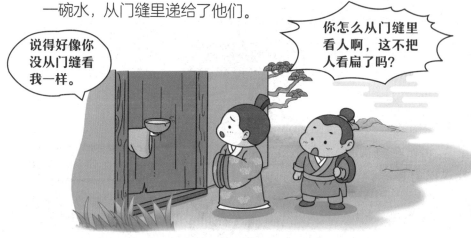

说得好像你没从门缝看我一样。

你怎么从门缝里看人啊，这不把人看扁了吗？

　　门外的公子顺着门缝看到了美丽的栀子，立刻就爱上了她，回到家就得了相思病。公子的母亲一再追问，才知道儿子有了意中人。母亲很高兴，第

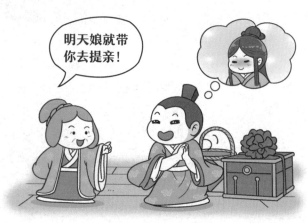

明天娘就带你去提亲！

二天就提着礼物到栀子家去提亲。栀子也从门缝里瞥见了公子，对公子也很是爱慕。于是，双方母亲约定好，等公子进京赶考回来，就让二人成亲。

一转眼，考试的日子快到了，公子带着仆人赶往京城。谁知走到半路，公子竟然因水土不服而病倒，最后死在了异乡。仆人把他病逝的消息带回了家乡，栀子知道后大病一场，不久也离开了人世。

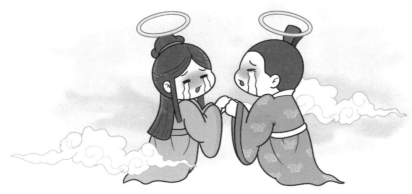

双方母亲感念二人情深，便把他们葬在一起。第二年春天，二人的坟上长出了一棵开着白花的小树。大家说，这是两人生前不能在一起，死后化成了一棵树。为了纪念他们，人们就把这树命名为栀子。到了秋天，栀子树上结出了很多棕红的果实，有人采下这种果实一吃，发现它虽然有点酸，但口感还不错，而且还有清热、泻火、利尿的功效。于是，这种果实也被命名为栀子，并作为一味药材应用至今。

这好吃的红果子又结了这么多。

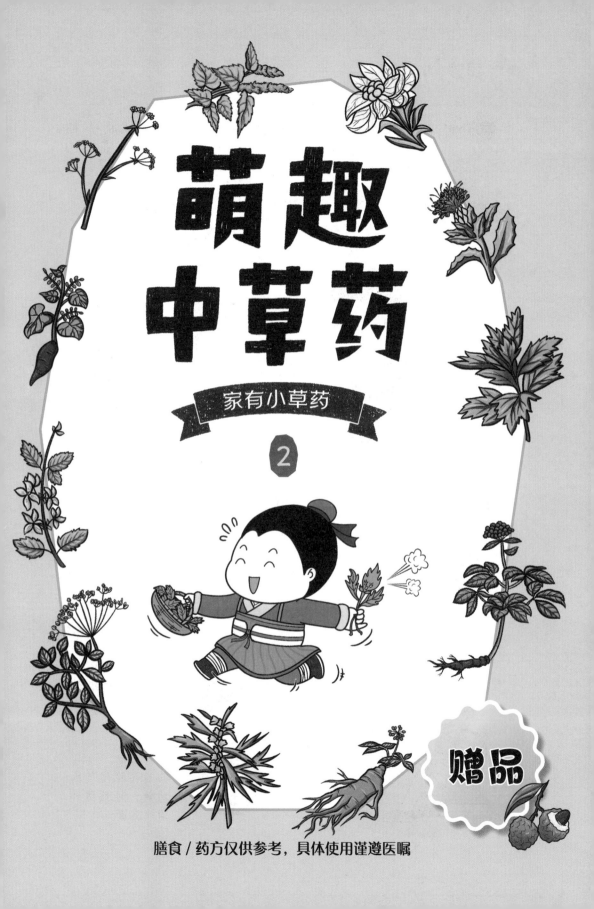

萌趣中草药

家有小草药

2

偏方一： 艾叶10克，生姜6克，陈皮6克，水煎浓汁温服。

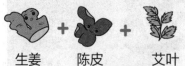

生姜 　　陈皮 　　艾叶

可治疗便秘。

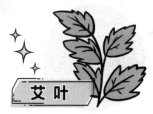

艾 叶

偏方二： 艾叶30克，地肤子15克，白鲜皮5克，花椒10克，用水煎，熏洗患部。

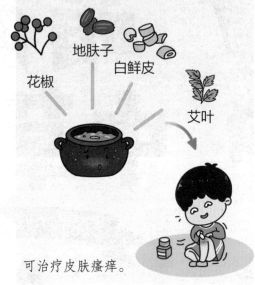

地肤子

花椒 　　白鲜皮

艾叶

可治疗皮肤瘙痒。

偏方三： 艾叶适量，搓烂作成艾条，点燃熏痛处。

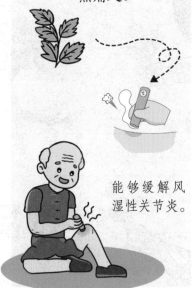

能够缓解风湿性关节炎。

偏方四： 取野艾叶250克，洗净后切碎，加水1500毫升，煎煮后过滤去渣取汁。乘热置脚盆内熏洗两足，每次以10分钟为宜。水冷可再加热重复熏洗，一般每天3~5次。

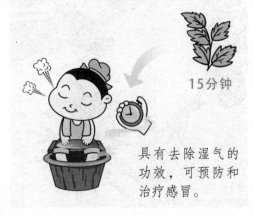

15分钟

具有去除湿气的功效，可预防和治疗感冒。

偏方一： 羌活15克，板蓝根30克，加水煎汤，去渣取汁。

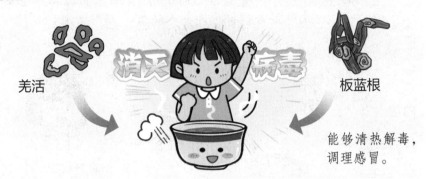

羌活

板蓝根

能够清热解毒，调理感冒。

偏方三： 板蓝根5克、茵陈3克、郁金3克、薏米3克、绿茶5克，用250ml开水冲泡5~10分钟即可，冲饮至味淡。

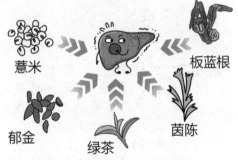

薏米

板蓝根

郁金

绿茶

茵陈

清肝解毒，可治疗肝炎，肝硬化。

偏方二： 板蓝根50克，加水700毫升，煎至450毫升，再取煎液1/3浓缩为50毫升，涂擦患处；余2/3药液分次含漱，每天5~6次，每天1剂。

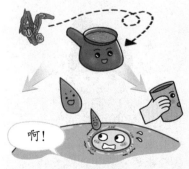

啊！

治疗口腔溃疡。

偏方四： 板蓝根、山慈菇各30克，连翘24克，甘草18克，青黛3克，用水浸泡半小时，放入大砂锅内，放清水800~1000毫升，煎成500毫升，分为10份，装入小瓶。

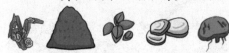

板蓝根　青黛　连翘　甘草　山慈菇

能够预防流行性腮腺炎。

偏方一： 百合30克，白芷、香附各10克，白芍、糯米各20克，蜂蜜50毫升，煮取汁200毫升；再加水煎，取汁200毫升，2次汁混合搅拌后，和入蜂蜜，调匀食用。

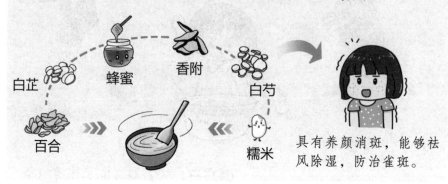

白芷　蜂蜜　香附　白芍

百合　糯米

具有养颜消斑，能够祛风除湿，防治雀斑。

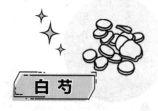

白芍

偏方二： 白芍30克、炙甘草10克、白糖30克，将炙甘草、白芍润透；放入锅内，加水1000毫升，将锅置中火上，煎煮20分钟，滤去渣，在药汁内加入白糖拌匀即成。

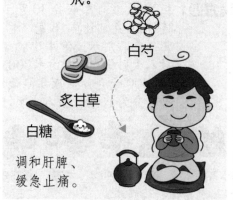

白芍

炙甘草

白糖

调和肝脾、缓急止痛。

偏方三： 熟地黄12克，当归10克，白芍12克，川芎8克，水煎服。

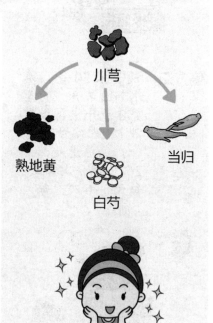

川芎

熟地黄　白芍　当归

能够补血调血，改善面色苍白、肌肤粗糙等状况，润泽发质。

偏方一： 冬虫夏草10克，优质红枣50克，米酒1000毫升，将冬虫夏草、红枣分别洗净沥干，置于容器中，加入米酒，密封浸泡约20天即可饮用。

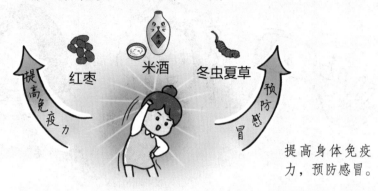

红枣　米酒　冬虫夏草

提高免疫力　预防感冒

提高身体免疫力，预防感冒。

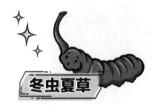

冬虫夏草

偏方三： 冬虫夏草包在布中，猪肉切成薄片，与小米一同煮粥，粥熟后去除药包即可食用。

偏方二： 将土老鸭宰杀，洗净，将老鸭放入大砂煲中，加入适量清水，放煲仔炉上大火烧开，撇去血沫，加入虫草，改小火慢慢煨炖至老鸭烂熟，用调料调味装盘即可。

适用于体虚气喘之人。

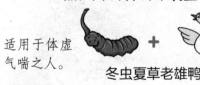

冬虫夏草老雄鸭

瘦猪肉　小米　冬虫夏草

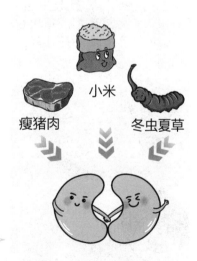

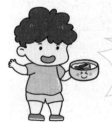

要注意的是，小孩子不适合吃如此大补的菜品哦。

能够滋补肝肾，对于咳嗽有一定的改善效果。

偏方一： 洗头后，在手上倒少许当归液反复搓揉头发和头部。

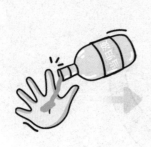 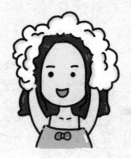 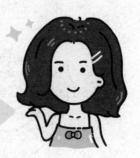

能够护发，使头发更柔顺。

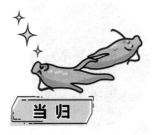

当归

偏方三： 当归粉5克加纯净水，调糊状敷脸。

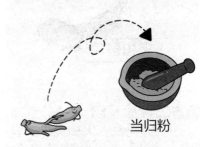

当归粉

偏方二： 当归和白芷以1：1的比例，水煎服或者打成粉做成蜜丸，每次6克，米汤送服，每日两次。

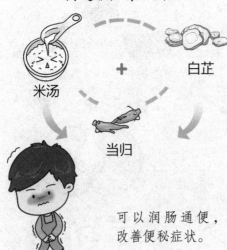

米汤　＋　白芷

当归

可以润肠通便，改善便秘症状。

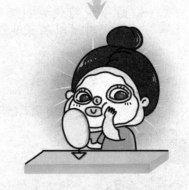

祛斑美白，有很好的美容作用。

偏方一： 杜仲、夏枯草、黄芩各10克，水煎服。

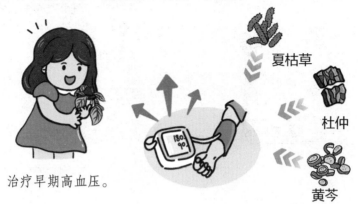

治疗早期高血压。

偏方二： 杜仲、红花、白芷、小松树根、铜绿各适量，共捣烂，复位后外敷伤处。

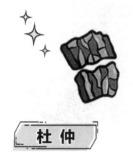

杜 仲

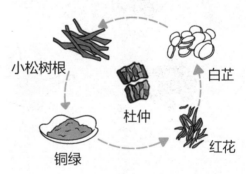

治疗外伤骨折。

偏方三： 川木香3g，茴香9g，杜仲（炒去丝）9g。水一钟，酒半钟，煎服，去滓再服。

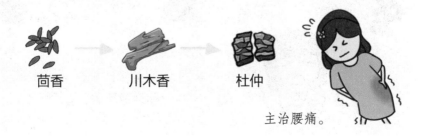

主治腰痛。

柴 胡

偏方一： 柴胡 6 克，龙骨 15 克，牡蛎 15 克，水煎服。

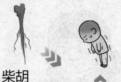

柴胡　　　　　　　　　龙骨

牡蛎　　具有安神的功效，适用于神经衰弱、烦躁。

偏方二： 柴胡、当归、枳壳、青皮各 10 克，白芍 12 克，水煎服。

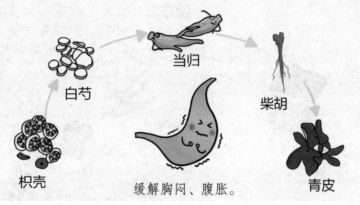

白芍　　当归　　柴胡

枳壳　　缓解胸闷、腹胀。　　青皮

偏方三： 柴胡 12 克，党参、黄芩、生姜、甘草各 10 克，姜制半夏 6 克，大枣 5 枚，水煎服。

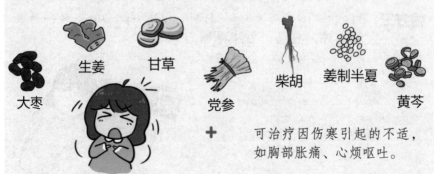

大枣　生姜　甘草　党参　柴胡　姜制半夏　黄芩

＋　可治疗因伤寒引起的不适，如胸部胀痛、心烦呕吐。

偏方一： 将适量的红景天粉放入面膜碗中，倒入适量的珍珠粉，并加入适量蜂蜜搅拌均匀。用刷子将已经成糊状的面膜，均匀涂抹到脸上。等到面膜自然晾干。

蜂蜜

红景天粉　　　珍珠粉

可以抗疲劳、抗辐射，有益于我们的睡眠。

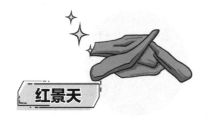

红景天

偏方二： 取红景天250克，泡在5000毫升50度白酒中，药酒泡2周后即可饮用，每天于早饭前、晚睡前各饮15～25毫升，不可多饮，3天为1个疗程。

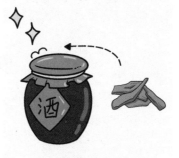

白酒里加入红景天

偏方三： 红景天6克，粳米50克，先使用红景天煎水去渣，再加米煮粥，粥成加适量的白糖调味。

 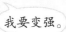

粳米　　　我要变强。　　　红景天

具有提高免疫力、改善体质、养生保健的功效。

治疗头晕眼花、高血压。

偏方四： 黄芪、红景天、川芎各3克，可煮可泡，每日一杯。

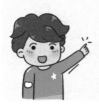

具有保护血管内皮的功效。

川芎

红景天

黄芪

偏方一： 黄连12克，黄芩、芍药各6克、鸡子黄2枚，阿胶9克，用水1.2升，先煎三物，取600毫升，去滓，放入阿胶直至融化，稍冷，入鸡子黄，搅匀，每次温服200毫升，每日三服。

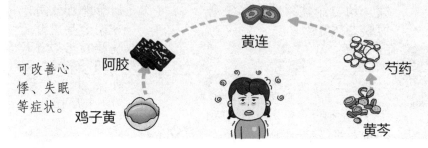

可改善心悸、失眠等症状。

偏方二： 黄连500克，白糖500克，食醋500毫升，山楂片1000克，加开水4000毫升，混合浸泡约7天，即可服用。每天3次，每次50毫升，饭后服。

黄 连

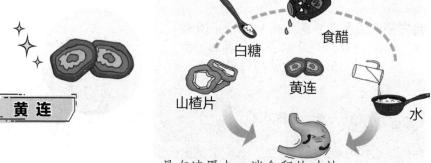

具有清胃火，消食积的功效。

偏方三： 黄连9克，黄柏、黄芩各6克，栀子14枚，上四味，用水6升，煎取2升，分二次服。

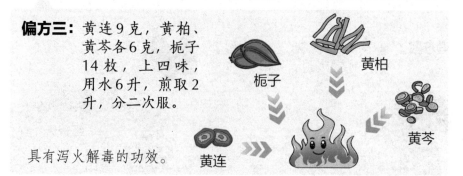

具有泻火解毒的功效。

偏方一： 取何首乌20克，配伍火麻仁15克、黑芝麻20克。加入清水300毫升（1碗半量）煎至100毫升（小半碗量），每日服1次，一般用药3~5日便见效。

治疗便秘，有润肠通便的作用。

  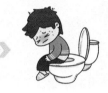 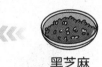

何首乌　　　火麻仁　　　　　　　　　　　黑芝麻

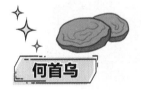

何首乌

偏方三： 制何首乌15克、茯苓9克、五味子2克，水煎煮。

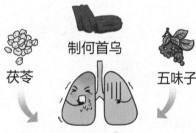

茯苓　　　制何首乌　　　五味子

具有敛肺止咳的功效，作为肺结核综合治疗措施之一。

偏方二： 制何首乌100克，鸡蛋2个，将何首乌洗净，切成长3.3厘米、宽1.6厘米的块，把鸡蛋、何首乌放入铝锅加水适量，再放入葱、生姜、食盐、料酒等调料将铝锅置武火上烧沸，文火熬至蛋熟，将收取出用清水泡一下，将蛋壳剥去，再放入铝锅内煮2分钟。

治疗少年头发早白。

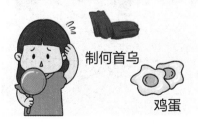

制何首乌

鸡蛋

偏方四： 制何首乌30克，加水300毫升，煎20分钟左右，取汁150~200毫升。分2次温服，每天1剂，20天为1个疗程。

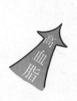

治疗高血脂症。

偏方一： 陈皮15g，藿香15g，水煎服。

陈皮

藿香

可治疗感冒和受凉引起的呕吐与腹泻！

藿香

偏方二： 藿香30克，大黄12克，黄精12克，皂矾15克，浸于1000毫升醋内，浸8~10日，去渣备用。用时将患部放入药液中浸泡，以全部浸入为度。每次浸半小时，每日浸3次，浸后忌用肥皂水或碱水洗涤。

藿香

皂矾

黄精　　治疗手癣、足癣。

大黄

偏方三： 藿香20克，枯矾6克。将藿香焙干，加枯矾研细末，每次用适量，搽患处。

藿香

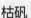

枯矾

可治疗小儿牙疳溃烂出脓血，口臭。

药品： 具有解表化湿的功效。

我们熟悉的藿香正气水主要应用在一些肠胃类型的感冒上，服用的时候一定要注意饮食清淡一些哦！

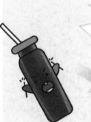

藿香正气水

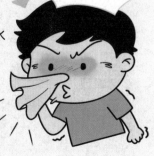

偏方一： 鸡冠花 30 克，水煎服。

偏方二： 鸡冠花 10 克，萹蓄 10 克，地榆 10 克，鸭跖草 10 克，水煎服。

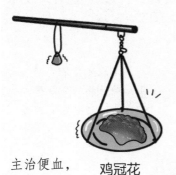

主治便血，痔疮出血。

鸡冠花

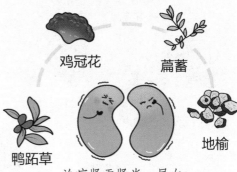

鸡冠花　　萹蓄

鸭跖草　　　　　地榆

治疗肾盂肾炎，尿血。

偏方三： 鸡冠花 2 朵，加鸭肝 100 克炖食。

辅助治疗夜盲症。

鸡冠花

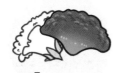

鸡冠花

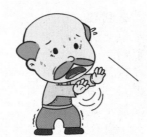

鸭肝

偏方四： 白鸡冠花 15 克，苍耳子(炒去刺)8 克，红枣 10 枚，水煎服，并用鸡冠苗煎水洗患处。

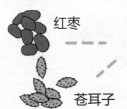

红枣

苍耳子

白鸡冠花

缓解荨麻疹，具有止痒的功效。

偏方一: 灵芝15克,公鸡一只。公鸡去毛及内脏,将灵芝用纱布包好,放入鸡肚内,用砂锅煮熟。

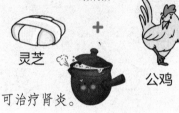

灵芝 ＋ 公鸡

可治疗肾炎。

灵芝

偏方二: 灵芝切碎,小火水煎2次,每次煎约2小时,合并煎液,浓缩用多层纱布过滤,滤液加蒸馏水至500毫升,滴鼻,每次2~6滴,每日2~4次。

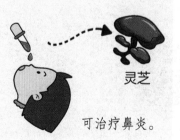

灵芝

可治疗鼻炎。

偏方三: 灵芝5克,加冷水200毫升浸泡,在火上煮沸5分钟,温服,每晚1次。可多次煮至到没味再换新药。

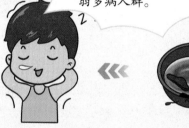

灵芝煮水还是治疗高血压、糖尿病、失眠等症的良药,老少皆宜,可使身强体壮,适用于体弱多病人群。

具有安心神、健脾胃的功效。

偏方四: 灵芝、木香、乳香、两面针各3克,水煎服。

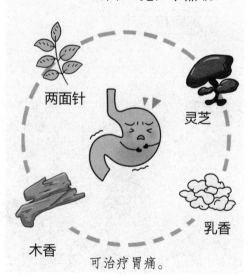

两面针

灵芝

木香

乳香

可治疗胃痛。

偏方一： 荔枝核、小茴香、川楝子、元胡、柴胡、木香、甘草各10克，水煎服，每日1剂，早晚分服，连服7天为1个疗程。服药期间忌食辛辣。

能够对疝气疼痛的症状有明显的改善作用。

小茴香　　川楝子　　甘草　荔枝核　　柴胡　　　元胡　　木香

偏方二： 荔枝核8克，捣碎成细粒状；田七3克，切片或捣碎，用80℃水泡，代茶饮。症状重者每日2次，早晚服；症状轻者每日1次，晚服，连续饮用1~2个月。

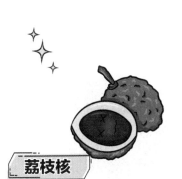

荔枝核

 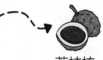

田七　　　　　　荔枝核

具有疏肝行气、活血化瘀功效。

偏方三： 荔枝核、木香、丁香、海螵蛸、川楝子、元胡、白芍、柴胡、枳实、香附、甘草各10克，水煎服，每日1剂，早晚分服，连服2周为1个疗程。服药期间要避免精神刺激，忌食辛辣。

主治消化不良。

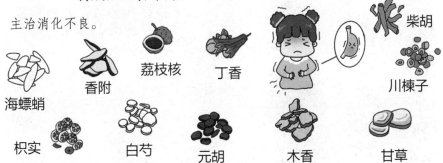

海螵蛸　　香附　荔枝核　丁香　　　　　　　　柴胡　川楝子
枳实　　　白芍　　元胡　　木香　　甘草

偏方一： 芡实60克，红枣l0克，花生30克，煮熟后加入适量红糖食用，每日1次。

能够治疗贫血。

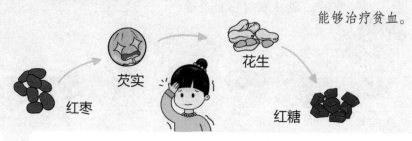

红枣　芡实　花生　红糖

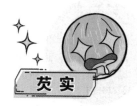

芡实

偏方三： 芡实、莲肉、淮山药、白扁豆等分，磨研成细粉，每次30～60克，加白糖蒸熟当点心吃。

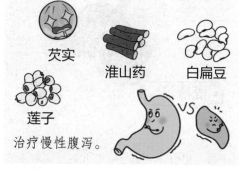

芡实　淮山药　白扁豆

莲子

治疗慢性腹泻。

偏方二： 莲子、芡实各30克，薏仁米50克，桂圆肉10克，蜂蜜适量，小火煎煮约1小时，熟后食用，每日1次。

具有美容润肤的功效。

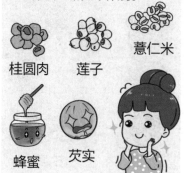

桂圆肉　莲子　薏仁米

蜂蜜　芡实

偏方四： 芡实、山药、糯米粉、白糖各500克。把芡实、山药一同晒干，碾为细粉，与糯米粉及白糖一并拌和均匀，用时取混合粉适量，加水烧熟后食用。

可治疗消化不良。

淮山药

  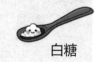

芡实　糯米粉　白糖

偏方一： 柴胡24克，黄芩、人参、半夏、甘草（炙）、生姜（切）各9克，大枣4枚，水煎服。

治疗疟疾等病。

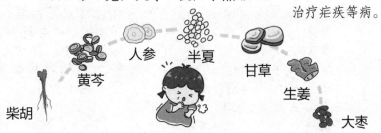

偏方二： 人参、白术、茯苓各15克，炙甘草9克，生姜10克，大枣5枚。水煎煮。

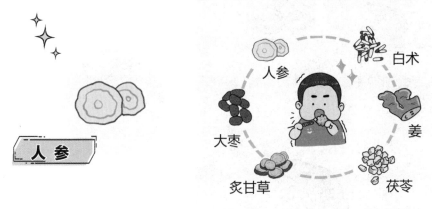

补元气，增食欲，止呕吐。

偏方三： 胡桃肉20克(不去皮)，人参6克，生姜3片，加水同煎，煮取200毫升。去姜，加冰糖少许调味服食。日1次，睡前温服。

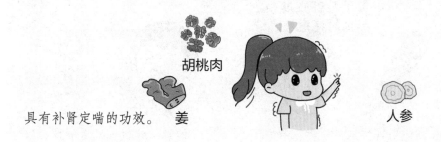

具有补肾定喘的功效。

偏方一： 将500克母鸡肉洗净，4克三七磨成粉。大火烧开水，加入鸡肉煮3~5分钟，然后将鸡肉取出，移到炖盅内，于小火上炖至鸡肉熟透。加入三七敲碎或者三七粉及适量的葱、食盐、味精调味后即可食用。

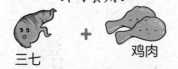

三七 ＋ 鸡肉

可治疗老年人的腰肌酸软无力。

偏方二： 三七粉3克，藕汁30毫升，鸡蛋1个，白糖少许。将鸡蛋打破，倒入碗中搅拌，把鲜藕洗净，榨取藕汁；藕汁和三七粉加白糖与鸡蛋搅匀，隔水炖熟食用。

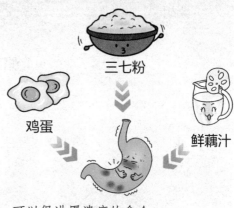

三七粉

鸡蛋 鲜藕汁

可以促进胃溃疡的愈合。

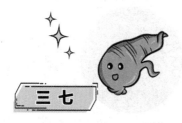

三七

偏方三： 三七粉2克，食醋适量，调匀外敷于脸部或其他部位的疤痕处。

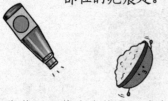

长期使用可使疤痕软化、消失。

偏方四： 15克三七，25克枫荷梨，6克两面针根，水煎服。

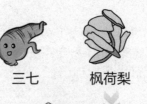

三七 枫荷梨 两面针根

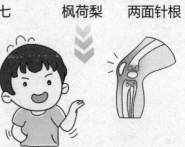

能够治疗风湿性关节炎。

偏方一： 五味子6克，补骨脂10克，吴茱萸3克，水煎服。

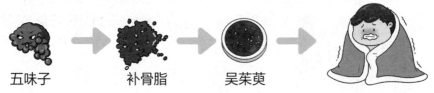

五味子　　　补骨脂　　　吴茱萸

适用于四肢乏力、大便稀溏、怕冷怕凉之人。

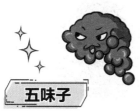

五味子

偏方三： 鸡蛋2个，五味子15克，先用水煮五味子，水开后将蛋破皮整卧入汤中，炖熟，食蛋饮汤。

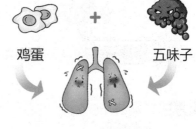

鸡蛋　　　　　　　　　五味子

对肺气肿有很好的疗效。

偏方二： 五味子6克，半夏10克，茯苓10克，细辛2.5克，干姜3克。水煎服。

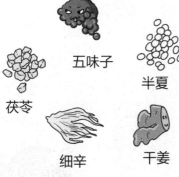

五味子

半夏

茯苓

细辛　　　　干姜

此方名唤：五味细辛汤！如果长时间咳嗽还不能痊愈，就可以来尝试尝试！

偏方四： 五味子6克，山药15克，地黄15克，山茱萸15克，茯苓10克，水煎服。

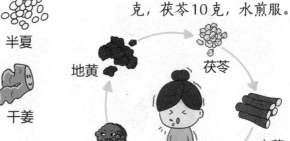

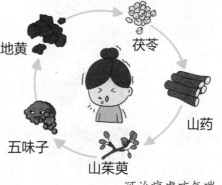

地黄

茯苓

山药

五味子

山茱萸

可治疗虚咳气喘。

偏方一： 雪莲1朵，白酒500克，浸泡七天后，即可服用。日服2次，每次10ml。

可治疗风湿性关节炎。

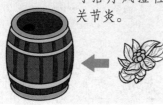

雪莲花

偏方三： 雪莲花6克，水煎服。

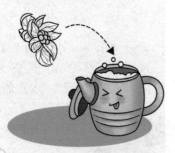

保证卫生的情况下，雪莲花也可以生吃！

可治疗雪盲症。

偏方二： 雪莲1朵、红花、枸杞各10克、白酒2500ml，密封浸泡15日即可饮用，日服2次、每次10ml。

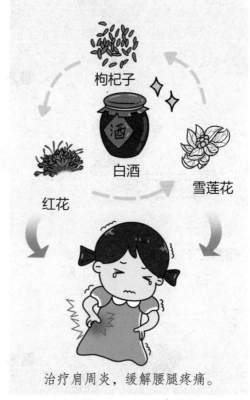

枸杞子

白酒

红花

雪莲花

治疗肩周炎，缓解腰腿疼痛。

偏方四： 雪莲花适量，敷患处。

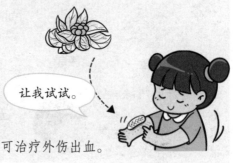

让我试试。

可治疗外伤出血。

偏方一： 益母草120克(干品)，加水1000毫升，暴火煎30分钟后取头汁，药渣再加水500~700毫升，煎30分钟，将两次煎液混合。分早晚两次空腹服用，通常15天即可。

益母草

治疗中心性视网膜脉络膜炎。

偏方二： 益母草15克，延胡索8克，水煎服。

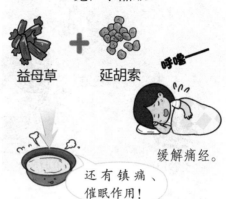

益母草 ＋ 延胡索

呼噜

缓解痛经。

还有镇痛、催眠作用！

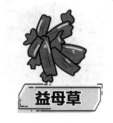

益母草

偏方三： 益母草干品90克，加水700毫升，文火煎至300毫升，去渣。每天分2~3次温服。

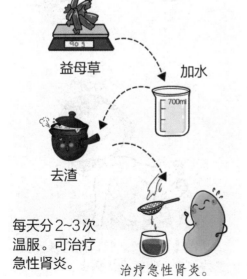

益母草　加水

去渣

每天分2~3次温服。可治疗急性肾炎。

治疗急性肾炎。

偏方四： 茺蔚子（益母草子）12克，青葙子10克，桑叶9克，白菊花6克，水煎服。

可治疗眼睛红肿。

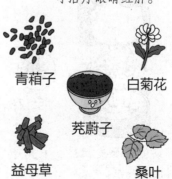

青葙子　　白菊花

茺蔚子

益母草　　桑叶

偏方一： 西红花2克，丹参15克，益母草30克，香附12克，水煎服。

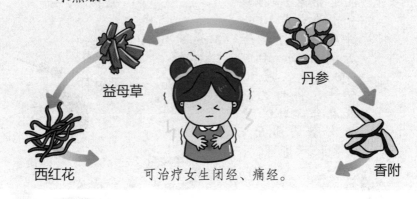

益母草

丹参

西红花

香附

可治疗女生闭经、痛经。

西红花

偏方二： 适量西红花，以沸水泡适量西红花，待水温降至40℃左右时，泡脚即可。

偏方三： 西红花3克，煎汁，加少许白酒，外洗患处。

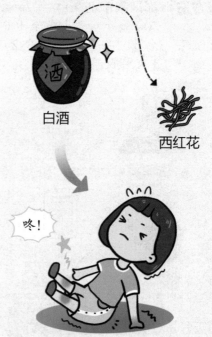

白酒

西红花

咚！

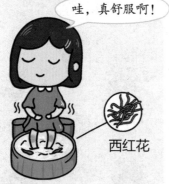

哇，真舒服啊！

西红花

可以促进血液循环，有助于我们的睡眠。

涂抹在受伤部位，可以起到活血化瘀的作用，治疗跌打损伤。

偏方一： 生栀子30~50克，研为细末，用蛋清1个，面粉和白酒各适量，调糊敷患处，次日去掉。

当我们关节附近挫伤的时候，皮肤红肿，可以用此药方，涂抹在患处，起到止痛治疗的效果。

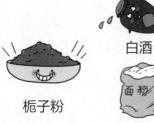

白酒

面粉

蛋清

栀子粉

面粉

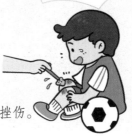

可治疗软组织挫伤。

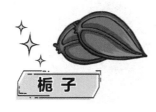

栀 子

偏方三： 栀子粉、穿心莲粉各15克、冰片2克、凡士林100克，调匀外涂。

栀子粉

凡士林

偏方二： 取栀子适量研碎，煎水待凉，湿敷患处，5~10分钟更换一次，或有热痛感即敷。

穿心莲粉

冰片

可治疗毛囊炎。

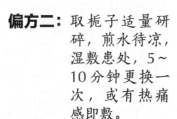

偏方四： 栀子5克，藕节20克，白茅根10克，枸杞子15克，粳米100克。

枸杞子

白茅根

栀子

藕节

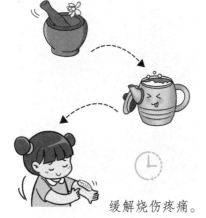

粳米

具有清热凉血，除烦止渴的功效。

缓解烧伤疼痛。

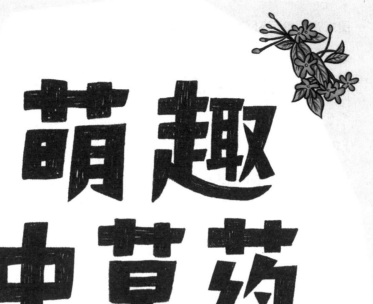

萌趣中草药

3

绘时光　著绘

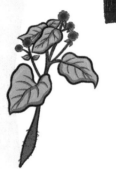

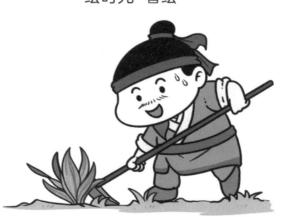

甘肃文化出版社

图书在版编目（CIP）数据

萌趣中草药 . 3 / 绘时光著绘 . -- 兰州：甘肃文化
出版社，2023.5（2023.12重印）
ISBN 978-7-5490-2710-1

Ⅰ. ①萌⋯ Ⅱ. ①绘⋯ Ⅲ. ①中草药—儿童读物
Ⅳ. ①R28-49

中国国家版本馆CIP数据核字（2023）第077725号

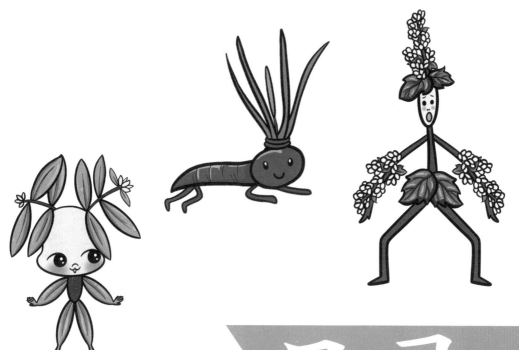

目 录

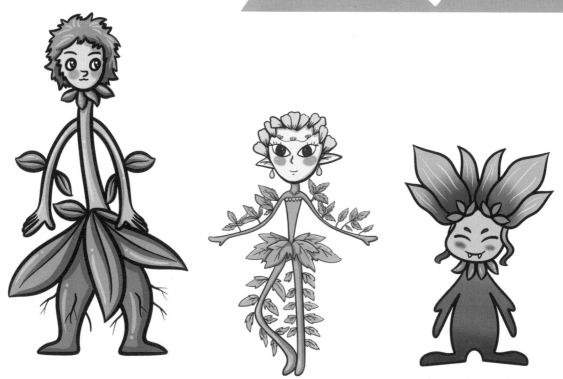

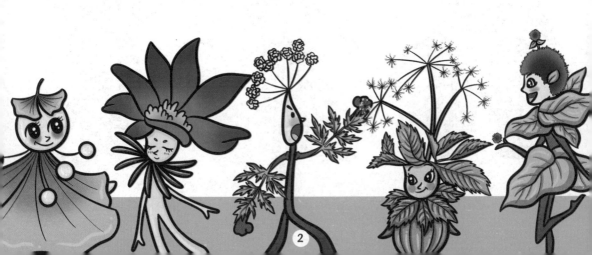

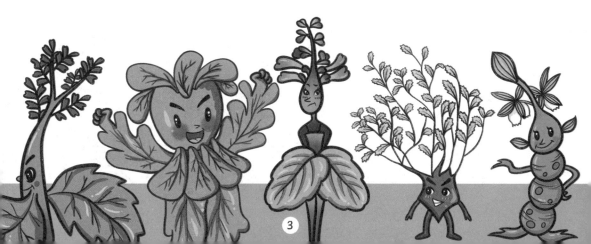

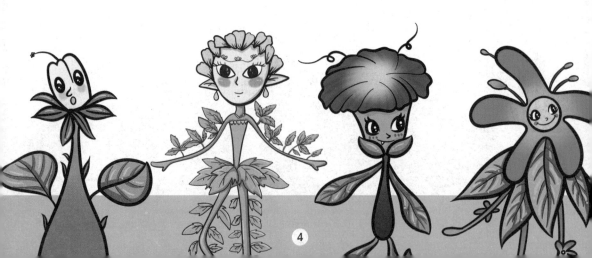

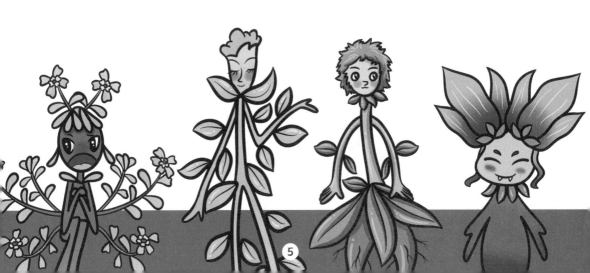

bái　　zhú

白术

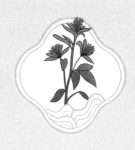

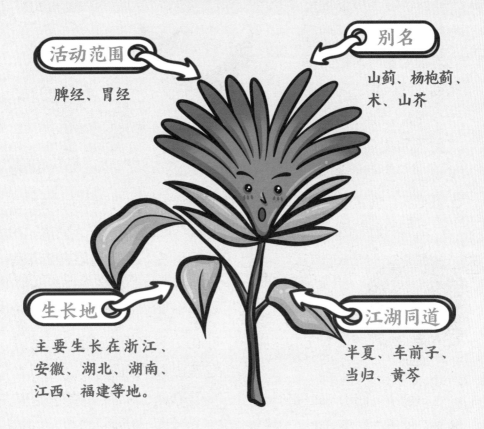

活动范围

脾经、胃经

别名

山蓟、杨枹蓟、术、山芥

生长地

主要生长在浙江、安徽、湖北、湖南、江西、福建等地。

江湖同道

半夏、车前子、当归、黄芩

典籍记载

《神农本草经》："主风寒湿痹死肌。痉疸，止汗，除热，消食。"

《本草汇言》："白术，乃扶植脾胃，散湿除痹，消食除痞之要药。脾虚不健，术能补之；胃虚不纳，术能助之。"

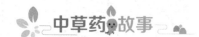

白术的故事

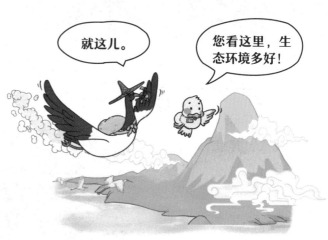

就这儿。

您看这里，生态环境多好！

　　话说在南极仙境里有一只仙鹤，有一天，它嘴里衔着一株仙药草来到人间，想把它种在一个绝佳之地。当仙鹤飞到天目山麓上空时，发现了一个依山傍水、土壤肥沃、气候宜居的好地方，仙鹤就决定将这株仙药草种在这里。

　　之后的日子里，仙鹤精心地照料着这株仙药草，白天浇水、松

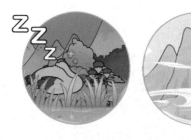

鹤山

土、除虫，夜晚也睡在药草旁边守护着它。就这样日复一日，年复一年，仙鹤竟化成了一座小山。为了纪念仙鹤，人们称这座山为"鹤山"。

　　有一年，鹤山附近的村子发生了一场瘟疫，许多百姓都病倒了。重阳节这天，秋高气爽，村子里来了一位姑娘，姑娘一袭白衣白裙，裙子上还绣着菊花和朱砂，举手投足都散发着一股神秘的气息，像个仙女一样。姑娘说自己来自鹤山，然后开始向患病的百姓免费发放一种可以医治百病的根茎。一位药店老板得知此事，认为有利可图，于是就把这些根茎全部买了下来。

百姓吃了药都痊愈了，药店老板也因此赚了一大笔钱。可是老板不满足，他想起姑娘说她住在鹤山，于是便带着一大帮人进山寻找，找了很久却一无所获。正当老板灰心丧气之时，老板娘心生一计，她在老板耳边说了几句话，老板顿时眉开眼笑。

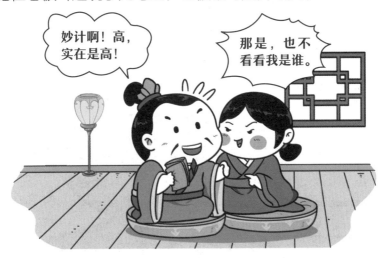

转眼到了第二年的重阳节，那位白衣姑娘又来到村里发药，老板殷勤地与她交谈，老板娘则趁机将一根红线别在了白衣姑娘的裙摆上，等白衣姑娘离开以后，老板带着一帮人顺着红线找了过去，人没找到，却发现红线穿在了一株药草的叶子上。老板兴奋地说："快给我锄头，我要把它挖出来！"

老板一锄头挖下去，忽听一声巨响，随后闪过一道金光，刺瞎了老板的眼睛，这株仙草就不见了。

从那以后，再也没有人见过这位穿白衣的姑娘，人们为了纪念她的无私与善良，将这种根茎样的植物命名为"白术"。

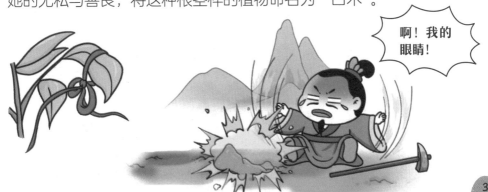

bái tóu wēng

白头翁

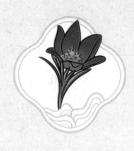

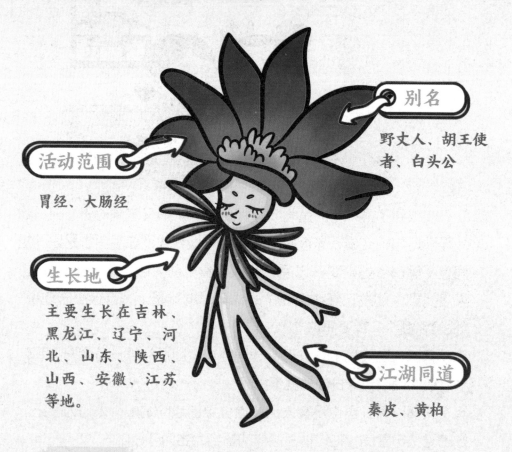

别名

野丈人、胡王使者、白头公

活动范围

胃经、大肠经

生长地

主要生长在吉林、黑龙江、辽宁、河北、山东、陕西、山西、安徽、江苏等地。

江湖同道

秦皮、黄柏

典籍记载

《神农本草经》："主温疟狂易寒热，症瘕积聚，瘿气，逐血止痛，疗金疮。"

《药性论》："止腹痛及赤毒痢，治齿痛，主项下瘰疬。"

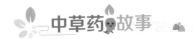

杜甫与白头翁

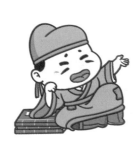

"诗圣"杜甫年轻的时候是个有志青年，他听说长安城非常繁华，许多有才学的人在那里都能够崭露头角，更重要的是，他钦佩的李白也生活在那里，杜甫就想去长安谋一份差事。

可是，到了长安之后，杜甫发现事情远没有那么美好，李白两年前就离开了长安，他也没有找到合适的差事，只能整天蜗居在茅草屋里。

屋漏偏逢连夜雨。这天，杜甫没钱吃饭，可是腹中饥饿，他便捧起前两天的剩饭吃了起来。没吃几口，他就觉得肚子一阵剧痛，随后就开始上吐下泻。

实在不巧，我刚走。

李白，我来长安了。

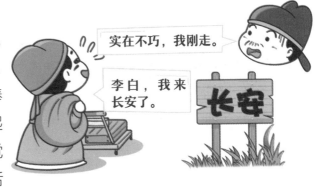

尽管病得很严重，杜甫也没有去看大夫，原因还是没钱。就在他绝望无助的时候，碰巧一位头发花白的老翁从他门前经过。

这老翁是一个行医多年的大夫。他为杜甫诊了脉，又采来一种长着白色绒毛的草药让杜甫服用。

杜甫吃了药，肚子马上不痛了，呕吐和腹泻也止住了。杜甫十分感激白发老翁，可是他又拿不出东西报答白发老翁。

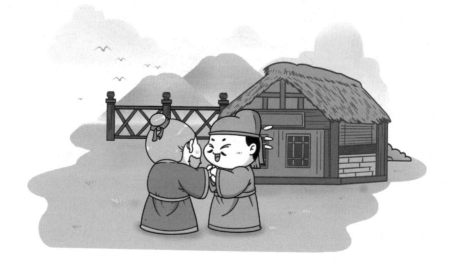

白发老翁好像看出了杜甫的心思，对他说："我看你屋子里堆满了书，想来你也是一个文人，不如就送我一首诗吧。"杜甫忙铺开纸，写下："自怜白头无人问，怜人乃为白头翁。"

从此，那种长着白色绒毛的草药有了一个新的名字——白头翁。

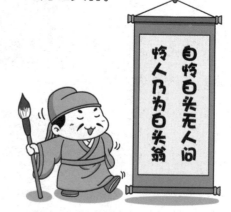

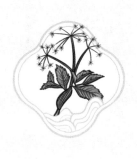

bái zhǐ

白芷

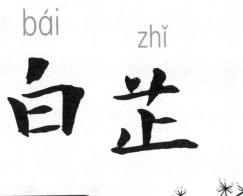

活动范围

胃经、肺经、大肠经

别名

香白芷、芳香、苻蓠、泽芬

生长地

主要生长在河北、河南、山西、东北等地。

江湖同道

防风、羌活、细辛、山药

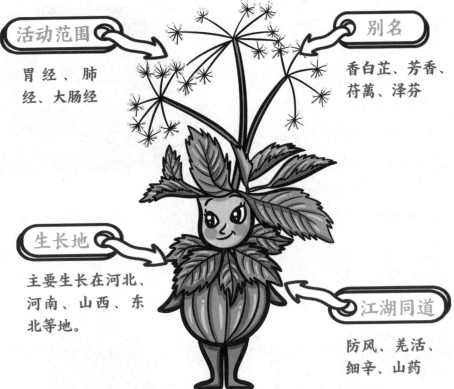

典籍记载

《神农本草经》："主女人漏下赤白，血闭阴肿，寒热，风头侵目泪出，长肌肤，润泽。"

《本草纲目》："治鼻渊、鼻衄、齿痛、眉棱骨痛，大肠风秘，小便出血，妇人血风眩晕，翻胃吐食；解砒毒，蛇伤，刀箭金疮。"

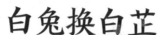

中草药故事

白兔换白芷

古时候，苏州有一位李秀才，他虽然家境贫寒，但是勤学好问，十分努力。由于他经常挑灯夜读，用眼过度，所以时常眩晕恶心，头痛欲裂。

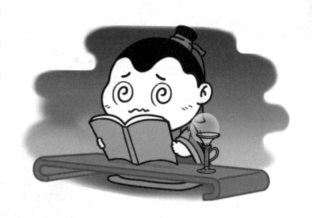

一日，头痛发作的李秀才放下书本外出散步，突然听见后山传来一阵嘈杂声，好奇心促使他向后山走去。原来是一只老鹰在猎捕一只白兔，白兔已经被老鹰抓伤，眼看就要被老鹰叼走时，李秀才捡起一根竹竿朝老鹰挥去，老鹰最终放弃猎物逃走了。

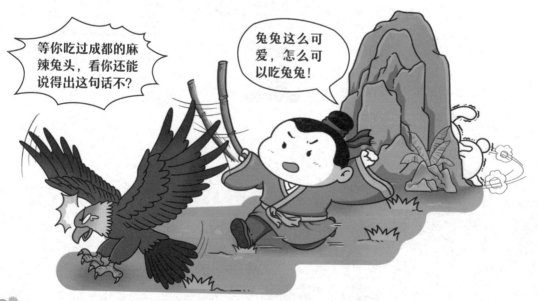

等你吃过成都的麻辣兔头，看你还能说得出这句话不？

兔兔这么可爱，怎么可以吃兔兔！

李秀才把受伤的白兔带回家中，细心地为它包扎伤口，并把白兔留在了身边。在白兔养伤的日子里，李秀才发现它不是一只普通的白兔，而是白兔仙子。

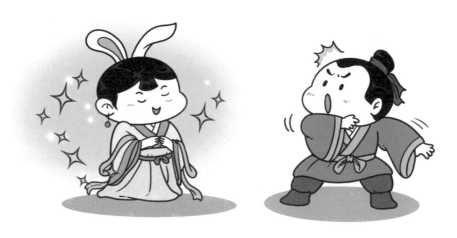

白兔仙子的伤好了后，为报答李秀才的救命之恩，承诺日后李秀才若有难处需要帮助，他只需在后山连叫三声"白兔仙子"，白兔仙子便会予以帮助，但只能叫三声，不可违例。

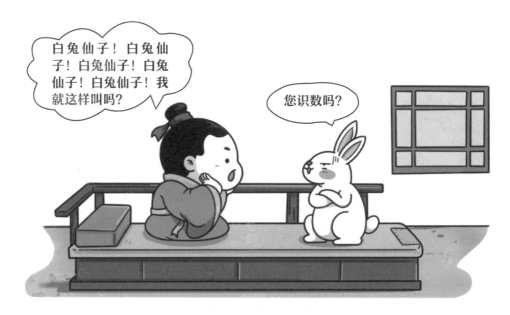

其实，白兔仙子在李秀才家养伤期间就喜欢上了李秀才，她本想借这个承诺让李秀才向自己求婚，可是木讷的李秀才根本没往这方面想。

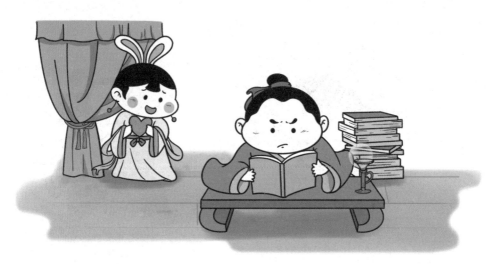

没过几天，李秀才的头又开始痛了，他赶忙到后山大叫了三声"白兔仙子"，然后又接连喊了好几声。白兔仙子没有出现，李秀才只好失望而归。

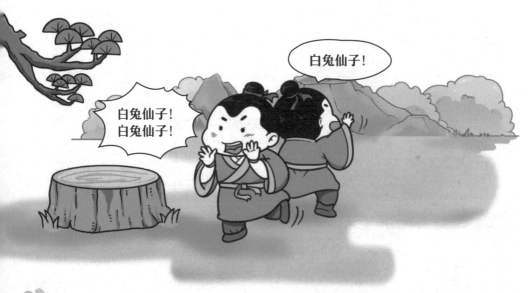

白兔仙子！

白兔仙子！
白兔仙子！

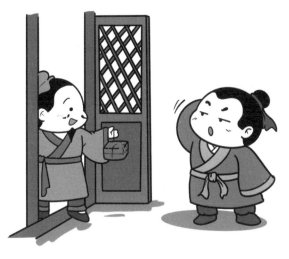

第二天，有一位大夫来到李秀才家，说是受了白兔仙子的委托，来给他送药。大夫给了他三粒药丸，并告诉他只要连服三天就能治愈头痛。李秀才半信半疑地接过药丸，问道："这是什么药啊？"医生回答："白芷。"说完就匆匆离开了。

晚上，李秀才在梦里又见到了白兔仙子，白兔仙子告诉李秀才："我本还在等你向我求婚，可是你呼叫'白兔仙子'的次数超过了三次，我永远也不能与你再相见了。"李秀才这才意识到自己错过了一段良缘，后悔不已，但他仍然按照大夫的嘱咐服下了三粒药丸。

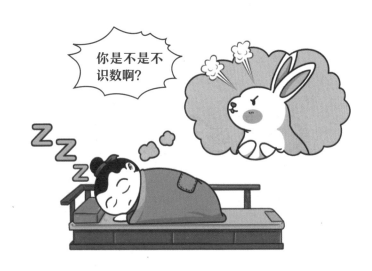

你是不是不识数啊？

从那以后，李秀才的头痛病再也没有复发过，白芷这味药也从那时流传至今。

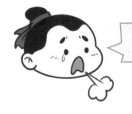

唉，早知道我一定只喊三声。

白花蛇舌草
bái huā shé shé cǎo

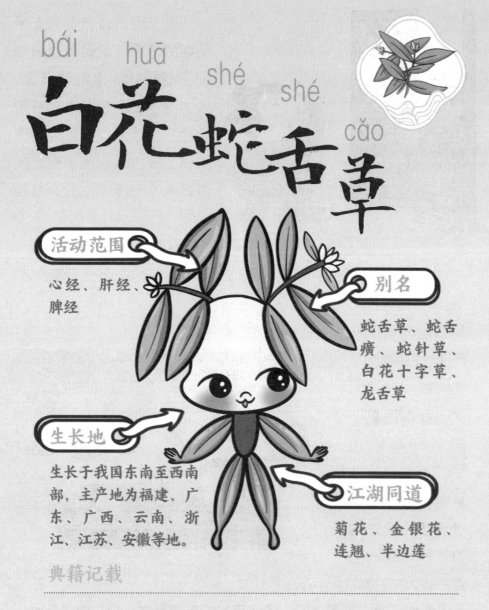

活动范围
心经、肝经、脾经

别名
蛇舌草、蛇舌癀、蛇针草、白花十字草、龙舌草

生长地
生长于我国东南至西南部，主产地为福建、广东、广西、云南、浙江、江苏、安徽等地。

江湖同道
菊花、金银花、连翘、半边莲

典籍记载

《广西中药志》："治小儿疳积，毒蛇咬伤，癌肿；外治白泡疮，蛇癞疮，少数地区用治跌打，刀伤，痈疮。"

《广西本草选编》："主治癌肿，乙型脑炎，肝炎，痢疾，气管炎。"

《福建药物志》："清热解毒，消肿止痛。主治急性肾盂肾炎，鼻衄，子宫炎，带状疱疹。"

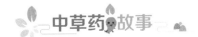
白蛇报恩

很久以前，有个人得了重病，胸痛憋气，持续低烧。家人遍访名医，给他吃了各种各样的药，就是不见好转。

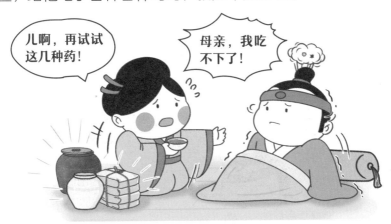

儿啊，再试试这几种药！

母亲，我吃不下了！

能试的办法都试了，家人抱着最后一丝希望找到了一位隐居的名医，这位名医翻遍了典籍和过往病例，也没有找到好办法。一天，由于过度劳累，名医趴在桌子上睡着了。

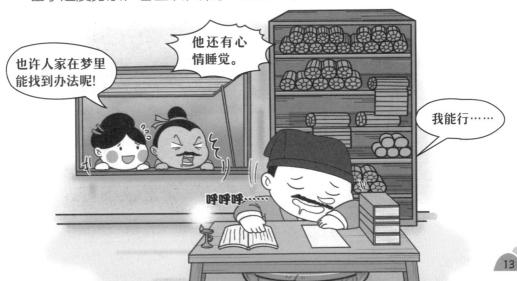

也许人家在梦里能找到办法呢！

他还有心情睡觉。

我能行……

呼呼呼……

　　忽然，一位身穿白衣的女子出现在名医面前，说道："这个病人是个好人，对人、对动物都很善良。有一次，他看见一个捕蛇人抓了一条蛇，就花钱买下那条蛇，随后就把蛇放了。所以，请先生一定要救他一命。"名医说："不是我不想救他，能用的办法都用了，我不知道该怎么做才能救他，你有什么好办法吗？"

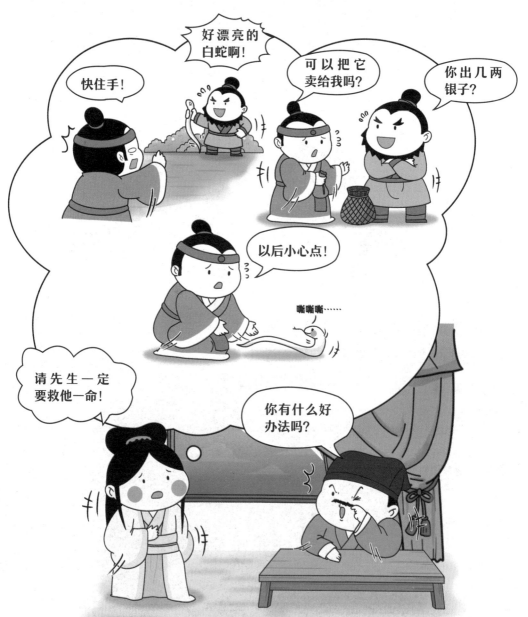

白衣女子说："先生请随我来。"

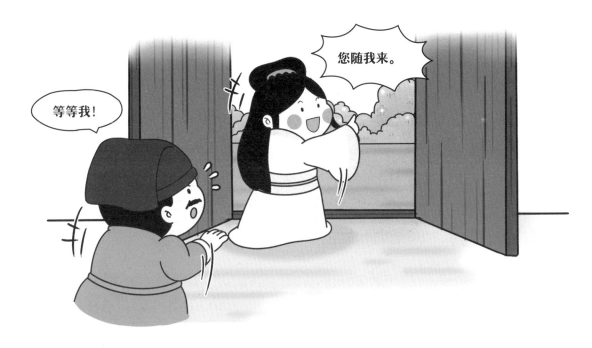

名医跟着白衣女子来到外面，白衣女子却不见了，在她站立的地方盘着一条白蛇，名医刚想上前查看，却一下子惊醒了。原来，名医做了个梦。

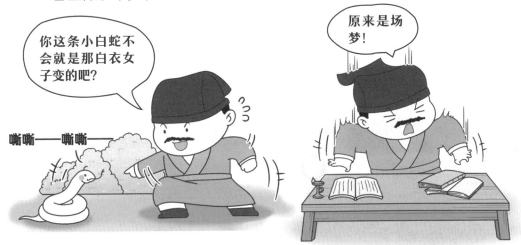

于是，名医按照梦里的指示，来到了发现白蛇的那个地方，只见地上长了很多开着白色小花的小草，名医将小草采摘回去，煎水给病人服下。

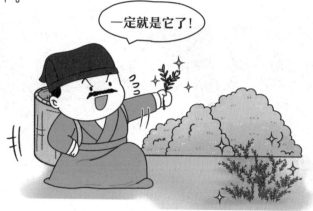

一定就是它了！

病人服药后顿时觉得心胸舒畅，继续用药几天之后，他的病就全好了。

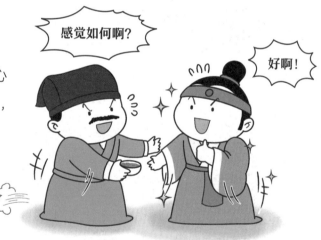

感觉如何啊？

好啊！

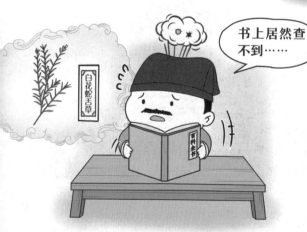

书上居然查不到……

白花蛇舌草

后来，名医遍查古今医书，都没有找到与这种小草有关的记载，于是他就给小草起了个名字，叫"白花蛇舌草"。

niú bàng zǐ

牛蒡子

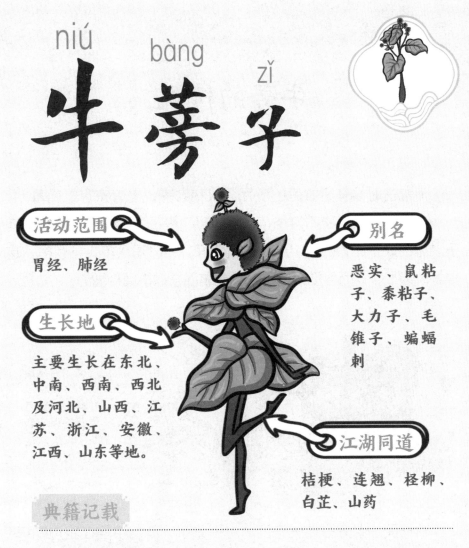

活动范围
胃经、肺经

生长地
主要生长在东北、中南、西南、西北及河北、山西、江苏、浙江、安徽、江西、山东等地。

别名
恶实、鼠粘子、黍粘子、大力子、毛锥子、蝙蝠刺

江湖同道
桔梗、连翘、柽柳、白芷、山药

典籍记载

《本草经疏》："恶实，为散风除热解毒之要药。辛能散结，苦能泄热，热结散则脏气清明，故明目而补中。"

《药品化义》："牛蒡子能升能降，力解热毒。味苦能清火，带辛能疏风，主治上部风痰，面目浮肿，咽喉不利，诸毒热壅，马刀瘰疬，颈项痰核，血热痘，时行疹子，皮肤瘾疹。凡肺经郁火，肺经风热，悉宜用此。"

《药性纂要》："大力子，味辛苦气寒，有通内达外之功。外而疏壅滞去皮肤中风湿，细者斑疹，大者痈毒，服久能消。内而上利咽膈清风热，下利腰膝凝滞之气。"

❀ 中草药❀故事 ❀

牛蒡的传说

传说古时候有个姓蒡的农民，人称老蒡。老蒡家有二亩薄地，一头老黄牛，虽然并不富裕，但与老母、妻子生活在一起，倒也其乐融融。只是老蒡的母亲身体一直不好，平时喝水多，排尿多，吃得多，却很瘦，而且视力也不好，看东西总是模模糊糊的。

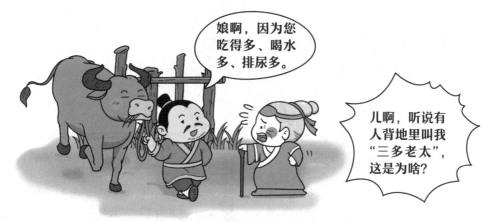

> 娘啊，因为您吃得多、喝水多、排尿多。

> 儿啊，听说有人背地里叫我"三多老太"，这是为啥？

有一天，老蒡在地里干活时觉得累了，就把牛拴在路边吃草，自己则躺在树下打起了盹儿。片刻之后，老蒡就把牛又重新赶进农田，继续犁地。说来也怪，刚刚还步履沉重的老牛这会儿拉起犁来身轻如燕，老蒡甚至都跟不上它。老蒡觉得奇怪，就跑到牛吃草的地方，想看看是什么让它迅速恢复了力气。

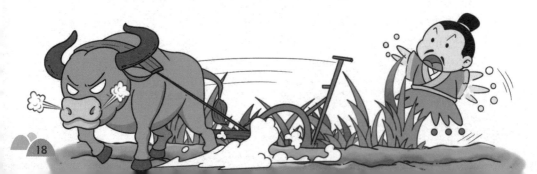

只见那里长着一种植物，有着圆润肥厚的大叶子，老旁顺手一拔却吓了一跳，原来那植物的根足有两三尺长，土黄色的表皮上面长满了细须，形状很像山药。老旁把它的根掰了一点放进嘴里，觉得并不难吃，于是就又挖了很多带回了家。妻子把这种植物的根茎洗净，与其他蔬菜一起炖成了汤，全家人从此就经常以此为食。

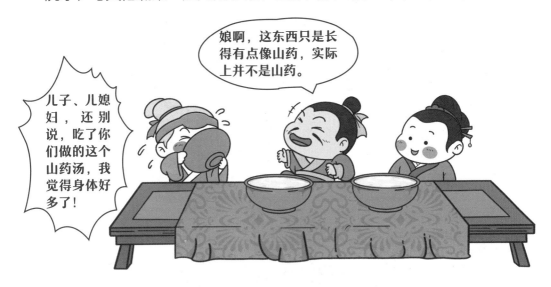

娘啊，这东西只是长得有点像山药，实际上并不是山药。

儿子、儿媳妇，还别说，吃了你们做的这个山药汤，我觉得身体好多了！

时间长了，老旁一家人个个精神焕发，就连母亲的"三多"症状也有所缓解，眼睛也亮了，能看清东西了，全家人都非常开心。老旁发现这种植物的根、叶、种子都有药用价值，他问了很多人，却没人知道它叫什么名字。老旁一想，自己姓旁，又是牛最先发现的，干脆就叫它"牛蒡"吧。因为吃了它能够让人力气倍增，所以老旁又叫它"大力根"。自然牛蒡的种子也就被称为"牛蒡子"了。

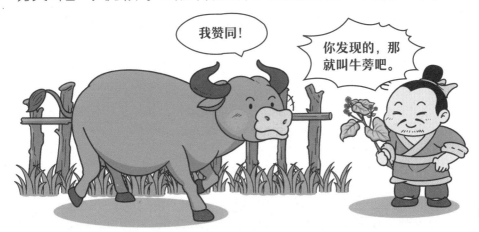

我赞同！

你发现的，那就叫牛蒡吧。

chuān xiōng

川芎

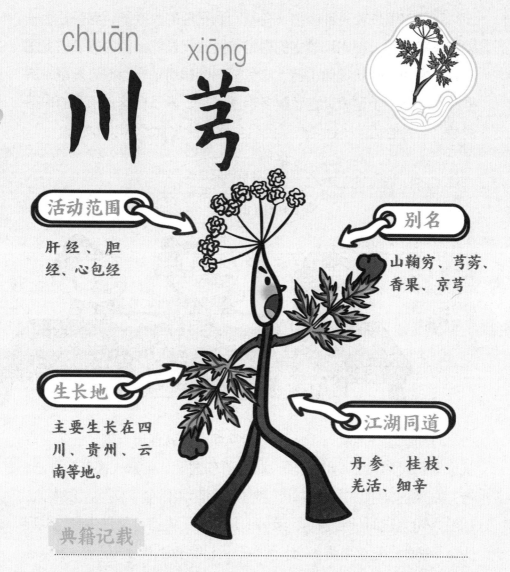

活动范围
肝经、胆经、心包经

别名
山鞠穷、芎䓖、香果、京芎

生长地
主要生长在四川、贵州、云南等地。

江湖同道
丹参、桂枝、羌活、细辛

典籍记载

《本草纲目》："芎䓖，血中气药也。肝苦急，以辛补之，故血虚者宜之。辛以散之，故气郁者宜之。血痢已通而痛不止者，乃阴亏气郁，药中加芎为佐，气行血调，其病立止。"

《本草汇言》："芎䓖，上行头目，下调经水，中开郁结，血中气药，尝为当归所使，非第活血有功，而活气亦神验也。味辛性阳，气善走窜而无阴凝黏滞之态，虽入血分，又能去一切风，调一切气。凡郁病在中焦者，须用川芎，开提其气以升之，气升，则郁自降也。"

孙思邈与川芎

　　唐朝的孙思邈被人称为"药王"，他经常带着弟子走南闯北，一边采集药材，一边治病救人。有一次，师徒几人来到了四川青城山，想看看那里有没有珍奇的药材。

　　师徒几人爬了几个小时才爬到山顶，累得气喘吁吁，就找了一片空地坐着休息。正在这时候，他们听到一声鹤鸣，这声鹤鸣不像平时那样清脆，而是气息微弱、声音凄惨。师徒几人不顾疲倦，向着鹤鸣的方向走去。

　　不一会儿，师徒几人就见到了那只惨叫的白鹤，只见它低着头，蜷着腿，浑身上下不停地颤抖。见此情景，虽然他们心生怜悯，但无法给动物治病，只能在一旁静静地观察。

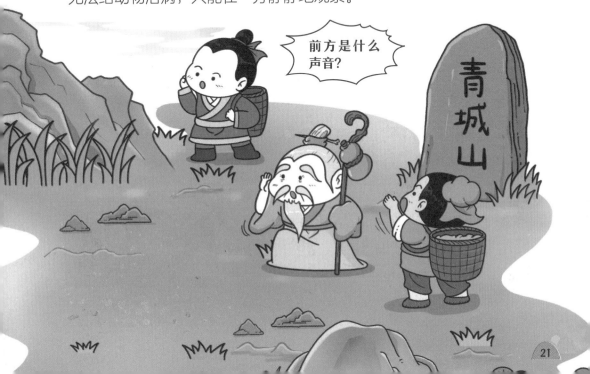

前方是什么声音？

当天下山后，师徒几人怎么也放心不下那只受伤的白鹤，便在第二天又登上了山顶。这次，他们看见了意想不到的一幕：几只健康的白鹤衔着草药从远处飞来，把药喂到受伤白鹤的嘴里后再飞走，一连反复了好多次。难道这些鹤会治病吗？师徒几人决定一探究竟。随后的几天，他们天天到山顶上来，看到的都是这样的景象。

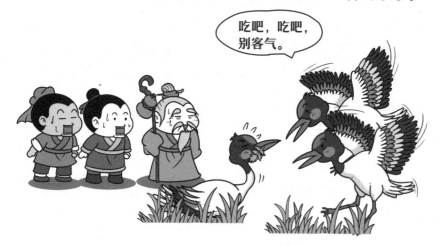

就这样过了五天，等他们再次来到山顶的时候，竟发现那只受伤的白鹤已经可以自由自在地行走、翱翔了。师徒几人看到白鹤恢复了健康，终于松了一口气。几个弟子正准备下山，孙思邈忙叫住他们："我们来这座山的目的是寻找药材，如今药材不是近在眼前嘛！"几个弟子听了师父的话恍然大悟，赶紧去山中采摘白鹤吃的草药。

他们把草药带回去后亲自品尝，发现这味药具有通经、止痛、活血等许多功效。由于这味药是在四川的青城山山顶发现的，孙思邈便给它取名"川芎"。这个名字也一直沿用至今。

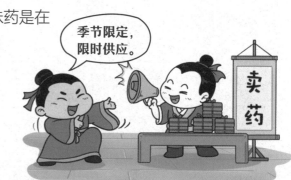

dài

huáng

大黄

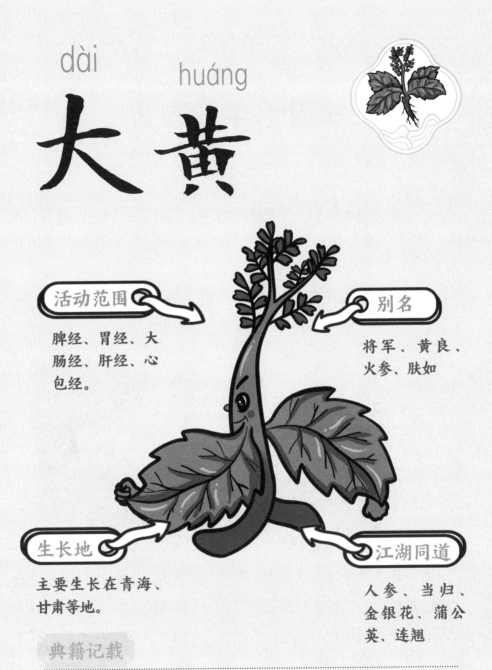

活动范围

脾经、胃经、大
肠经、肝经、心
包经。

别名

将军、黄良、
火参、肤如

生长地

主要生长在青海、
甘肃等地。

江湖同道

人参、当归、
金银花、蒲公
英、连翘

典籍记载

《神农本草经》："下瘀血，血闭寒热，破症瘕积聚，留饮宿
食，荡涤肠胃，推陈致新，通利水谷，调中化食，安和五脏。"

《本草纲目》："下痢赤白，里急腹痛，小便淋沥，实热燥结，
潮热谵语，黄疸，诸火疮。"

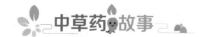

大黄名字的来历

　　相传很久以前，有一个姓黄的郎中，他擅长用黄连、黄芪、黄精、黄芩、黄根这五种药材为人治病，所以人们就称他"五黄先生"。

　　每年初春，黄先生都要去山里采药，并住在山上的农户马峻家里。时间长了，黄先生与马峻一家建立了深厚的感情。

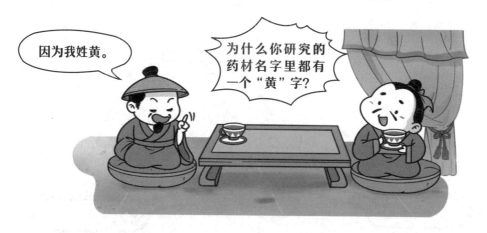

　　有一年，马家遭遇了火灾，黄先生就把马峻和他的家人接到自己家。从那以后，黄先生就带着马峻一起采药，他们靠卖药和给人治病为生。马峻在耳濡目染下，也熟知了"五黄"药的药性，有时黄先生不在家，他也会给人治病抓药。

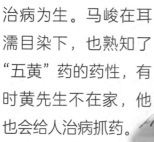

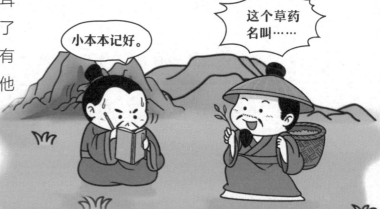

一次，有位孕妇因为腹泻体虚前来就诊，黄先生恰好不在，马峻因为大意，错把止泻的黄连开成了泻火通便的黄根，结果孕妇服药后腹泻不止，导致胎儿流产。孕妇家人把马峻告到了县衙。黄先生回家后得知此事，赶紧来到县衙为马峻求情。但马峻又怎么肯让黄先生代自己受过，也争着请求县太爷治自己的罪。

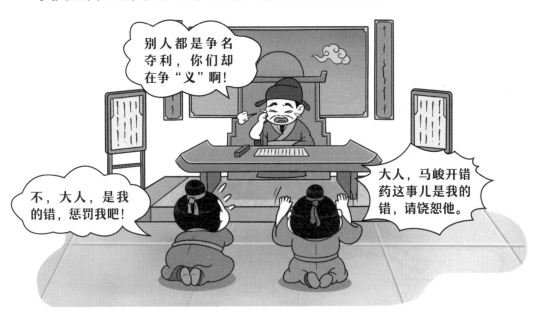

县太爷被两人的情义所感动，又想到黄先生素来名望颇高，而且孕妇本身就身体虚弱，治病的风险极大，就让二人赔给孕妇一些银两，了结了这件事。

不过，县太爷也对他们提出了一个要求，那就是黄根药性猛烈，建议他们把黄根改成别的名字以免日后再混淆。黄先生和马峻回家后商量了一下，就将"黄根"的名字改成了"大黄"。从那以后，他们再也没有犯过这样的错误。

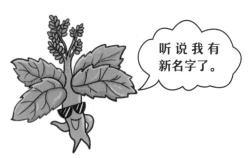

大青叶

dà qīng yè

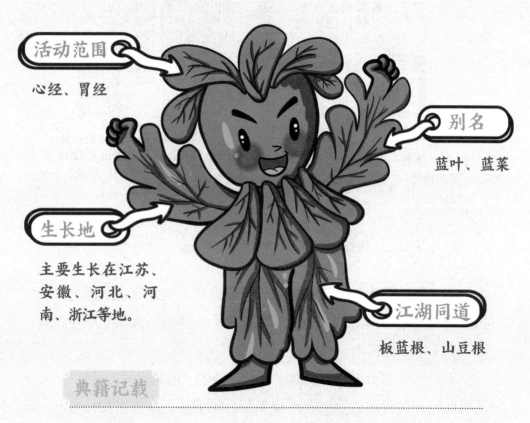

活动范围

心经、胃经

别名

蓝叶、蓝菜

生长地

主要生长在江苏、安徽、河北、河南、浙江等地。

江湖同道

板蓝根、山豆根

典籍记载

《本草纲目》："主热毒痢，黄疸，喉痹，丹毒。"

《本草经疏》："大青味甘，能去大热，治温疫寒热。盖大寒兼苦，其能解散邪热明矣。"

《本草正义》："蓝草，味苦气寒，为清热解毒之上品，专主温邪热病，实热蕴结，及痈疡肿毒诸证，可以服食，可以外敷，其用甚广。"

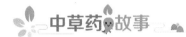

瘟疫克星——大青叶

唐朝初年，唐太宗李世民刚刚平定天下，有些村庄仍然有盗匪横行，老百姓生活在水深火热之中。更不幸的是，中原一带爆发了瘟疫，很多人因为得不到医治而死去。

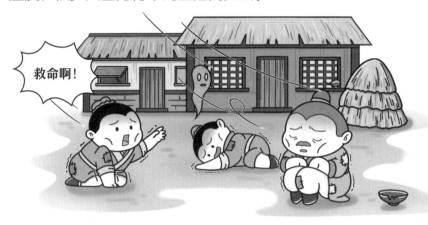

朝廷派了很多官员和大夫前往疫区去控制疫情，可疫情实在是太严重了，大夫们也束手无策，只能眼看着每天成千上万的人死去，疫情仍然在不断蔓延。

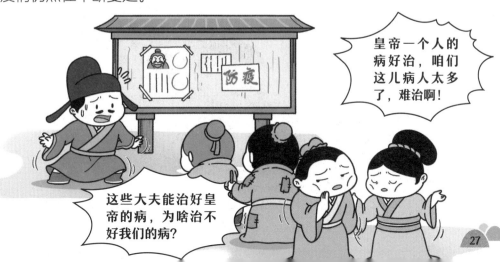

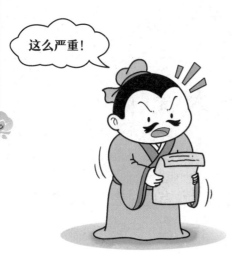

这么严重！

"药王"孙思邈听说疫情严重，也日夜兼程地来到了疫区。

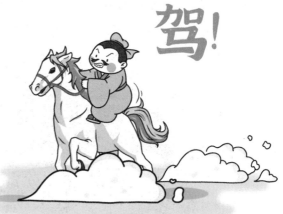

驾！

当看到这些感染了瘟疫的病人之后，孙思邈马上给他们做了检查，他发现所有患者都有一些共同点：面部肿胀，高烧不退，全身长满红疹。孙思邈先是替病人诊了脉，又结合症状，心里很快想好了怎么治疗这种病。

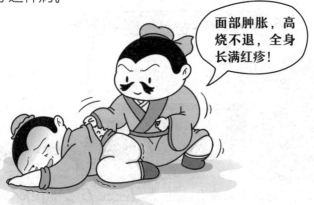

面部肿胀，高烧不退，全身长满红疹！

万幸的是，他的药箱里带了一些可以治疗这种疫病的药。孙思邈从箱子里取出一种叶子，用水煮成汤药后给患病的人服用。

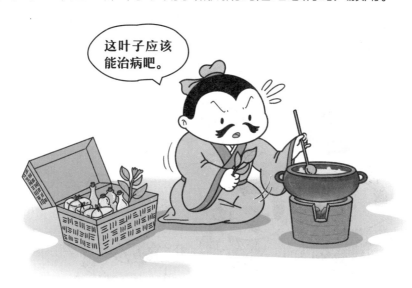

很快，病人的症状得到了缓解，但由于病人数量太多，孙思邈带来的药很快就用完了，于是孙思邈发动百姓上山去采药。

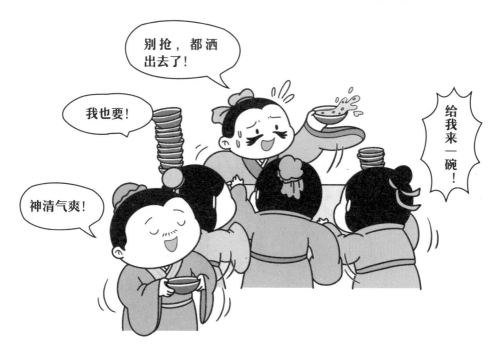

老百姓怎么会认识草药呢？起初大家采回来的草药只有很少一部分能用，剩下大多数都不能用。孙思邈想了想，就编了个顺口溜告诉大家："大厚叶，卵圆形，色蓝绿，高三尺。"由于这句顺口溜详细地描述了草药的样子，所以大家在采药时就很少出错了。

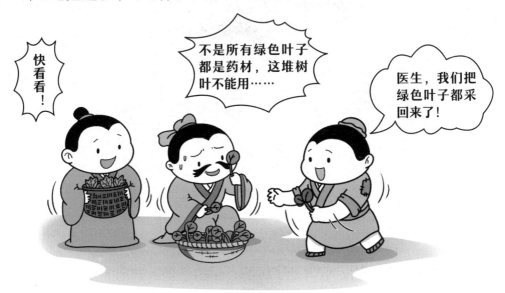

患者们按照孙思邈的指点，吃了这种草药之后很快就痊愈了。大家对"药王"孙思邈非常感激，而他教给大家治疗瘟疫的这味草药被命名为"大青叶"，一直到今天仍然发挥着重要作用。

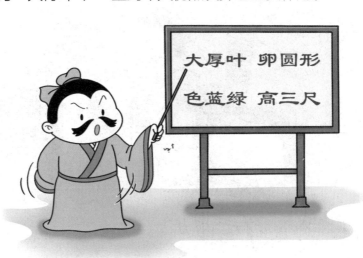

鹅不食草

é bù shí cǎo

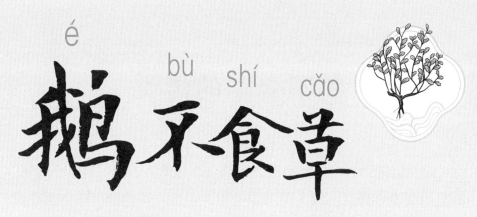

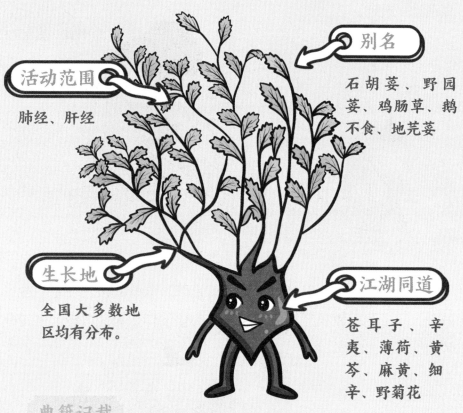

活动范围

肺经、肝经

别名

石胡荽、野园荽、鸡肠草、鹅不食、地芫荽

生长地

全国大多数地区均有分布。

江湖同道

苍耳子、辛夷、薄荷、黄芩、麻黄、细辛、野菊花

典籍记载

《四声本草》："通鼻气，利九窍，吐风痰。"

《本草纲目》："鹅不食草，上达头脑，而治顶痛目病，通鼻气而落瘜肉。"

《本草拾遗》："去目翳，按塞鼻中，翳膜自落。"

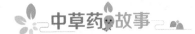

鹅不食草的传说

很久以前，有个农家小孩，自幼就患有鼻炎，不仅鼻子不通气，而且总是流黄鼻涕，大人见了说他不讲卫生，其他的小孩也都不愿意跟他一起玩。

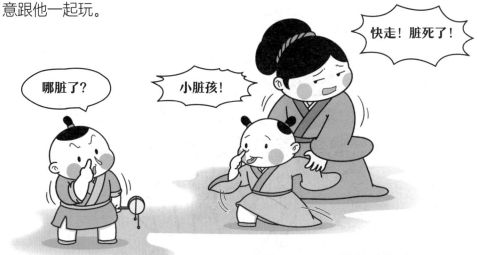

有一天，小孩赶着一群鹅到山边吃草。这些鹅被关在圈里饿了好久，一见到草就疯狂地吃了起来。小孩没什么事儿可做，就坐在旁边的草地上休息。

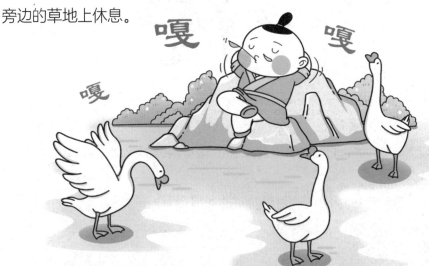

过了一会儿，小孩发现这些鹅把周围的草吃得只剩草根，唯独有一丛草它们连动也没动。小孩觉得很奇怪："这些草看起来非常鲜嫩，为什么鹅不愿意吃呢？"

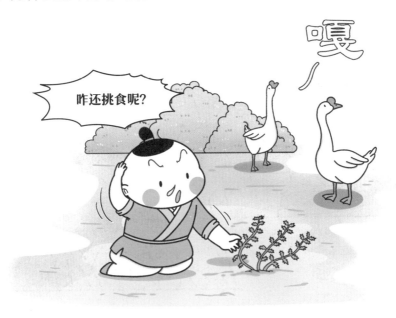

于是小孩把鹅赶到了那丛草周围，结果鹅伸长脖子闻了闻，又都走开了。

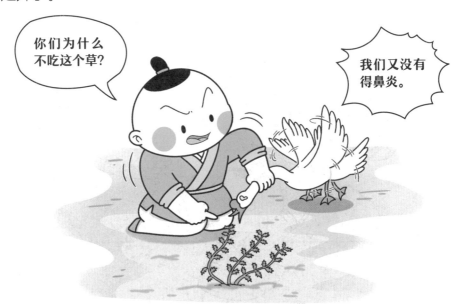

这下小孩觉得更奇怪了，他伸手摘了几片草叶，揉搓了几下，然后放到鼻子下面闻了闻，他只觉得一股刺鼻的味道直冲鼻腔，忍不住打了几个喷嚏。令他吃惊的是，多年不通气的鼻子竟然一下子通畅了。

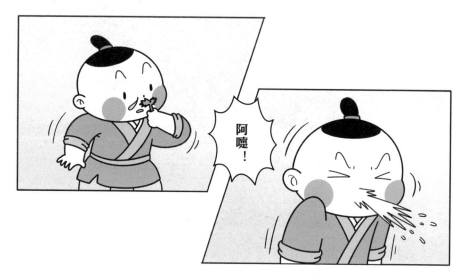

回家的时候，小孩又采了一把这种草，没事的时候就搓几根闻一闻。过了几天，他不再流黄脓鼻涕了，鼻塞的症状也完全消失了。

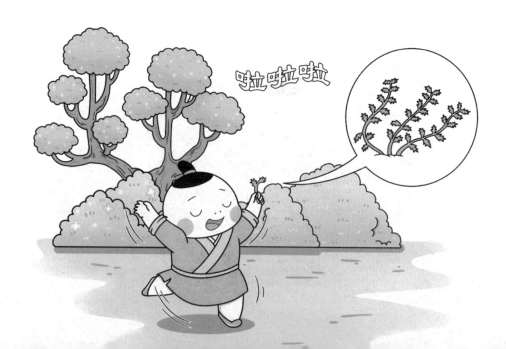

事情很快就传遍了村子，那些跟小孩一样患有鼻炎的村民也纷纷把这种草塞在自己的鼻子里闻，很快，他们的鼻炎也都好了。

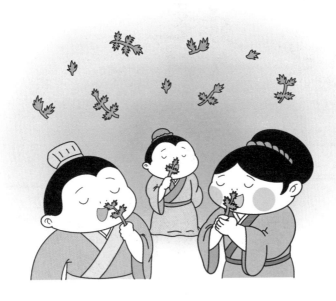

后来，很多大夫都用这种草来治疗患有鼻炎的病人，它也因此变成了一味中草药。因为这种草当初被发现时连鹅都不肯吃，所以人们就给它起了个名字——"鹅不食草"。

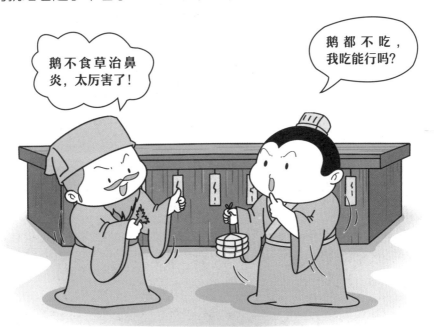

鹅不食草治鼻炎，太厉害了！

鹅都不吃，我吃能行吗？

huáng jīng
黄精

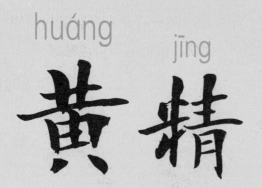
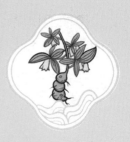

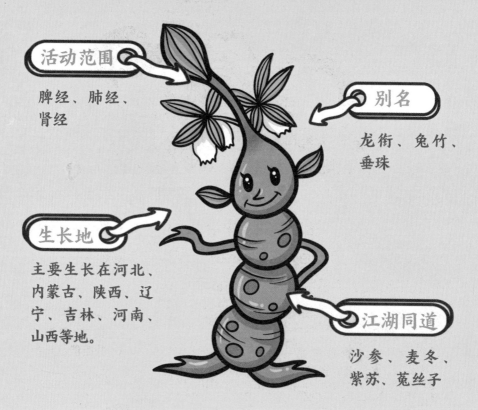

活动范围

脾经、肺经、肾经

别名

龙衔、兔竹、垂珠

生长地

主要生长在河北、内蒙古、陕西、辽宁、吉林、河南、山西等地。

江湖同道

沙参、麦冬、紫苏、菟丝子

典籍记载

《名医别录》："主补中益气，除风湿，安五脏。久服轻身延年不饥。"

《日华子本草》："补五劳七伤，助筋骨，止饥，耐寒暑，益脾胃，润心肺。单服九蒸九暴，食之驻颜。"

黄精女的故事

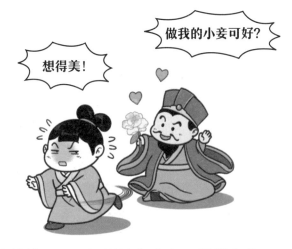

古时候，有一个贪财好色的财主，他家里有一个丫鬟名叫黄精。本来，财主没把黄精当回事，可是她越长越漂亮，竟然出落得娇艳如花，财主就想把她纳为小妾。

但是，黄精根本不愿意嫁给他，又不知道该怎么办，只能向父亲求助。"女儿，你如果实在不想嫁，就等着天黑的时候逃出去吧。"

黄精听了父亲的建议，当天半夜就逃出了财主家。结果，天还没亮，财主就发现她不见了，派了好几个家丁去追赶。黄精哪能跑过那些家丁，不一会儿，就被逼到了悬崖边，没了去路。

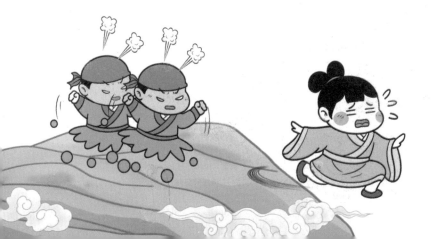

"反正被抓回去也是嫁给财主。"黄精想到这，心一横，从悬崖上跳了下去。说来也是黄精幸运，这座山崖的半山腰处正好长着一棵小树，而黄精则不偏不倚地落在了树上。树的旁边还有一个小斜坡，大难不死的黄精最后从树上掉落在斜坡上。

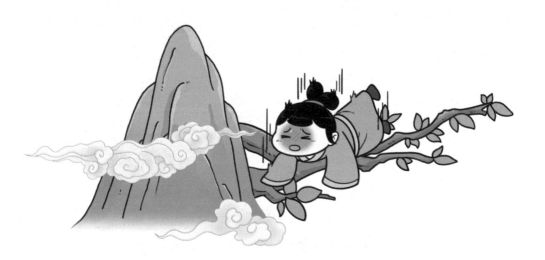

更幸运的是，黄精在那里发现了一种可以充饥的野草，这种野草长着细长的叶子，开着乳白色的花，吃起来又香又甜，就好像是专门为了供黄精食用而长在这里一样。

黄精每天吃着这些野草，在山坡上一住就是半年。这天，她偶然爬到了一块大石头的后面，竟发现了一条直通悬崖顶的藤蔓。黄精顺着这条藤蔓就往山顶爬，本来还有些担心爬不上去，可是她抓住藤蔓才发现，自己的身体变得非常轻盈，就像会飞一样，不一会儿就爬到了山顶。

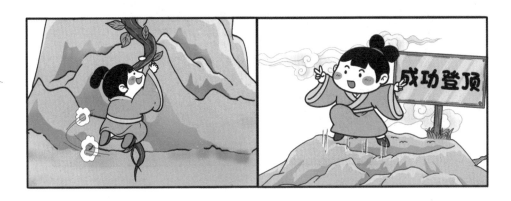

黄精知道不能回原来的家了，就往反方向走去。不一会儿，她来到一个村庄，在一户人家门前停了下来。这家的老婆婆看她孤身一人，实在可怜，就收留了她。

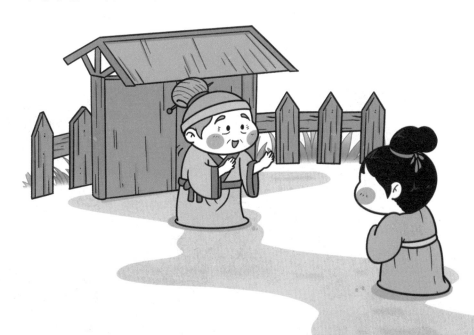

黄精发现老婆婆很善良，便把自己的遭遇告诉了她。老婆婆听得流下了眼泪，决定收养黄精当干女儿。

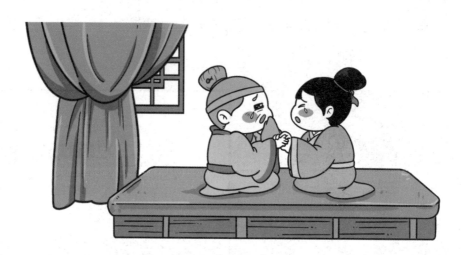

从此，黄精就在这里生活了下来，她吃野草、爬藤蔓的故事很快传遍了整个村庄。村里采药的人听说了她的故事，就特意到黄精曾经生活过的山坡去采摘那种野草拿回来入药。他们发现那野草果然有神奇的效果：年轻人吃了精力旺盛，老人吃了身体硬朗。

因为这味药是黄精最先发现的，所以人们便把它称为"黄精"。

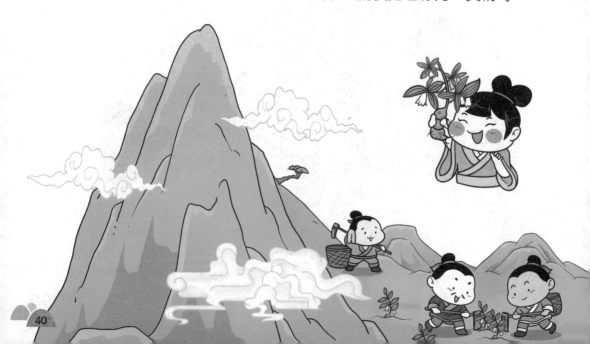

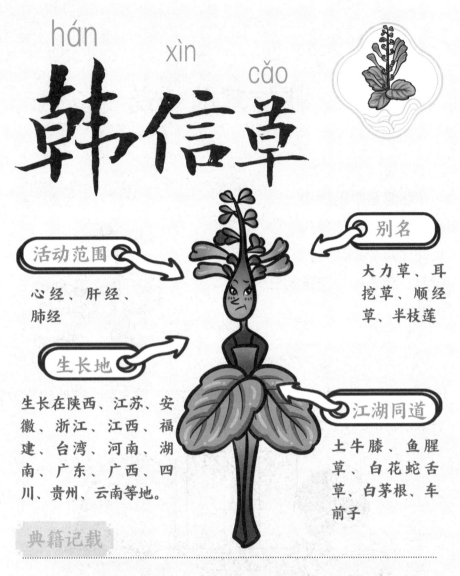

hán xìn cǎo

韩信草

活动范围

心经、肝经、肺经

生长地

生长在陕西、江苏、安徽、浙江、江西、福建、台湾、河南、湖南、广东、广西、四川、贵州、云南等地。

别名

大力草、耳挖草、顺经草、半枝莲

江湖同道

土牛膝、鱼腥草、白花蛇舌草、白茅根、车前子

典籍记载

《生草药性备要》："治跌打，蛇伤，祛风散血，壮筋骨，消肿，浸酒妙。"

《南宁市药物志》："消肿止痛，祛风散瘀。治跌打，蛇伤，疮疡。"

《贵阳民间药草》："平肝清热。治肝火旺，烦躁。"

《泉州本草》："清热解毒，消肿退癀，逐血破瘀，排脓消痈，凉血止血，利咽喉。主治一切喉癀，亦治肺火高热喘咳，吐血，咳血咯血，瘀血作痛，刀伤出血，恶疮痈肿，虎、犬咬伤。"

中草药 故事

韩信草的传说

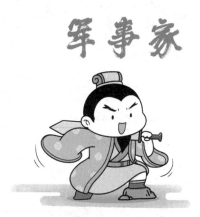

韩信是中国历史上杰出的军事家，与萧何、张良并称为"汉初三杰"，与彭越、英布同为"汉初三大名将"。

韩信虽然战功赫赫，但他的童年时代过得很苦。在他幼年时父亲就因故去世了；几年后，母亲也病逝了。

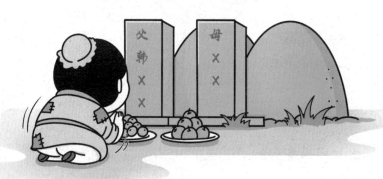

无父无母且家境贫寒的韩信只能在河里捕些鱼来卖，换些小钱，艰难维生。

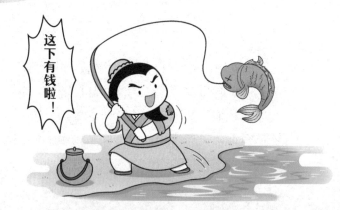

这下有钱啦！

有一天，韩信在市场上卖鱼，有几个无赖过来抢他的鱼，韩信
与他们争斗了起来，可惜寡不敌众，韩信被打伤了。

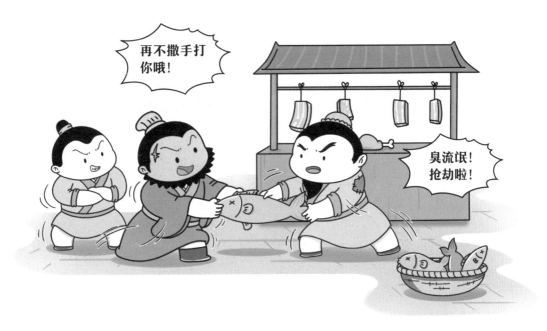

当晚，韩信就觉得浑身疼痛，第二天连床都起不来了。

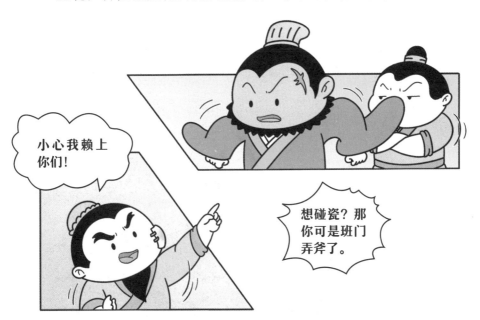

邻居是一位善良的老婆婆，她见韩信病倒了，不仅给他送去了热水热饭，还去后山采了一种草药，煎水给韩信服下，没过几天，韩信的病就痊愈了。

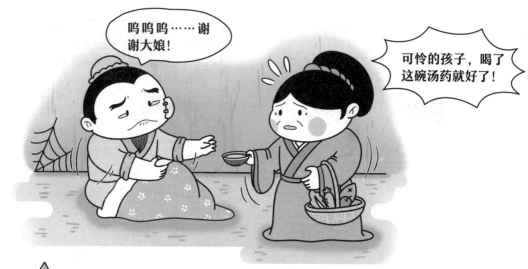

呜呜呜……谢谢大娘！

可怜的孩子，喝了这碗汤药就好了！

后来韩信当了兵，还被刘邦拜为大将。因为常年带兵打仗，韩信经常看到手下的士兵因为受伤而行动不便，他又想起了当年邻居老婆婆给自己熬的草药，于是一边安抚受伤的士兵，一边派人去寻找那种草药。

大将军

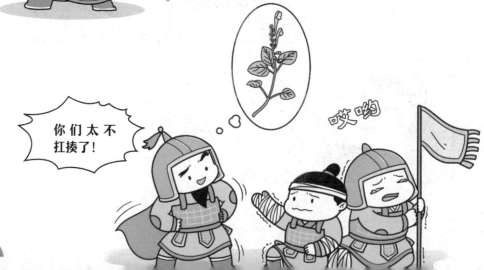

你们太不扛揍了！

哎哟

韩信命人将采回来的草药用大锅煮成汤药，然后分给受伤的士兵服用，受轻伤的士兵服用三五天就好了，受重伤的士兵服用半个月也都痊愈了。

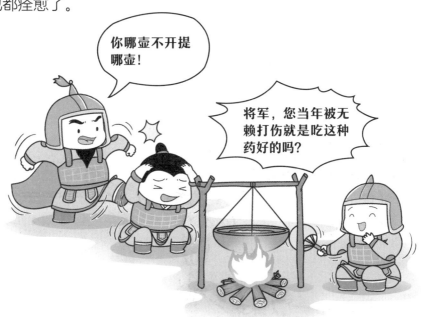

为了表达对韩信的感激，士兵们提议用韩信的名字来给这种草药命名，从那以后"韩信草"就成为化瘀消肿的良药，并一直沿用至今。

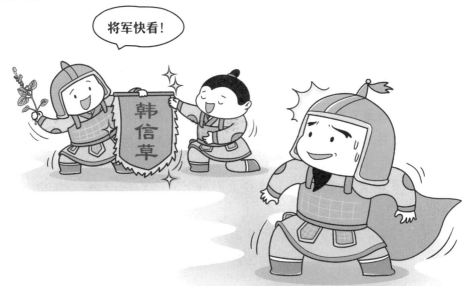

liú jì nú
刘寄奴

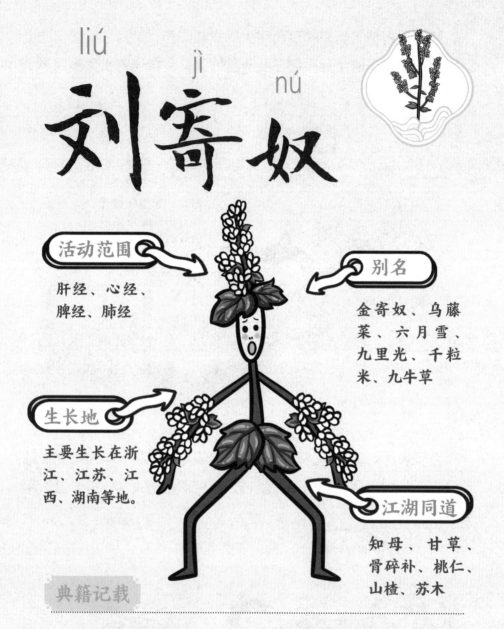

活动范围

肝经、心经、脾经、肺经

别名

金寄奴、乌藤菜、六月雪、九里光、千粒米、九牛草

生长地

主要生长在浙江、江苏、江西、湖南等地。

江湖同道

知母、甘草、骨碎补、桃仁、山楂、苏木

典籍记载

《唐本草》："主破血，下胀。"

《日华子本草》："治心腹痛，下气水胀、血气，通妇人经脉癥（症）结，止霍乱水泻。"

《开宝本草》："疗金疮，止血为要药；产后余疾，下血、止痛。"

《本草蒙筌》："消焮肿痈毒，灭汤火热疼。"

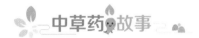

"帝王草"——刘寄奴

在浩瀚的中药王国里，有一味草药与皇帝同名，它就是刘寄奴，这是怎么回事呢？接下来就听听这个故事吧！

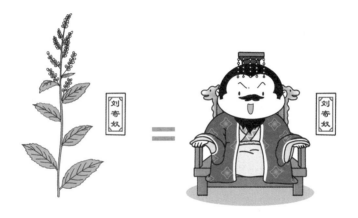

南北朝时期，有一位皇帝名叫刘裕，他的小名叫"寄奴"。做皇帝之前，刘裕曾有过一段穷困潦倒的时期。

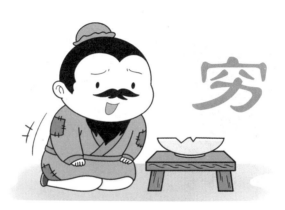

那时候，他每天靠捕鱼、打猎维持生计。

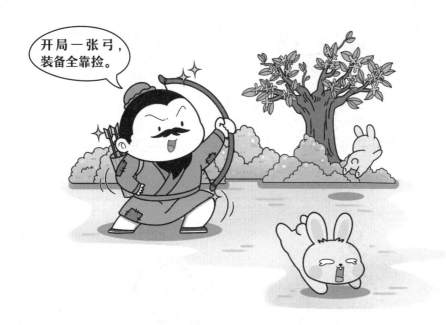

有一天，刘裕上山打猎的时候被一条白色蟒蛇挡住了去路。

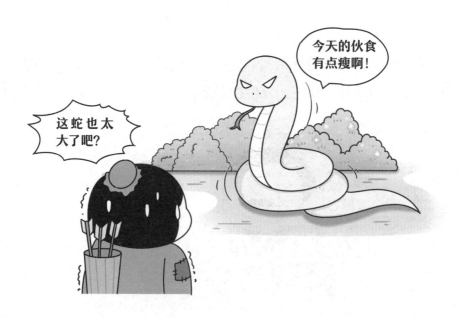

情急之下，他拉开弓弩，一箭射中了蟒蛇的头。

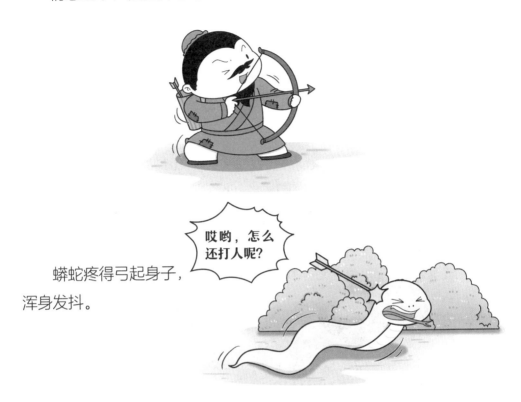

蟒蛇疼得弓起身子，
浑身发抖。

刘裕正想上前看个清楚，蟒蛇所在的地方却突然冒起一阵烟雾，
随后蟒蛇就消失了。

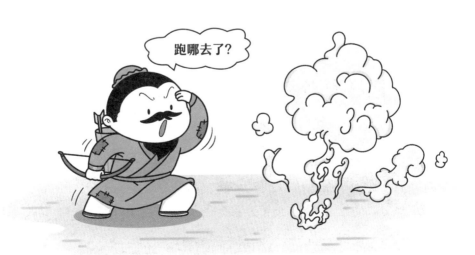

"难道这蛇还会法术吗？"刘裕想要一探究竟，便顺着草丛向前寻找。可是，他并没有找到蟒蛇，却看见了两个捣药的童子。只见两人一边往石臼里放一种淡黄色的小花，一边闲聊。其中一个童子说道："大王一时没留意，才被寄奴所伤，等伤好了，一定会找他报仇的。"另一个童子说道："这仇恐怕报不成，寄奴可是未来的皇帝啊。"

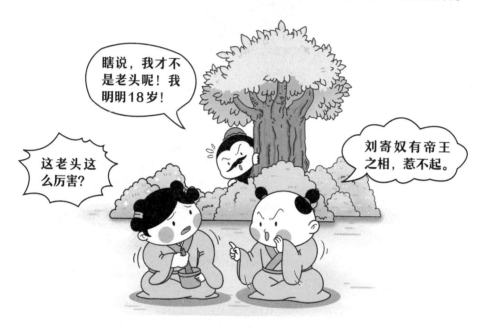

刘裕一听两人提到了自己的小名，便大喝一声冲出草丛，两个童子吓得落荒而逃，连捣好的药也没顾上拿。

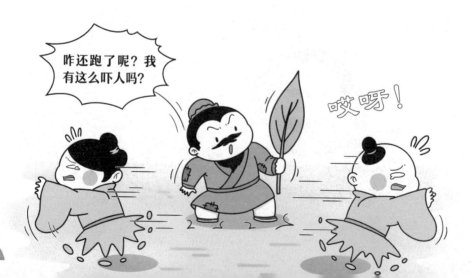

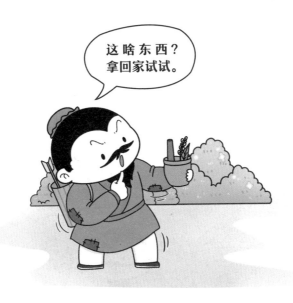

刘裕心想：这些药肯定是给蟒蛇治疗箭伤的，我干脆带回家去吧。到家以后，他给那些不小心受伤的猎人朋友用了这种药，果然药到病除。

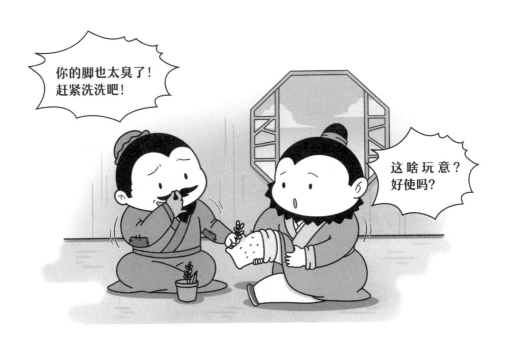

后来，刘裕做了大将军，经常带兵打仗，他告诉手下的士兵，如果在战斗中受伤，就去采这种开黄花的草药，捣碎后敷在伤口上。士兵用了这种草药后，伤口好得特别快。由于大家都不知道这种草药叫什么，就用刘裕的小名"刘寄奴"给它命名。

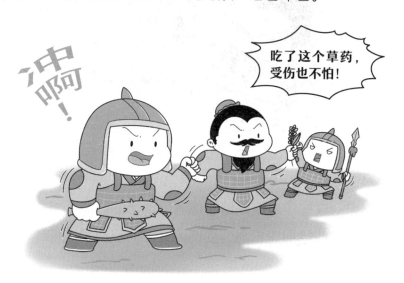

再后来，就像那两位童子所说，刘裕真的做了皇帝。而作为中草药的"刘寄奴"也成为唯一用皇帝名字命名的药材。

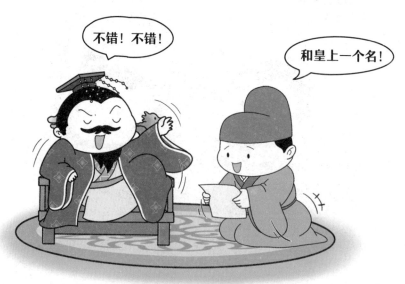

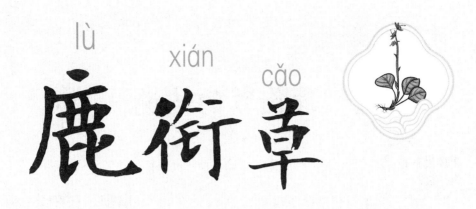

lù xián cǎo

鹿衔草

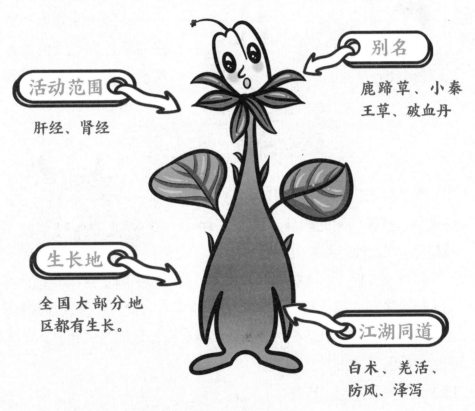

别名

鹿蹄草、小秦王草、破血丹

活动范围

肝经、肾经

生长地

全国大部分地区都有生长。

江湖同道

白术、羌活、防风、泽泻

典籍记载

《滇南本草》："添精补髓，延年益寿。治筋骨疼痛痰火之症。"

《植物名实图考》："治吐血，通经有效。"

《安徽志》："性益阳，强筋，健骨，补腰肾，生津液。"

🌿 中草药☠故事

鹿衔草的传说

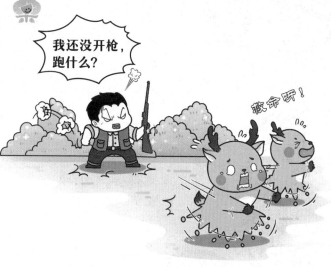

以前，在东北山区的密林里生活着很多野生的鹿，它们警惕性非常高，如果有人类想要接近它们，它们就会四散奔逃。

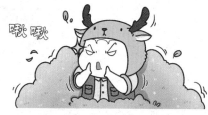

为了接近它们，猎人们制作了鹿头模型，并模仿鹿的叫声，这一招果然有用，每次都能引来很多鹿。

有一次，猎人们模仿鹿的叫声，一大群鹿来到了树林中间的空地上玩耍嬉戏，猎人们就埋伏在远处的灌木丛中，静静地观察着，等待合适的捕猎时机。突然，有一头鹿直挺挺地倒在了地上，其他的鹿全都围了过去，把头凑到它跟前，嘴里发出了阵阵悲鸣。但没过多久，它们就往四处散开了。

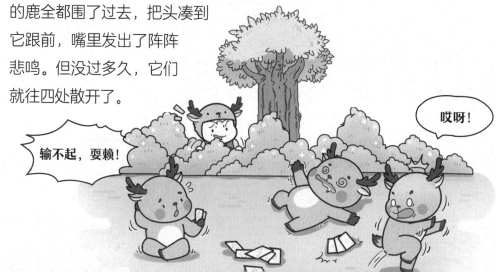

正当猎人们叹息这次捕猎行动要失败的时候，鹿群又回来了，它们嘴里都衔着一种草。只见它们将嘴里的草嚼了几下，然后就喂进了倒在地上的那头鹿的嘴里。

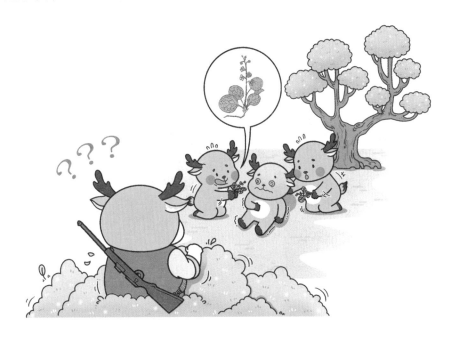

不一会儿，倒地的鹿竟然睁开了眼睛，随后，它就从地上站了起来，活蹦乱跳地跟伙伴们继续玩闹起来。

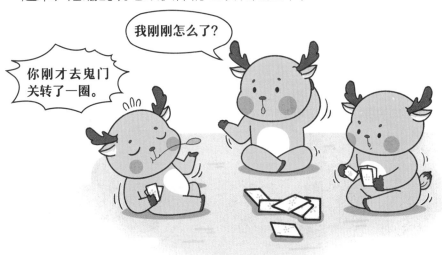

我刚刚怎么了？

你刚才去鬼门关转了一圈。

猎人们目睹了这个过程无不感到惊奇，他们也顾不上打猎了，直接拿起猎枪朝天开了一枪，等到鹿群逃走后冲了过去，捡起了还没有被嚼碎的那种草。

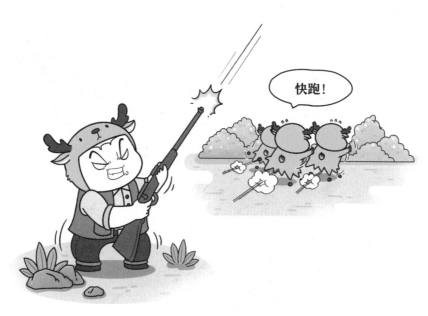

只见这草圆圆的叶子，散发出芳香的气味。它竟然可以"起死回生"！

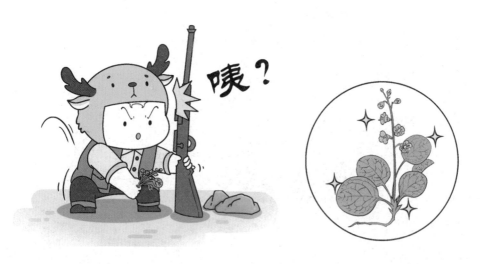

于是，猎人们又多采了一些这种草带回了家，遇到身体不舒服的时候，就用它来煎水服用，果然起到祛病强身的作用。

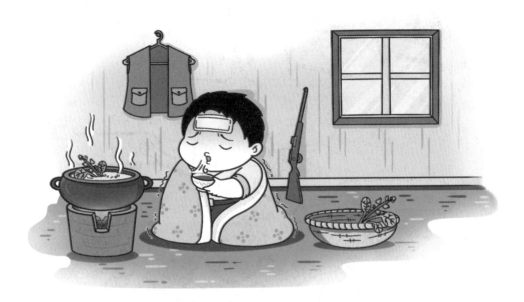

后来，人们想给这野草起个名字，有人提议："这种草是鹿衔来救它的同伴时被发现的，不如就叫'鹿衔草'吧。"于是，鹿衔草这个名字就诞生了，并一直沿用至今。

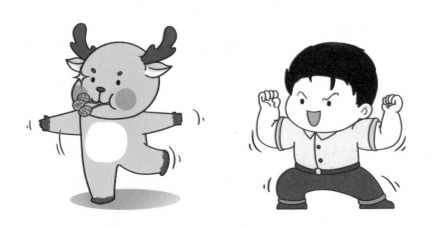

mǎ chǐ xiàn

马齿苋

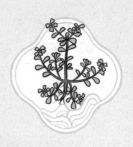

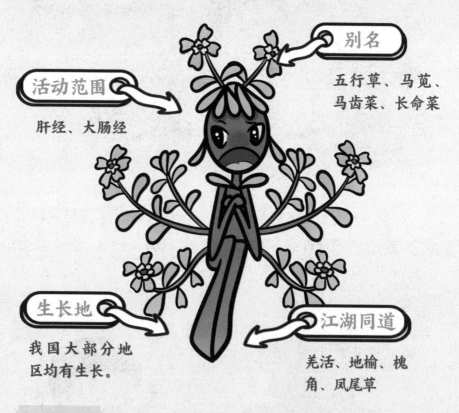

别名

五行草、马苋、马齿菜、长命菜

活动范围

肝经、大肠经

生长地

我国大部分地区均有生长。

江湖同道

羌活、地榆、槐角、凤尾草

典籍记载

《新修本草》："主诸肿瘘疣目，捣揩之；饮汁主反胃，诸淋，金疮血流，破血癥（症）瘕，小儿尤良。"

《本草纲目》："散血消肿，利肠滑胎，解毒通淋，治产后虚汗。"

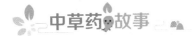

除痢疾的马齿苋

很久很久以前，一个大户人家的公子娶了个漂亮的妻子苋儿。

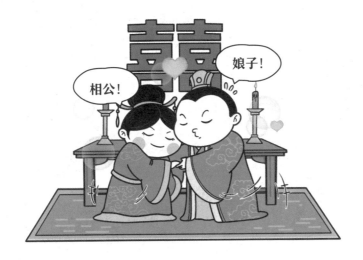

夫妻俩的日子本来过得很幸福，可是婆婆经常虐待儿媳。儿子害怕母亲，选择了袖手旁观，苋儿只能独自一人忍气吞声。

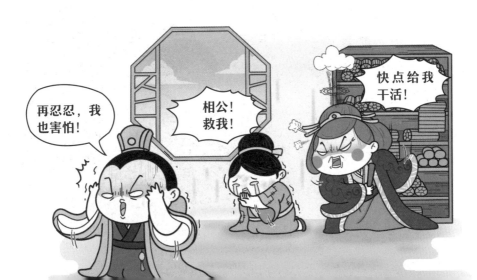

有一年，村里流行起一种可怕的疫病——痢疾。但凡得上这种病的人，轻则发烧、腹痛，重则上吐下泻不止，有些甚至因此病死了。

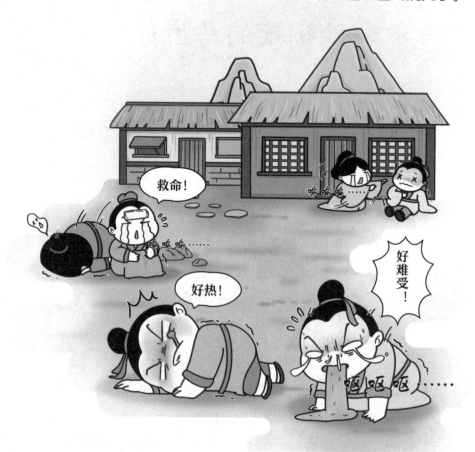

苋儿每天进进出出，接触的人多，也得上了痢疾。一开始病情比较轻，还能坚持做家务，后来病情越来越重，连坐起来都变得吃力。

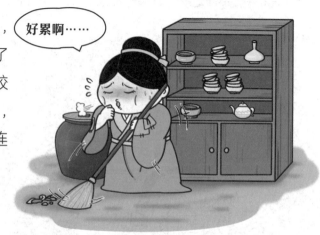

婆婆看苋儿不能干活了，又怕她把病传染给自己，就把她赶到看菜园的小茅屋里去住，每天只给她送点残羹剩饭。

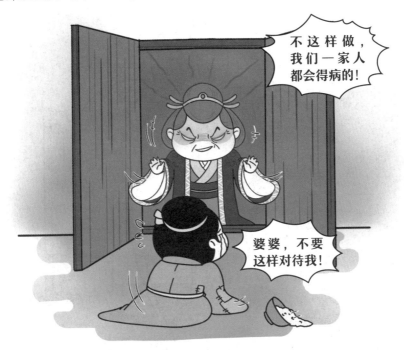

苋儿住在这个简陋的房子里，又冷又饿，病得更重了。一天，她饿得实在受不了了，就想去园子里摘点菜吃。

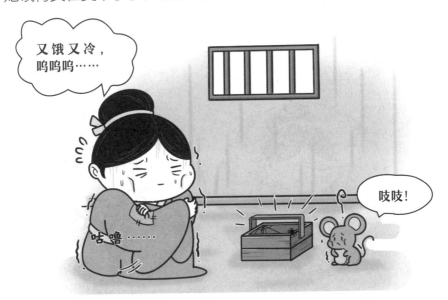

当她来到菜园时才发现，这里由于很长时间没有人打理，已经荒废了，菜园里除了一种外表光滑无毛、肉质肥厚的野草之外，什么都没有。

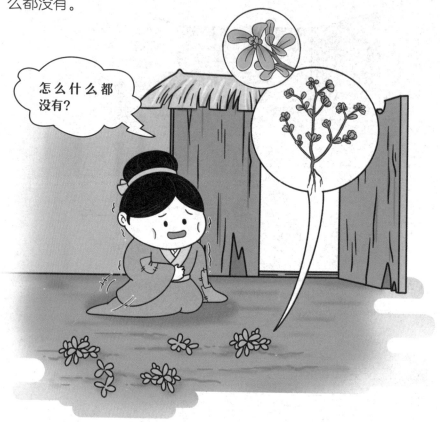

怎么什么都没有？

苋儿想：与其饿死，干脆采一些这种野草回去煮着吃。她割了一些野草，拿回屋里煮上吃了。

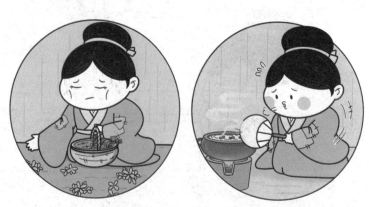

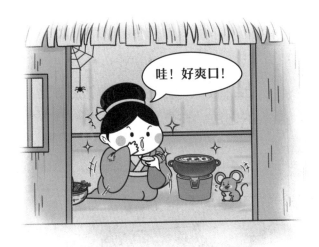

没想到，这种草的味道爽滑可口，而且吃了几顿之后，上吐下泻的症状居然止住了，她又坚持吃了几天，痢疾竟然完全好了。

善良的苋儿赶紧跑到家里，想把这个好消息告诉丈夫和婆婆，没想到丈夫和婆婆也感染了痢疾，他们躺在床上已经起不来了。

苋儿不计前嫌，把治好她的那种野草采回来给两人服用，不久，两人都恢复了健康。

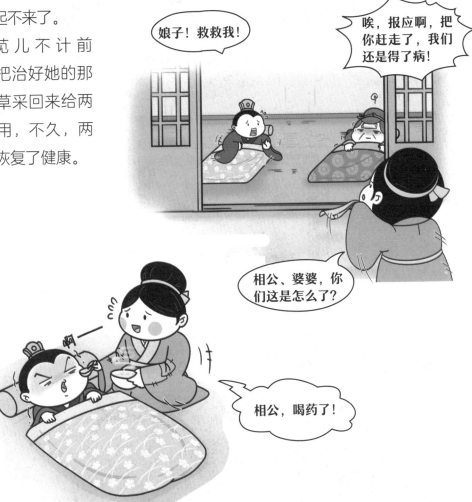

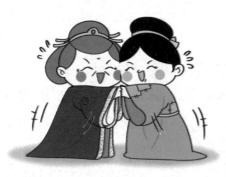

婆婆知道是苋儿救了自己，心中十分感动，一改从前的做法，与苋儿亲如母女。

后来，他们三人又用这种草治好了村里其他得了痢疾的人。

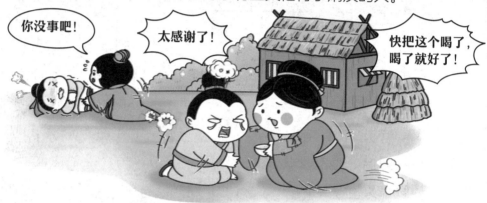

你没事吧！

太感谢了！

快把这个喝了，喝了就好了！

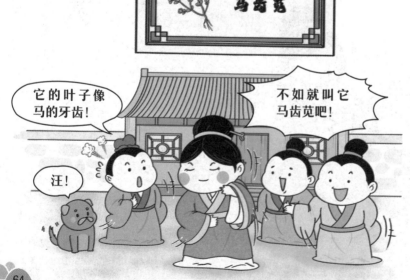

马齿苋

它的叶子像马的牙齿！

汪！

不如就叫它马齿苋吧！

大家都说："这种野草是苋儿姑娘最先发现的，它的叶子长得像马的牙齿，不如就叫它'马齿苋'吧。"

羌活

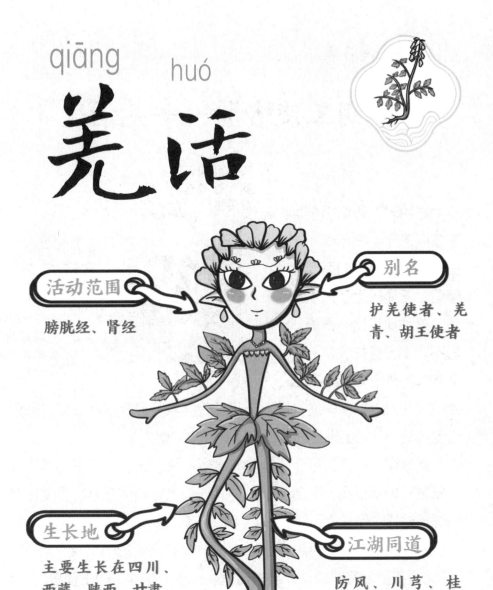

活动范围

膀胱经、肾经

别名

护羌使者、羌
青、胡王使者

生长地

主要生长在四川、
西藏、陕西、甘肃、
青海等地。

江湖同道

防风、川芎、桂
枝、五加皮

典籍记载

《药性论》："治贼风，失音不语，多痒血癞，手足不遂，口面
喎邪，遍身顽痹。"

《洁古珍珠囊》："太阳经头痛，去诸骨节疼痛。"

"胡王使者"——羌活

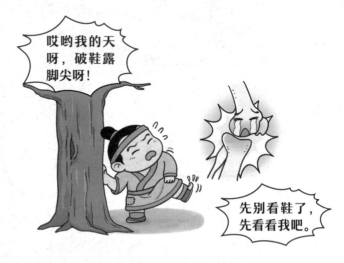

哎哟我的天呀，破鞋露脚尖呀！

先别看鞋了，先看看我吧。

唐朝时，有个穷书生名叫王显。由于长年生活在阴暗潮湿的茅草屋里，王显患上了风湿病。这种病可把他折磨得不轻：全身关节又肿又痛，每走一步都要花费很大的力气。由于没钱医治，王显只能默默忍受这些痛苦。他只盼着有朝一日考上进士，靠做官赚些钱来治病。

就这样，王显日日苦读，从不敢懈怠。这天，他读书读得实在太累了，便伏在案上睡着了。梦中，一位老者向他走来，手里拿着一味药材，对他说道："年轻人，你想不想治好风湿病？"王显答道："我做梦都想，可是我手中没多少钱，根本请不起郎中。"老者又说："你无须花重金请郎中，只需去药铺买我手中这味'胡王使者'，用其泡酒常饮即可。"说完，老者就消失了。

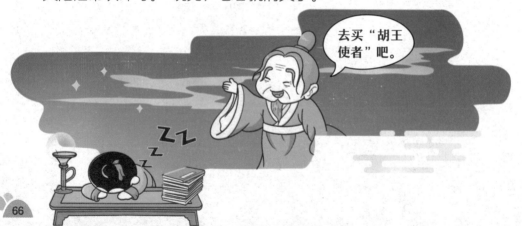

去买"胡王使者"吧。

王显醒来后，连忙按照记忆去买那味药，可是走遍了全城，也没找到老者说的"胡王使者"。书生失望极了，苦笑自己怎么能把梦当真呢。就在这时，一位略懂医术的友人前来探望，王显抱着一丝希望问他："你知道有一味药叫'胡王使者'吗？"友人笑笑说："不怪你不知道，这个名字现在很少有人用，人们用的都是它的另一个名字——羌活。"

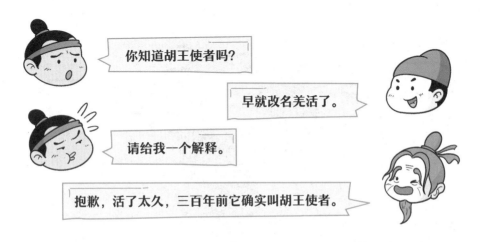

书生听了恍然大悟，赶紧去药铺把羌活买回来泡酒饮用，没过几天，他身上所有的症状都消失了。康复后的王显学习起来更有劲头了，后来果然考中了进士。

功成名就的书生没有忘记梦中的老者，他认为没有老者当初的帮助就没有自己的今天。于是，他把老人的形象画下来，张贴在墙上，每天祭拜。而他自己也成为造福一方的好官。

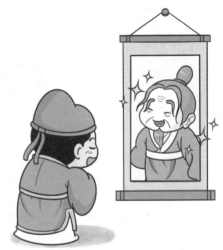

qiān niú zǐ
牵牛子

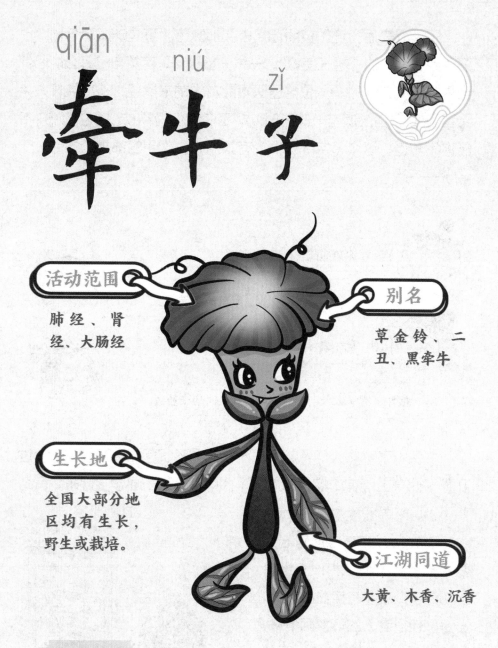

活动范围

肺经、肾经、大肠经

别名

草金铃、二丑、黑牵牛

生长地

全国大部分地区均有生长，野生或栽培。

江湖同道

大黄、木香、沉香

典籍记载

《本草新编》："夫牵牛利下焦之湿，于血中泄水，极为相宜；不能泄上焦之湿，于气中泄水，未有不损元气者也。"

《名医续注》："味苦寒，能除湿，利小水，治下生脚气。"

牵牛子的由来

　　牵牛花，相信大家一定都见过，因为它形状酷似一个小喇叭，所以很多地方也叫它喇叭花。牵牛花的种子叫牵牛子，是一味常用的中药材，能够去除体内湿气和多余的水分，从而起到消肿的作用。关于牵牛子名字的由来，有这样一个故事：

　　相传很久以前，在河南省西南部的伏牛山脚下生活着一对孪生姐妹，她们勤劳勇敢、单纯善良。一天，姐妹俩从地里刨出来一个闪闪发光的银喇叭，她们既惊讶，又惊喜。

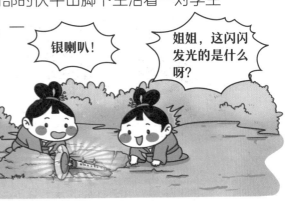

　　正当两姐妹惊喜之际，空中出现了一位全身闪着银光的神仙，神仙告诉她们，这个银喇叭其实是一把能打开后山神秘山洞的钥匙，山洞里藏有一百头金子做的牛，她们可以抱一只金牛出来，这样她们一辈子就不愁吃、不愁穿了。但切记，绝对不能用嘴吹喇叭，只要一吹，

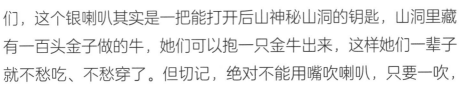

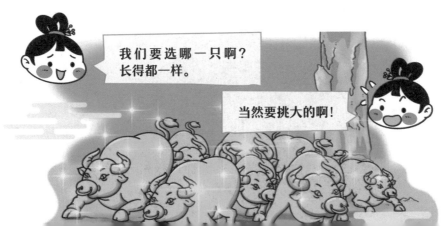

所有的金牛就都会变成活牛逃出山洞。

　　姐妹俩按照神仙的指点找到了那座山洞，果然发现了一百头金牛，她们本想挑一头最大的金牛抱走，但转念一想，牛是十分重要的劳动力，如果让金牛变成活牛，分给贫困的乡亲们，大家不就都有牛可以耕地了吗？于是，姐妹二人将此事告诉了乡亲们，并带领大家一起来到了山洞。姐姐拿起喇叭用力一吹，金牛果然都变成了活牛冲出山洞，被乡亲们带回了家，只有一头牛在冲出洞口的时候被石门卡住了。

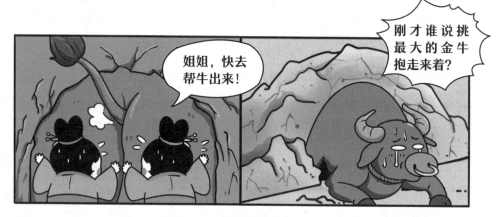

　　姐妹俩赶紧跑回去救这只被卡住的牛，她们拼尽全力将牛从门里推了出去，但山洞的大门却关上了，两姐妹被永远地关在了山洞里。第二天，太阳出来了，那只被留在外面山洞口的银喇叭变成了一朵喇叭花。乡亲们为了纪念姐妹俩，就把这朵喇叭花命名为"牵牛花"，把它的种子命名为"牵牛子"。

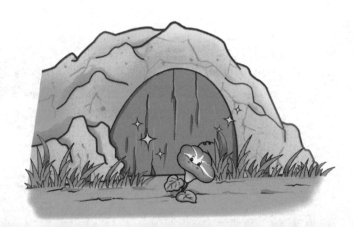

shǐ jūn zǐ

使君子

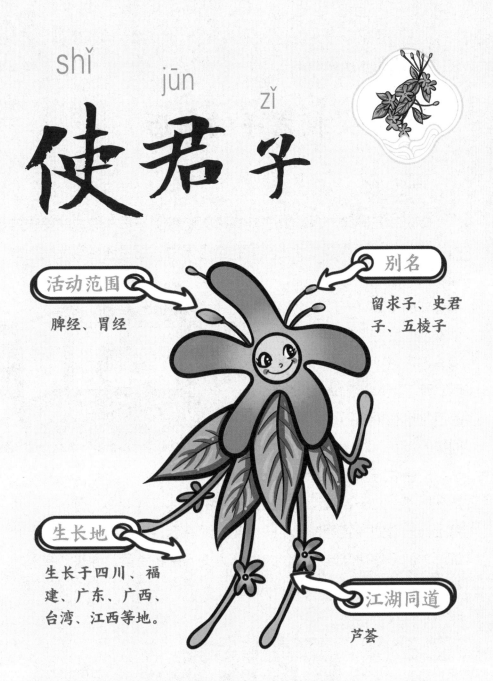

活动范围

脾经、胃经

别名

留求子、史君子、五棱子

生长地

生长于四川、福建、广东、广西、台湾、江西等地。

江湖同道

芦荟

典籍记载

《本草正》："使君子，凡小儿食此，亦不宜频而多，大约性滑，多则能伤脾也。但使君子专杀蛔虫，榧子专杀寸白虫耳。"

使君子的来历

传说，三国时刘备的儿子刘禅每天吃着上好食材做成的美味佳肴，却长得矮小瘦弱，脸色枯黄，全身无力，而且还经常哭闹，嚷嚷着肚子疼。他的肚子像一面小鼓，一叩就发出"空空"的声响，越来越不想吃东西。除了刘禅，附近的百姓也有很多得了同样的怪病。

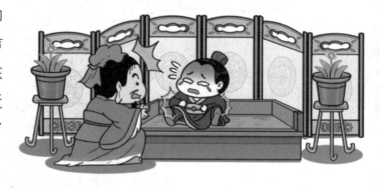

刘备忙于军务，实在顾不上儿子，就派两名士兵形影不离地守着刘禅。有一天，两名士兵陪着刘禅到野外玩了一会儿，没想到，刘禅回来后突然上吐下泻，肚子疼得哇哇大叫。刘备赶紧询问两名士兵，原来刘禅刚才在野外吃了几颗野果。

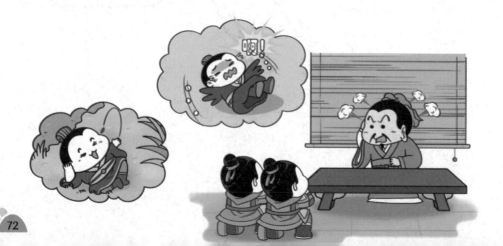

正说着，只见刘禅把裤子一脱，直接泻出一大摊稀便，里面还有许多线状的虫子。这下他的肚子也不疼了，还吵着饿了要吃饭。刚喝了一碗稀粥，刘禅又开始腹泻，这次他又排出了一些虫子，而且肚子也不鼓胀了，躺在床上便呼呼大睡起来。又过了两天，刘禅竟然完全好了。

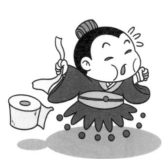

刘备看到儿子恢复了健康，面色红润，身体也一天天强壮起来，开心得不得了。他想肯定是那野果子治好了儿子的病。他立刻命令士兵们出去多摘些这种野果回来，加工成粉状，散发给有跟刘禅一样怪病的百姓，结果这些百姓吃了以后，身体一天天也都好了起来。

百姓们敲锣打鼓地来感谢刘备，并向刘备打听这种药叫什么名字。

刘备说："其实我也不知道叫什么名字。"这时，人群中有个书生模样的人说："刘使君的儿子最先尝了它，就叫'使君子'吧！"百姓拍手叫好："这个名字妙啊！"

从那以后，使君子这个名字就流传开了。

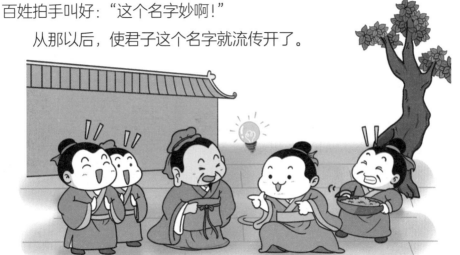

shí chāng pú

石菖蒲

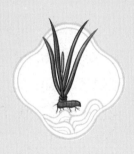

活动范围

心经、胃经

别名

剑草、苦菖蒲、粉菖

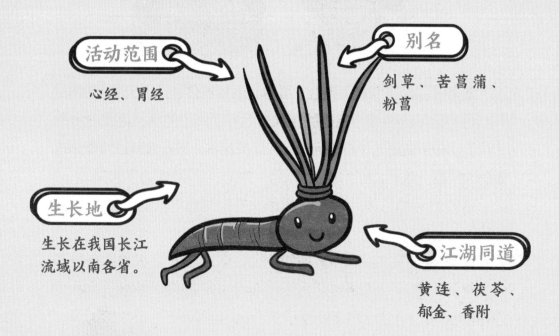

生长地

生长在我国长江流域以南各省。

江湖同道

黄连、茯苓、郁金、香附

典籍记载

《神农本草经》：“主风寒湿痹，咳逆上气，开心孔，补五脏，通九窍，明耳目，出音声。久服轻身，不忘，不迷惑，延年。”

《本草纲目》：“治中恶卒死，客忤癫痫，下血崩中，安胎漏，散痈肿。”

永葆青春的石菖蒲

很久以前，四川住着一个年轻书生。他每天只顾着做学问，日子过得穷困潦倒，经常吃不饱。

这天，书生读了一上午的书后觉得肚子有些饿了，正想做些饭吃的时候才发现家中已经一粒米都没有了，只剩下一些米糠。

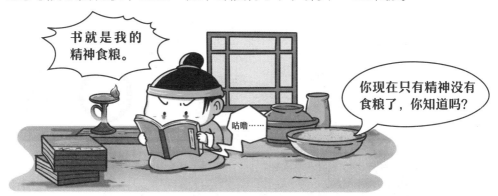

书生抓了一把米糠放在嘴里，但实在咽不下去，于是决定出门去采些野菜。他走着走着，来到一条小溪边，在溪边的碎石旁发现了一片长势喜人的石菖蒲。"太好了，就把这个拿回去拌糠吃。"

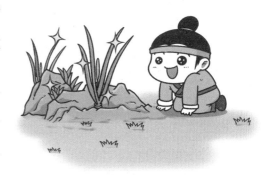

回到家后，书生马上自制了一碗石菖蒲拌糠。令他没想到的是，这碗看起来朴实无华的食物竟然又清凉又可口，吃下去后身体也感

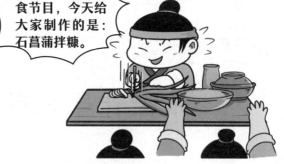

到非常舒服。

从那以后，书生一日三餐都以石菖蒲拌糠为食。就这样吃了一段日子，书生竟一改往日的瘦弱形象，变得又白又胖，整个人显得更年轻了。

这件事很快传到了财主吴良的耳朵里。吴良有数不尽的金银财宝，每天想的都是怎么永葆青春，守住自己的财富。当他听说了书生的神奇经历后，也想尝一尝那令人改头换面的石菖蒲。

吴良命令仆人按照书生的方法制作石菖蒲拌糠给他吃，可当他满心欢喜地吃了一口之后，却连连摇头："这东西太难吃了，根本不是人吃的。"

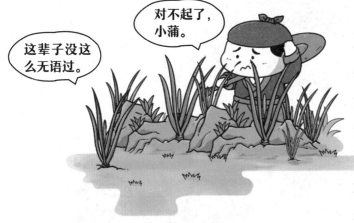

吴良自己吃不下石菖蒲，也不想让其他人从中受益，便命人把附近的石菖蒲全部铲除了。书生眼看着那些吃食被连根拔起，伤心得不得了，坐在地上就哭了起来。

他越哭越伤心，眼泪一滴滴落在地上。就在这时，奇迹出现了，那些光秃秃的地面竟然又重新长出了石菖蒲。这下，书生再也不用担心没有吃的了。他吃着那些取之不尽的石菖蒲，一直活了一百多岁才去世。

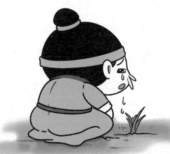

wáng bù liú xíng
王不留行

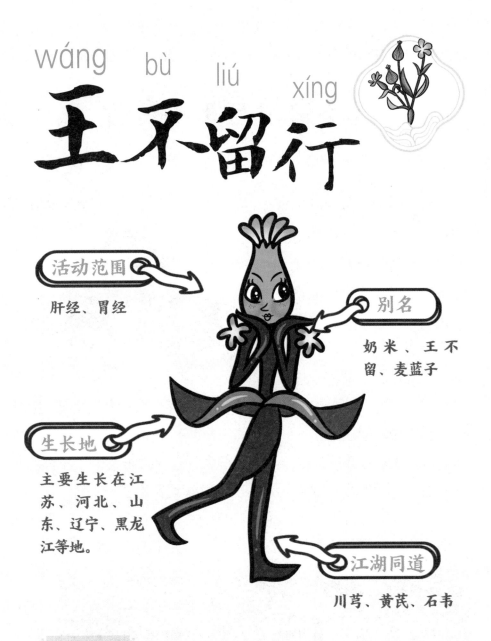

活动范围

肝经、胃经

别名

奶米、王不留、麦蓝子

生长地

主要生长在江苏、河北、山东、辽宁、黑龙江等地。

江湖同道

川芎、黄芪、石韦

典籍记载

《神农本草经》："主金疮，止血逐痛。出刺，除风痹内寒。"

《本草纲目》："利小便。""王不留行能走血分，乃阳明冲任之药，俗有'穿山甲、王不留，妇人服了乳长流'之语，可见其性行而不住也。"

中草药 故事

王不留情与王不留行

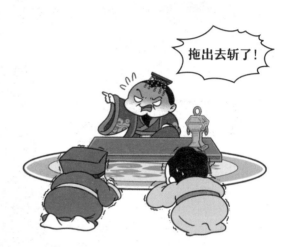

东汉时期，汉桓帝荒淫无道，嫔妃娶了一位又一位，可是只有两人给他生下了儿子。更令他恼怒的是，两个小皇子还不满一岁就夭折了。为此，汉桓帝大发雷霆，把伺候过小皇子的御医、乳母全部治了罪。一时间，整个皇宫人心惶惶，生怕一不小心就牵连到自己。

就在大家想着用什么办法哄汉桓帝开心的时候，一个好消息传来，后宫一位姓胡的娘娘怀孕了，这下大家可算松了一口气。

在众人的精心照料下，胡娘娘顺利生下一个男孩，这可把一直盼着生儿子的汉桓帝高兴坏了。他下令："为了防止意外发生，一切

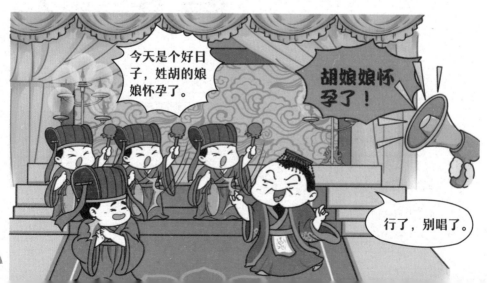

外人不能接近小皇子，由胡娘娘亲自哺乳。"

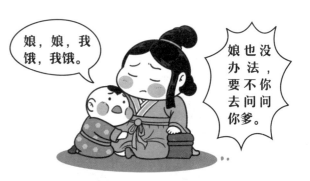

这道圣旨可难坏了胡娘娘，她今年已经快四十岁了，身体也不太好，根本没有足够的乳汁喂养小皇子。看着小皇子一天天消瘦下去，汉桓帝非常心急，命人张贴皇榜寻找医治的办法。

没过多久，皇榜就被人揭了下来，揭榜的人叫李玉。原来，几年前，他的妻子也和胡娘娘是一样的情况，后来被神医张仲景用一剂汤药治好，所以李玉就向汉桓帝推荐了张仲景。

汉桓帝马上召见张仲景。张仲景说："娘娘的病并不难治，可是需要一味叫大麦牛的草药，这药春天萌芽，夏天长成，秋天凋谢，现在正是寒冬，我到哪里去找药呢？"汉桓帝生气地说："你要是治不好娘娘的病，别怪本王不留情，到时候你和李玉都要被砍头。"

张仲景和李玉获罪的消息很快传到了李玉家人的耳朵里，李玉的儿子为了救父亲，四处收集夏天存下来的大麦牛，又背着这些草药赶往京城，终于赶在张仲景和李玉被杀之前把药送到了皇宫。

胡娘娘服用了大麦牛，药到病除，再也不用为乳汁少的问题烦心了。可遗憾的是，李玉的儿子却因为劳累过度而去世了。

为了纪念李玉的儿子，也为了提醒自己永远别忘了"王不留情"，张仲景将大麦牛改名为"王不留行"，这个名字也一直沿用到了今天。

xià kū cǎo

夏枯草

活动范围

肝经、胆经

别名

夕句、乃东、棒槌草

生长地

主要生长在江苏、浙江、安徽、河南。

江湖同道

桑叶、菊花、决明子、蒲公英

典籍记载

《神农本草经》："主寒热、瘰疬、鼠瘘、头疮，破癥（症），散瘿结气，脚肿湿痹。"

《本草纲目》："夏枯草治目疼，用砂糖水浸一夜用，取其能解内热，缓肝火也。"

枯草治病

从前有一对夫妻，年近四十岁才生了一个儿子，夫妻俩高兴得不得了，对儿子寄予厚望。他们给儿子起名叫茂松，希望儿子能像松柏一样茁壮成长，将来有一番大作为。

茂松也没有辜负父母的期望，他从小就喜欢读书，十几岁时就已经把四书五经背得滚瓜烂熟。亲朋好友觉得他考中进士没问题，但现实并非如此。

茂松第一次参加考试就名落孙山，此后更是屡战屡败。受不了打击的茂松终于在第五次榜上无名的时候病倒了。

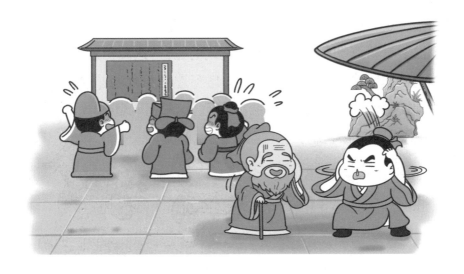

茂松的病有点古怪，他的脖子上长了许多小疙瘩，有的甚至开始流脓水。

这可急坏了他的老父亲，他遍访名医，希望把儿子的病治好，可是都没什么效果。后来他听说千里之外有一位名医叫神农，什么病都能治，就跟传说中"遍尝百草"的神农氏一样。

听说了这个消息之后，茂松爹就踏上了寻找神农的旅程。他走了几天几夜，最终体力不支晕倒在一座大山脚下。当他醒来的时候，只见眼前仙气萦绕，百花盛开，一位老农正在给花草浇水。

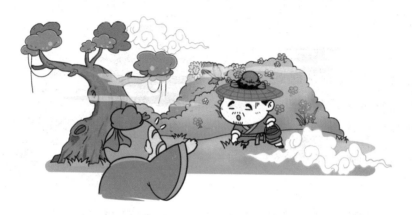

原来，这位老农就是茂松爹苦苦寻找的神农。神农听说了茂松爹的遭遇后，非常同情他，就从药箱中拿出一味草药对他说："把这药带回去，取部分煎服，就能治好你儿子的病了。"

茂松爹看着这味草药，有些不太敢相信："这草药就像枯草一样，能治病吗？是不是我心不够诚，您不愿意帮我啊？"神农笑着说："别看这草长得不好看，却能治恶疾。这草名叫夏枯草，在它枯黄的时候采下来才最有用。"

xīn yí

辛夷

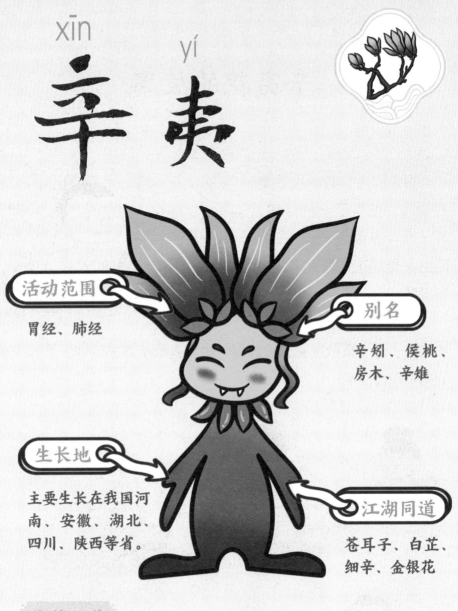

活动范围

胃经、肺经

别名

辛矧、侯桃、房木、辛雉

生长地

主要生长在我国河南、安徽、湖北、四川、陕西等省。

江湖同道

苍耳子、白芷、细辛、金银花

典籍记载

《神农本草经》："主五脏身体寒热风，头脑痛。"

《本草纲目》："鼻渊，鼻鼽，鼻窒，鼻疮及痘后鼻疮。辛夷之辛温，走气而入肺，能助胃中清阳上行通于头，所以能温中，治头面目鼻之病。"

辛夷花的故事

很久以前，有一位姓秦的举人，他得了一种怪病，鼻子常年不通气、流鼻涕，而且头晕眼花，嘴里吃什么都没味。

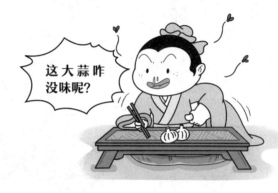

这大蒜咋没味呢？

最令他感到崩溃的是，他的鼻子还一直散发着一股恶臭，家里人都不愿靠近他，就连家里的狗都绕着他走。

别跑啊！

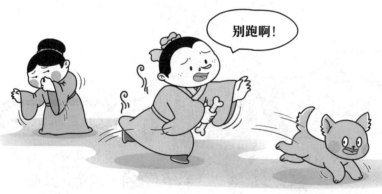

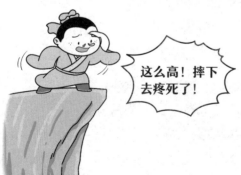

这么高！摔下去疼死了！

秦举人觉得活着一点意思都没有，于是来到了山顶一处悬崖边。

他正准备跳下去，却被一位路过的樵夫制止了。樵夫说："寻短见是最愚蠢的行为，只要活着就还有希望。我虽然没读过什么书，但人生的道理还懂一些，你愿意跟我说说你的烦恼吗？"

秦举人无奈地把自己的烦恼说给樵夫听，樵夫听了也皱起眉头："你这个病确实罕见，我们这里的确没有高明的大夫，不如到外面去求医吧，或许有希望呢！"

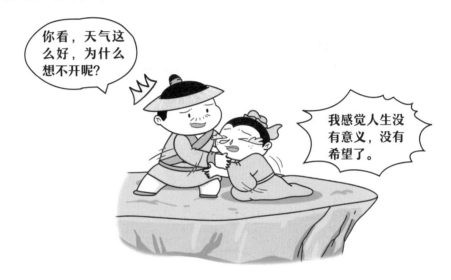

于是秦举人告别亲人，带着盘缠外出云游治病去了。

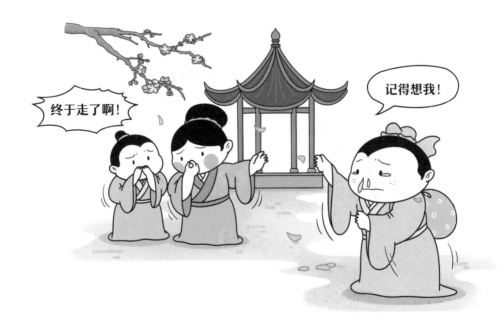

有一天，他到了南方彝族人居住的地区，拜访了一位当地著名的彝族大夫，大夫告诉秦举人这个病并不难治。当地有很多人都得过这种病，但最后都被他治好了。

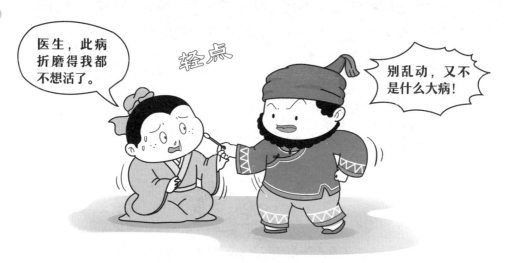

彝族大夫给了秦举人一种长得像毛笔头一样带绒毛的花苞，让他煎水服用。

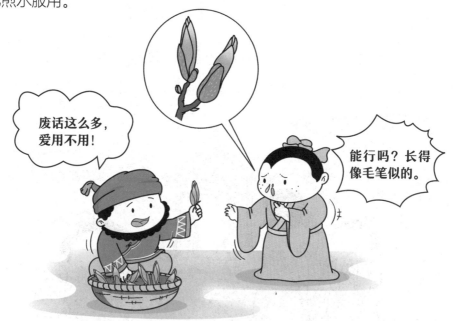

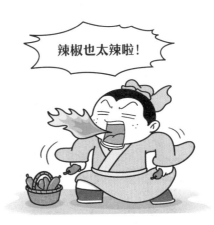

辣椒也太辣啦!

秦举人吃了几天，竟然不流鼻涕了，鼻子也通畅了，头也不昏了，甚至连味觉也恢复了。

谢过彝族大夫后，秦举人带着这种花的种子回到了家里，并将这种花种在了自家院子里。有人问这种花叫什么名字，可秦举人当时光顾着吃药、治病，竟然忘了问彝族大夫这件事。他想：当初多亏了樵夫的开导，这份心意令他难以忘记，不如就叫它"心意花"吧。

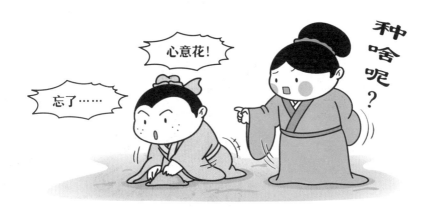

忘了……

心意花!

种啥呢？

不知怎么，后来人传着传着，就写成现在的"辛夷花"了。

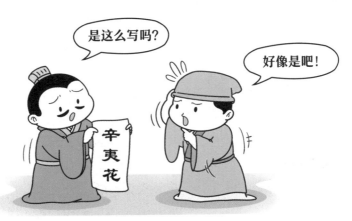

是这么写吗?

好像是吧!

辛夷花

xù

duàn

续断

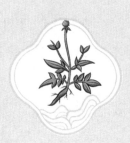

活动范围

肝经、肾经

别名

和尚头、川续断、接骨草

生长地

主要生长在四川、湖北、湖南、贵州等地。

江湖同道

当归、艾叶、菟丝子、蛇床子

典籍记载

《**本经**》："主伤寒，补不足，金疮，痈疡，折跌，续筋骨，妇人乳难，久服益气力。"

《**本草纲目**》："治头痛，心腹诸痛，润肠胃、筋骨、皮肤，治痈疽，排脓止痛，和血补血。"

《**别录**》："主崩中漏血，金疮血内漏，止痛，生肌肉，腕伤，恶血，腰痛，关节缓急。"

《**药性论**》："主绝伤，去诸温毒，能宣通经脉。"

神奇的接骨药——续断

从前有个年轻人名叫王郎，他家里三代行医，在当地很有名气。王郎从小就跟着父亲苦学医术，立志当一名郎中。经过多年的学习，他终于学得了一身本领，开始走村串户为人看病。

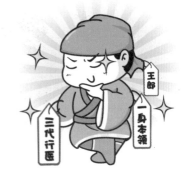

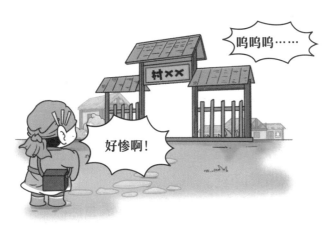

一天，王郎经过一个村庄的时候，忽然听到一阵哭声，那哭声十分悲痛，听得王郎也难过起来。

他走近一看才发现，原来是一户人家刚死了儿子，父母正跪地痛哭。王郎一番询问后得知，这家的儿子几个月前生了重病，请了很多大夫都没有治好，刚刚咽下了最后一口气。

王郎心想：这人刚走不一会儿，或许还有救，便上前去给他把脉。王郎医术高超，手一搭上脉搏他就发现脉象未绝，还能救治。

他从药箱里拿出两粒祖传的丹药，给病人灌了下去。半个时辰之后，病人果然睁开了眼睛。病人的父母对王郎千恩万谢，他的事迹也很快传遍了整个村庄。

不过，随着村民的添油加醋，这件事传得越来越离谱：王郎是神仙转世，他救人的丹药被称作能让人起死回生的"还魂丹"。

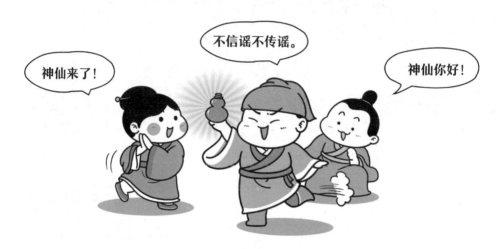

不久，这件事传到了村中恶霸的耳朵里，恶霸哪能放过这个发财的机会，硬逼着王郎交出丹药的配方，好从中狠狠赚上一笔钱。

可是，祖传的药方怎能轻易给人呢，王郎想都没想就拒绝了。恶霸哪肯善罢甘休，他找来一伙人，把王郎打得奄奄一息。

也是王郎命不该绝，打手走后，一个年轻人发现了他，并在他的指引下采回一种叶似羽、开紫花的草药。

这种草药非常神奇，能够把断了的骨头接上。王郎靠着这味草药，一个月后腿伤就痊愈了。康复后的王郎深知这个地方不能久留，他把接骨的秘方传给年轻人后便远走他乡。从此，这味草药成了当地的接骨奇药，人们还给它取了个贴切的名字——续断。

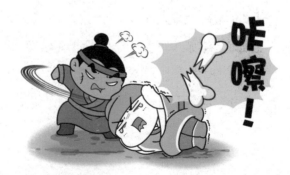

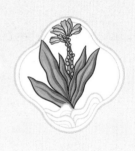

yì zhì

益智

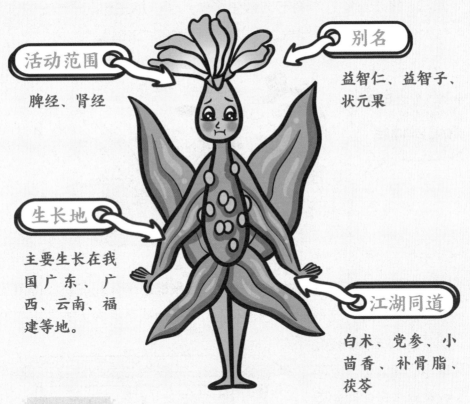

活动范围

脾经、肾经

别名

益智仁、益智子、状元果

生长地

主要生长在我国广东、广西、云南、福建等地。

江湖同道

白术、党参、小茴香、补骨脂、茯苓

典籍记载

《本草经疏》："凡呕吐由于热而不因于寒；气逆由于怒而不因于虚；小便余沥由于水涸精亏内热，而不由于肾气虚寒；泄泻由于湿火暴注，而不由于气虚肠滑，法并禁之。"

《本草备要》："因热而崩、浊者禁用。"

中草药 故事

益智子的传说

　　古代有个地主非常有钱，可就是一直没孩子。地主尝试了各种办法，终于在年过半百的时候生了个儿子。地主对儿子十分宠爱，认为他能给家里带来福气，所以给孩子取名"来福"。

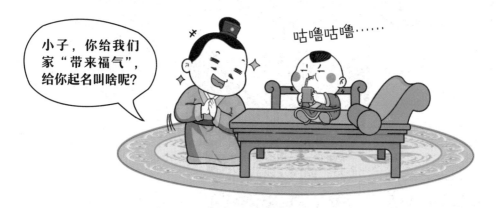

小子，你给我们家"带来福气"，给你起名叫啥呢？

咕噜咕噜……

　　虽然地主好吃好喝地养育来福，但来福自小体弱多病，神情呆滞，反应迟钝，这可把地主急坏了，于是他请了很多大夫为来福治病，但都未见成效。地主心急如焚，就四处张贴告示，说如果谁能治好儿子的病，一定重金感谢。

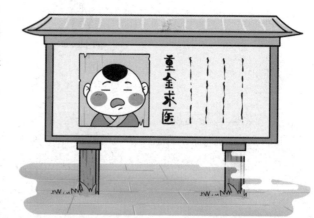

有一天，一名僧人云游到此，看了告示后就来到了地主家，向地主询问孩子的情况，又看了看孩子说："离此处八千里有一处仙境，那里有一种仙果，可以治孩子的病。只是此去路途遥远，凶险万分，你可愿意？"

"我愿意。"地主毫不犹豫地回答道。

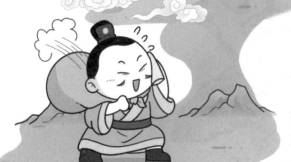

快马加鞭，日行八百里，一个月差不多就回来了。

八千里路啊，等我找到仙果再回来，我儿子是不是都已经长大了？

为了救儿子，地主亲自踏上了寻找"仙果"的路，走了一个多月，终于来到僧人所说的仙境。他在深山里仔细找寻，果然找到了僧人说的"仙果"，地主装了满满一袋，就赶快回家了。

到家之后，地主把"仙果"喂给来福吃，吃了一段时间，来福不但身体恢复了健康，还变得聪明伶俐，长大后还考中了状元。

大家无不为之惊奇，遂将此果起名为"状元果"。又有人觉得此果可以增强智力，使人聪明，所以也叫它"益智""益智仁"。

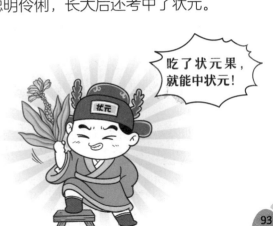

吃了状元果，就能中状元！

紫花地丁

zǐ huā dì dīng

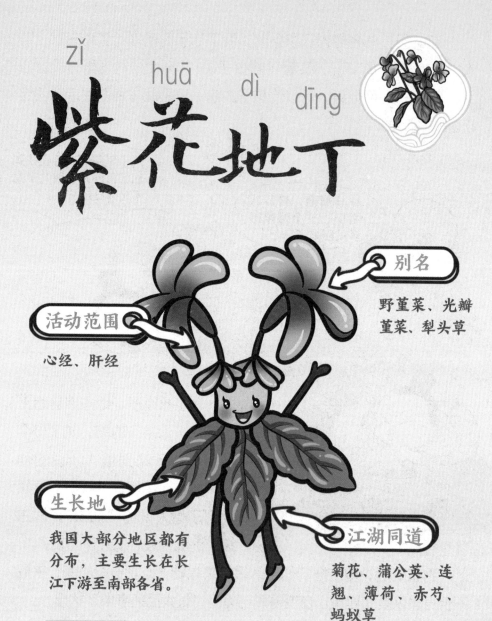

别名
野堇菜、光瓣堇菜、犁头草

活动范围
心经、肝经

生长地
我国大部分地区都有分布，主要生长在长江下游至南部各省。

江湖同道
菊花、蒲公英、连翘、薄荷、赤芍、蚂蚁草

典籍记载

《本草纲目》："主治一切痈疽发背，疔肿，瘰疬，无名肿毒，恶疮。"

《玉楸药解》："行经泄火，散肿消毒。"

《医林纂要》："补肝燥脾，平血热，去壅湿。"

紫花地丁的故事

从前有两个穷苦的小孩，他们经常在一起沿街要饭。因为年纪相仿、经历相似，时间一长他们就结拜成了异姓兄弟。

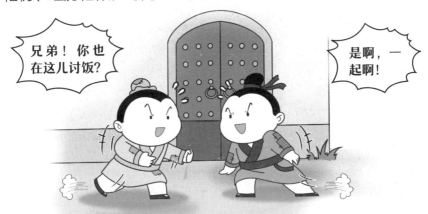

兄弟！你也在这儿讨饭？

是啊，一起啊！

一天，兄弟俩正准备去乞讨，突然弟弟感到自己的手指一阵剧痛。

哥哥连忙去看，只见他的手已经肿得发亮了，哥哥以前见别人患过这种病，知道这

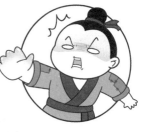

是疔疮，发作起来疼痛难忍，如果治疗不及时，还有溃烂的风险。

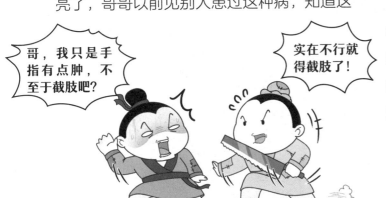

哥，我只是手指有点肿，不至于截肢吧？

实在不行就得截肢了！

于是，哥哥赶紧带着弟弟到药铺去买药，谁知药铺老板一见他们的打扮，刚刚还是笑脸，马上换了一副面孔："哪里来的要饭的，快滚出去！"他们一连去了几家药铺，都被拒之门外。

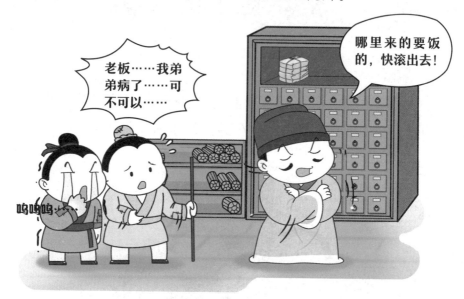

两人实在买不到药，就想换个镇子去碰碰运气。他们从白天走到傍晚，累得走不动了，便到附近的山坡上休息。刚一坐下，又是一阵剧痛袭来，弟弟疼得直打滚。看着弟弟难受，哥哥非常着急，他一边安慰弟弟，一边在心里琢磨：有什么办法能减轻弟弟的痛苦呢？

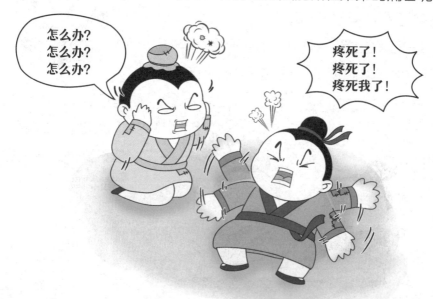

就这么琢磨了一会儿，哥哥还真冒出个想法："那些给人看病的郎中总是上山去采药，那么山上会不会有治疗疔疮的药呢？"哥哥向四周看去，一株淡紫色的小花吸引了他的注意。"就是它了。"

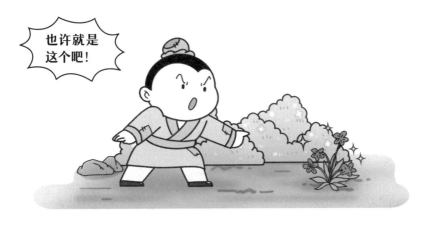

也许就是
这个吧！

哥哥采下几片花瓣，嚼碎后敷在了弟弟的手指上。

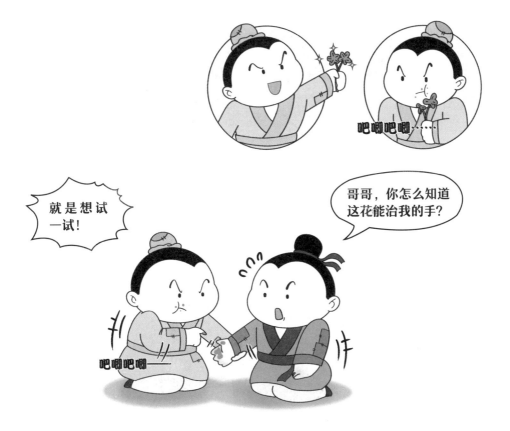

吧唧吧唧……

就是想试
一试！

哥哥，你怎么知道
这花能治我的手？

吧唧吧唧——

没想到，过了一会儿，神奇的事情发生了，弟弟原本火烧火燎的手指竟感觉到了一丝丝的清凉。又过了一会儿，弟弟的手指不仅不疼了，而且肿胀也在慢慢消退。

弟弟的病情有所好转，他们决定不去别的镇子了。哥哥又采了一些花瓣，然后扶着弟弟回到了原来生活的地方。接下来几天，哥哥把这些花瓣分成两部分，一部分给弟弟外敷，另一部分则用来煎水喝，弟弟的疔疮很快就痊愈了。

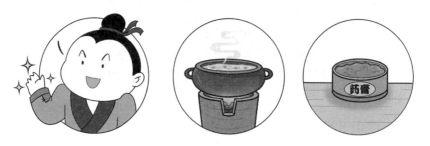

这种花这么神奇，得给它取个名字啊。两人思考了一番，给它取名"紫花地丁"。从那以后，紫花地丁就成了一味清热、解毒、消肿的良药。

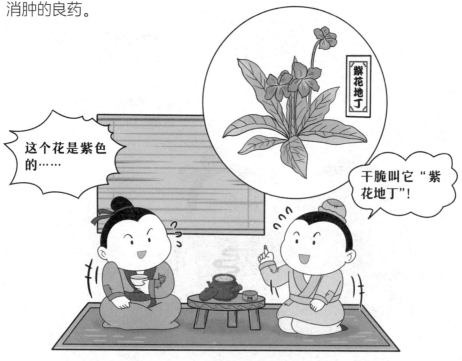

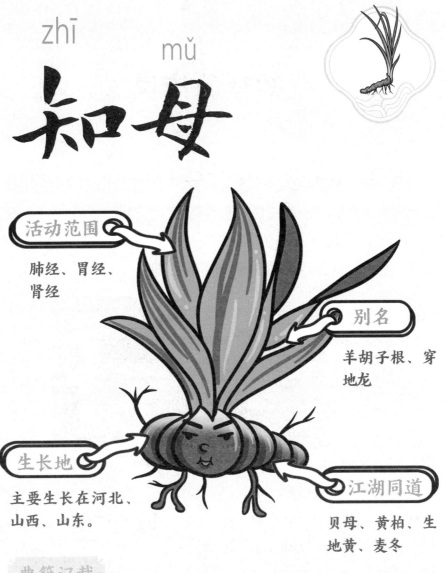

zhī mǔ

知母

活动范围

肺经、胃经、肾经

别名

羊胡子根、穿地龙

生长地

主要生长在河北、山西、山东。

江湖同道

贝母、黄柏、生地黄、麦冬

典籍记载

《神农本草经》："主消渴热中，除邪气，肢体浮肿，下水，补不足，益气。"

《用药法象》："泻无根之肾火，疗有汗之骨蒸，止虚劳之热，滋化源之阴。"

《本草纲目》："知母之辛苦寒凉，下则润肾燥而滋阴，上则清肺金而泻火，乃二经气分药也。"

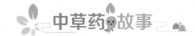

知母的传说

从前有个孤寡老太婆，无儿无女，年轻时靠采药为生，经常把自己采来的药送给没钱看病的穷苦百姓，所以到老也没有什么积蓄。最后，老人决定一边沿街讨饭，一边找寻一个可靠的人，认他做干儿子，将自己一身辨别药物的本领传授给他。

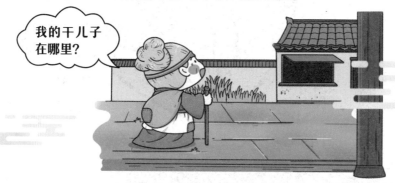

一天，老人乞讨到一个村子，她向村里人诉说了自己的心事，没过多久，老人要认干儿子并要传授认药本领的事情就在村子里面传开了。

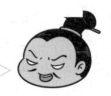

一个富人得知此事之后，心生一计：利用这个本事可以巴结官府。于是他就把老人接回家中，好吃好喝地伺候着。

十多天过去了，老人却只字不提识药之事，富人询问何时教他识药之事，老人回答："等几年再说吧。"富人很生气，把老人大骂一顿，然后将她赶走了。

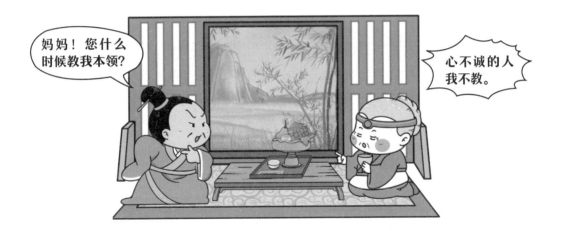

离开富人家没过多久，她又遇到一个商人，商人是做药材生意的，他想利用老人识药的本事挣大钱，于是也把老人接到家中好生伺候着。可是没过多久，商人就失去了耐心，最终他也像富人一样，把老人赶出了家门。

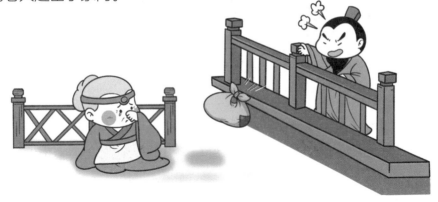

一晃两年过去了，老人被很多人当成了骗子。一个冬天，老人因为体力不支，倒在了一户人家门口。

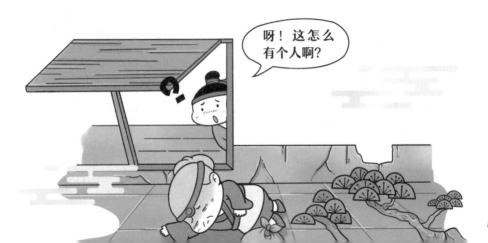

户主人是个年轻的樵夫，樵夫夫妇见老人可怜，便把老人搀扶进屋，还给老人做了顿饭，老人吃过饭后准备离开，樵夫夫妇实在不忍，便将老人留了下来。他们认老人为母亲，一家人幸福地生活了三年。

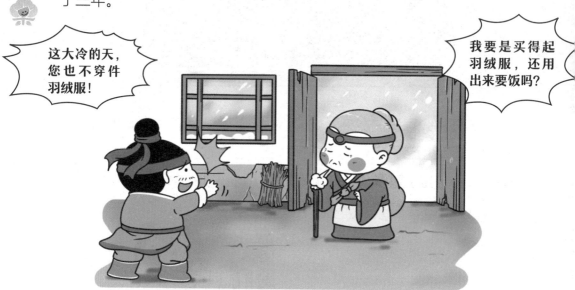

老人八十岁那年让樵夫背她上山，然后指着一丛线形叶子、开着白中夹带紫色条纹状花朵的野草，让樵夫把它的根挖出来。

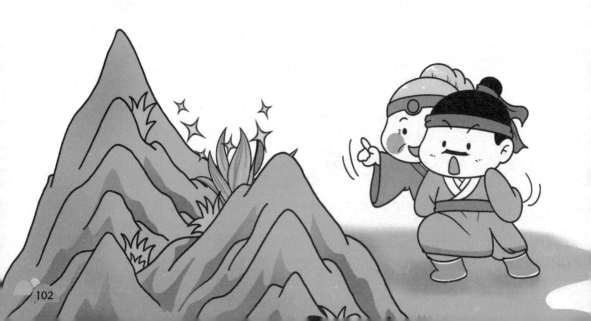

樵夫挖出了一截黄褐色的草根，老人告诉他这是一种能治肺热咳嗽、体虚发热等疾病的草药。

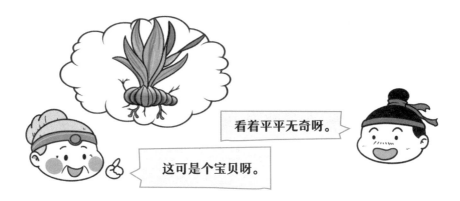

看着平平无奇呀。

这可是个宝贝呀。

随后老人问："你知道为什么我直到今天才教你认药吗？"樵夫想了想回答："我觉得妈是想找个可靠的人，而不是让人用这个本领去升官发财。"老人十分欣慰，点头说道："孩子，你真懂妈的心思，这药还没有名字，我们就叫它'知母'吧。"

后来，老人将识药的本领传授给樵夫。老人故去后，樵夫改行采药，他一直谨记老人的话，真心实意地为穷苦的病人送药治病。

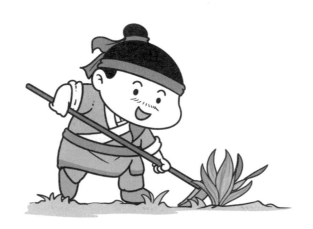

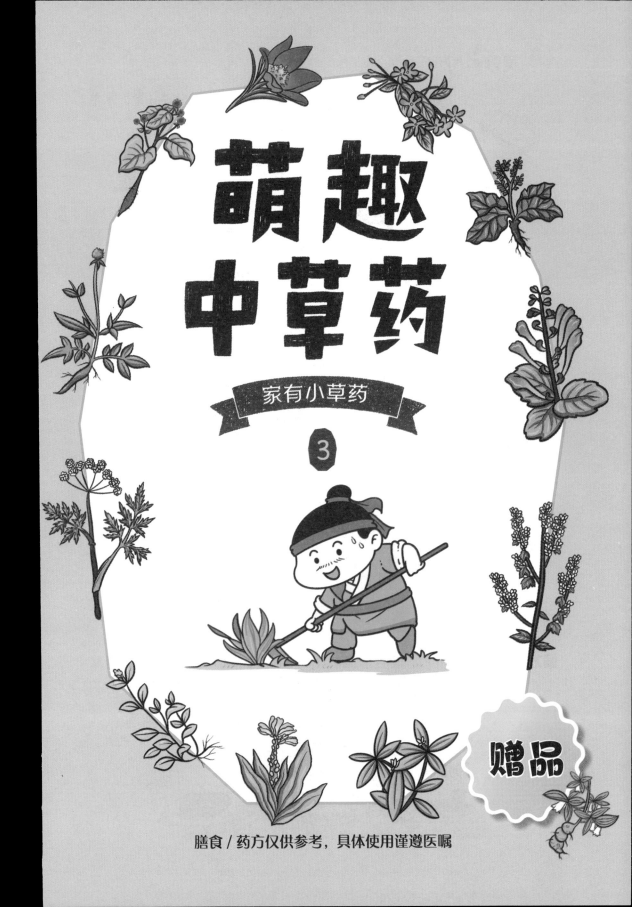

萌趣中草药

家有小草药

③

赠品

膳食 / 药方仅供参考，具体使用谨遵医嘱

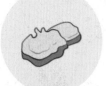

白术

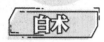

偏方一： 白芍、白术、白茯苓各5克，甘草3克，水煎，温服。

甘草　白术　白芍

三白汤　白茯苓

具有调和气血、调理五脏的功效。

偏方二： 白术、猪苓、茯苓各45克，泽泻75克，全部研为粉末。每次12克，用水150毫升，煎取90毫升，温服。

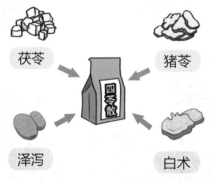

茯苓　猪苓

四苓散

泽泻　白术

具有利水渗湿的功效。用于小便不利。

偏方三： 白术30克、槟榔10克、猪肚1只、粳米100克，猪肚洗净放入沸水除去涎滑。白术、槟榔、生姜捣碎，装入猪肚内并缝口，置于锅内，加水煮猪肚令熟。取汁加入粳米、盐，熬煮成粥。

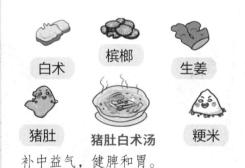

白术　槟榔　生姜

猪肚　**猪肚白术汤**　粳米

补中益气，健脾和胃。

偏方四： 何首乌30克，茯苓11克，白术8克，乌鸡1只，水煮沸，材料放入煲内，大火煮20分钟，再改小火熬煮2小时，下盐调味即可。

首乌茯苓白术乌鸡汤
能够美容养颜、补气血。

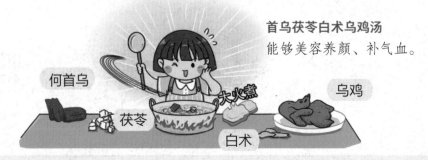

何首乌　茯苓　大火煮　白术　乌鸡

偏方一： 白芷、藿香、薄荷各10克，甘草、生姜各5克，切片、切段之后放入水中30分钟即可，每次饮用150毫升，每日3次。

藿香

薄荷

白芷

甘草

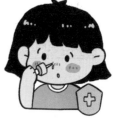

生姜

能够预防感冒。

偏方二： 苍术60克、羌活、细辛、川芎、藁本、白芷、炙甘草各30克，加生姜三片、葱白30克，水煎服。

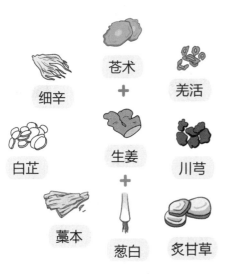

细辛

苍术 + 羌活

白芷

生姜 + 川芎

藁本

葱白 炙甘草

适用于偏正头痛、头目昏重，缓解头痛。

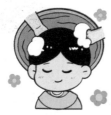

偏方三： 白芷、川乌、草乌、樟脑各90克，研末，与醋适量调成糊状，敷于患处，厚约0.5厘米，外裹纱布敷30分钟，每日1次。

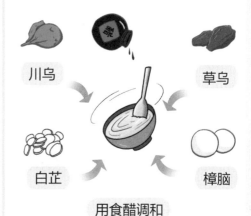

川乌

草乌

白芷

樟脑

用食醋调和

使用时按关节疼痛部位大小，取药末以食醋调和敷用。

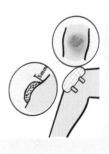

主治肩周炎。

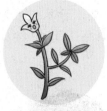

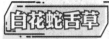

偏方一： 白花蛇舌草30克，羊蹄草30克，两面针根9克。水煎服。

羊蹄草

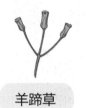

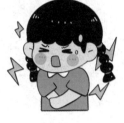

可治疗阑尾炎。

鲜白花蛇舌草

两面针根

偏方二： 白花蛇舌草50克，元胡索10克，加水250~300毫升，煮沸后煎30分钟即可。

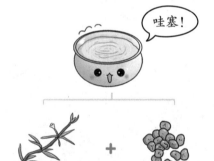

哇塞！

白花蛇舌草 ＋ 元胡索

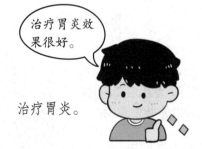

治疗胃炎效果很好。

治疗胃炎。

偏方三： 白花蛇舌草30克，赤芍15克，桔梗6克，红糖10克，水煎服。

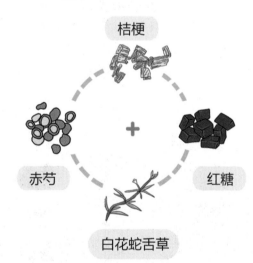

桔梗

＋

赤芍

红糖

白花蛇舌草

能够治疗良性甲状腺结节。

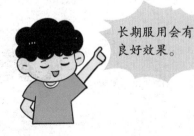

长期服用会有良好效果。

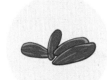

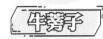

偏方一: 牛蒡子、决明子各12克,桂花5克。锅中倒入350毫升水,放入牛蒡子,决明子煮3分钟至沸。将煮好的药茶汁冲入装有桂花的杯中,即可饮用。

牛蒡子桂花决明子去脂茶专治啤酒肚。

牛蒡子

决明子

桂花

偏方二: 牛蒡子,研细粉,每次5克,每日服3~4次,开水送服。

研细粉

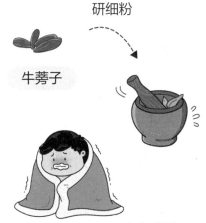

牛蒡子

可治疗感冒。

偏方三: 牛蒡子、荆芥各10克,蒲公英、连翘各12克,薄荷、甘草各3克,水煎服。

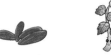

牛蒡子

薄荷

荆芥

甘草

蒲公英

连翘

可治疗流行性腮腺炎。

偏方四: 牛蒡子、紫菀、前胡、杏仁、防风各10克,甘草6克,水煎服。

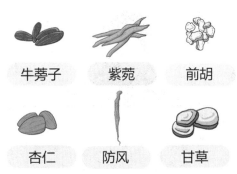

牛蒡子   紫菀   前胡

杏仁   防风   甘草

治疗喉咙痛痒,咳嗽不止。

偏方五: 牛蒡子、菊花、苍耳子各9克,水煎服。

牛蒡子

菊花

苍耳子

主治偏头痛。

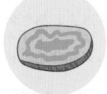

大黄

偏方一： 生大黄磨粉540克，每日3次，每次3克，胶囊装，开水送服。连服2个月。治疗期间停服其他药。

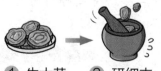

① 生大黄　② 研细末

主治高脂血症。

偏方二： 大黄粉适量，取上药1份，合陈石灰2份，炒至大黄成黑灰时取出研粉。将粉撒布于创面。

 +

大黄粉　　　陈石灰

能够凉血解毒，主治烧伤。

偏方三： 适量大黄粉，以醋调匀。

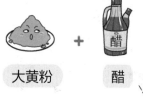

大黄粉　　　醋

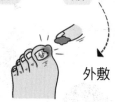

外敷

具有清热解毒的功效。能够治疗甲沟炎。

偏方四： 柴胡12克，黄芩15克，半夏10克，大黄10克，枳实20克，白芍30克，生姜3片，大枣3枚，7服，水煎服。

柴胡　　黄芩　　白芍　　半夏

治疗阳明少阳合病证。

枳实

大黄

大枣

生姜

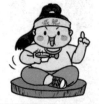

偏方五： 大黄120克、芒硝半升、甘草60克，水煎服。

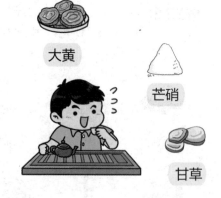

大黄

芒硝

甘草

具有和胃通便功效。能够治疗便秘。

偏方一： 金银花15克、大青叶10克、蜂蜜50克，一起冲泡。

大青叶

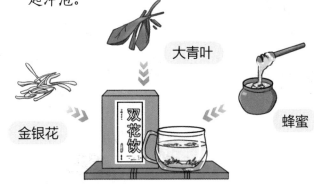

大青叶

金银花

蜂蜜

双花饮

双花饮
具有清热解毒的功效。可治疗风热感冒，发热头痛。

偏方二： 山豆根1克、大青叶3克、甘草3克、绿茶3克，用200毫升开水冲泡10分钟即可，冲饮至味淡。

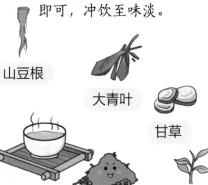

山豆根

大青叶

甘草

绿茶

山青茶
具有清热解毒的功效。可治疗肺热咳喘。

偏方三： 板蓝根5克、大青叶5克、羌活3克、绿茶5克，将板蓝根、大青叶、羌活用300毫升水煎沸后，冲泡绿茶5～10分钟即可。也可直接冲泡饮用。

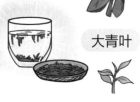

板蓝根

羌活

大青叶

绿茶

板蓝青叶茶
能够抗病毒，适用于病毒性感冒。

药品： 感冒退热颗粒
具有清热解毒的功效。可治疗呼吸道感染、急性扁桃体炎。

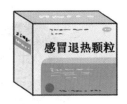

拳参

大青叶

板蓝根

连翘

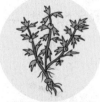

鹅不食草

偏方一： 鹅不食草30克，烘干，研细末，每用少许，用吹管吹入鼻腔，每日2~3次，连续使用。

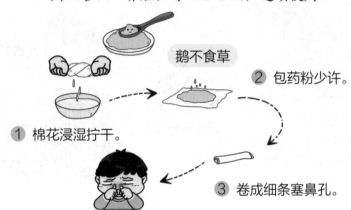

鹅不食草

② 包药粉少许。

① 棉花浸湿拧干。

③ 卷成细条塞鼻孔。

缓解鼻炎。

偏方二： 鹅不食草粉末每次6克(小儿减半)，以黄酒180克(不饮酒者酒水减半)、红糖30克同煮(沸后密盖勿令泄气)，过滤后温服。药渣趁热敷于患部。

黄酒

红糖

鹅不食草

治疗软组织损伤。

偏方三： 鹅不食草9克、薄荷6克、金银花30克，水煎服。

鹅不食草　　薄荷　　金银花

可以治疗流行性感冒。

偏方四： 鹅不食草15克，鸡内金（研碎）5克，猪瘦肉50克，盐适量，将鹅不食草布包，与鸡内金、猪瘦肉一同放碗中，加水适量，置锅中蒸至肉熟。去药包，加少许盐调味服食。

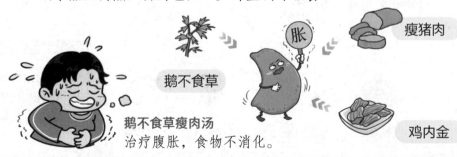

胀

瘦猪肉

鹅不食草

鹅不食草瘦肉汤
治疗腹胀，食物不消化。

鸡内金

偏方一： 黄精100克，加入75%的酒精250毫升，密闭浸泡半个月，过滤取汁，与普通米醋150毫升和匀，涂擦患处，每天3次。

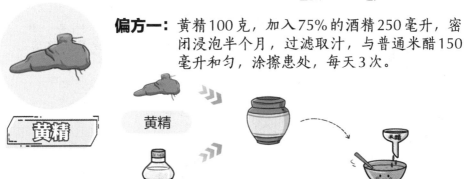

黄精

黄精

酒精

主治手足癣。

偏方二： 黄精15克，杜仲15克，伸筋草15克，水煎服。

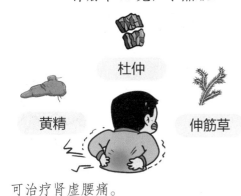

杜仲

黄精

伸筋草

可治疗肾虚腰痛。

偏方三： 黄精20克，百合20克，陈皮3克，水煎服。

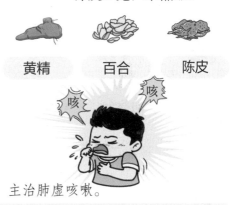

黄精　　百合　　陈皮

咳　　咳

主治肺虚咳嗽。

偏方四： 党参、黄精各30克、山药60克、橘皮15克、糯米150克、猪胃1具，猪胃洗净;党参、黄精煎水取汁。橘皮切细粒，加盐、姜、花椒少许，一并与糯米拌匀，纳入猪胃，扎紧两端。置碗中蒸熟服食。

党参黄精猪肚
可治疗少食便溏、消瘦乏力等症状。

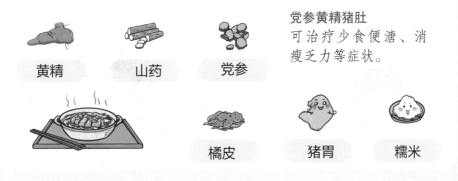

黄精　　山药　　党参

橘皮　　猪胃　　糯米

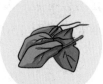

偏方一： 鹿衔草、白术各30克，泽泻15克，水煎服，有减轻症状，延缓病情发展的作用。

白术

泽泻

鹿衔草

鹿衔草

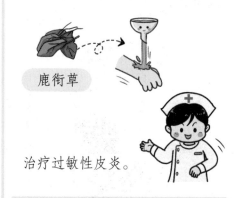

主治慢性风湿性关节炎、类风湿性关节炎。

偏方二： 茵陈、鹿衔草、黄芪、白花蛇舌草各30克，板蓝根20克，露蜂房、紫草各10克，白矾、山豆根各3克，大黄6克。药物用水浸泡30分钟，先武火后文火煎20~30分钟，煎3次，共取汁400毫升，每日1剂，早晚各1次分服。

茵陈

板蓝根

白花蛇舌草

露蜂房

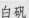
白矾

山豆根

紫草

大黄

黄芪

具有清热利湿、解毒活血的功效，主治病毒性肝炎。

鹿衔草

偏方三： 鹿衔草适量。煎汤洗患处，每日2次。

鹿衔草

治疗过敏性皮炎。

偏方四： 鹿衔草30g，猪蹄1对。炖食。

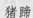
猪蹄

鹿衔草

偏方五： 鹿蹄草15g，水煎服。

鹿衔草

主治慢性肠炎，痢疾。

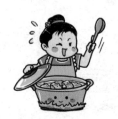

鹿衔草炖猪蹄可治疗虚劳。

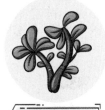

马齿苋

偏方一： 新鲜马齿苋、绿豆洗净，放适量水，煮至绿豆开花为宜，共煎汤500毫升即成。每日1~2次，代茶饮，连饮2~3周。

 +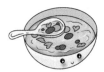

马齿苋　　　　绿豆　　　　　　　　　　马齿苋绿豆汤

具有清热解毒的功效。可治疗痢疾，肠炎，脓血大便。

偏方二： 鲜马齿苋60克，水煎去渣，加粳米150克煮成稀粥。

粳米

马齿苋

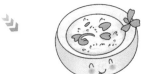

马齿苋粥

具有利尿止痢的功效。可治疗急、慢性痢疾或肠炎，腹痛等症。

偏方三： 选用半斤新鲜马齿苋，洗净后加水煎汤服用，每天服用三次，可以消炎止痛，可以有效治疗牙龈炎。

马齿苋

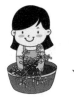

可治疗牙龈炎。

偏方四： 干马齿苋30克，水煎煮。每天服用两次

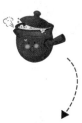

干马齿苋

能够消炎抗菌，治疗肠炎。

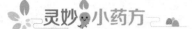

偏方一： 牵牛子30克，大黄30克，槟榔15克，陈皮30克，捣罗为散。每服6克，空腹时用生姜、蜜水调下。

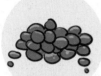
牵牛子

具有理气通便的功效。

牵牛子

大黄

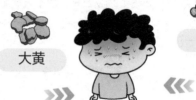

槟榔

陈皮

药品一： 消积丸

 山楂

 牵牛子

 麦子

 大黄

 莪术

六神曲

三棱

五灵脂

 青皮

 香附

 陈皮

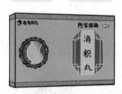

具有消积行滞的功效。主治食积，水积，气积。

药品二： 清胃丸

 芒硝

 大黄

 黄芩

 滑石

 羌活

 槟榔

 牵牛子

 胆南星

白芷

 关木通

清胃丸

具有清胃肠实热，通利二便的功效。

药品三： 四消丸

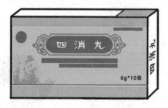
四消丸
6g*10袋

能够消水、消痰、消食、滞气，导滞通便。

 猪牙皂

 大黄

 牵牛子

 香附

 槟榔

 五灵脂

偏方一： 使君子9克，瘦猪肉250克，使君子去壳，将使君子仁一切两半；猪瘦肉洗净，切4厘米长的薄片，放入炖锅内，加水适量，置武火上烧沸，再用文火炖煮25分钟，加入猪瘦肉，再煮5分钟，加入盐、味精即成。

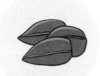

使君子

 +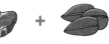

瘦猪肉　　　使君子　　　使君子蒸猪瘦肉

此药膳可治小儿肠道蛔虫、营养不良等症。如果服使君子肉后出现头昏、恶心、呕吐、便秘等症状时，将使君子的壳煎水代茶饮，即可解除。

偏方二： 芦荟1克，胡黄连2克，苍术6克，使君子、党参、山楂、麦芽各8克。每日1剂，煎煮2次，取药液100毫升左右加少许蔗糖，分多次频服。

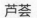　　 　　党参

芦荟　　　胡黄连　　　党参

苍术　　　使君子　　　麦芽

山楂

芦荟开胃汤

具有消积导滞、健脾醒胃的功效。

药品一： 驱虫消食片

槟榔　　　使君子　　　鸡内金　　　雷丸

牵牛子　　　甘草　　　白茯苓　　　芡实

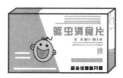

能够积杀虫，健脾开胃。用于小儿疳气，虫积，身体羸瘦，不思饮食。

药品二： 化积口服液

具有健脾导滞，化积除疳之功效。用于脾胃虚弱所致的疳积。

红花　　　三棱

白茯苓　鸡内金　海螵蛸　使君子　槟榔　莪术　雷丸　鹤虱

灵妙 小药方

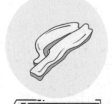

药品一： 安神定志丸

 茯苓

 茯神

 石菖蒲

 人参

 远志

 龙齿

主治心神不宁，症状有精神烦乱、失眠等。

药品二： 复方陈香胃片

 木香

 碳酸氢钠

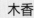 大黄

 复方陈香胃片

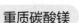 重质碳酸镁

 陈皮

 氢氧化铝

 石菖蒲

具有行气和胃、制酸止痛的功效。

药品三： 复方藿香片

 藿香

 鸡儿肠

 陈皮

 生姜

 石菖蒲

 佩兰

 紫苏叶

治疗感冒畏风寒，头痛胀重，身体倦怠，四肢酸痛，脘腹不舒服。

偏方： 鲜石菖蒲适量，洗净，捣烂绞汁20毫升；地龙7条，洗净，加白糖适量化水，与竹沥40毫升调匀，分数次灌服。每日1剂。

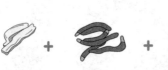

石菖蒲　　地龙　　竹沥　　可治疗喉间痰涎多。

偏方一： 茜草、丹参、王不留行、茯苓各12克，木瓜、清风藤、川牛膝各9克，地鳖、黄柏各6克，薏米仁20克，水煎服。

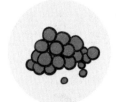

茜草

丹参

地鳖

王不留行

黄柏

木瓜

薏苡仁

青风藤

川牛膝

茯苓

具有通络利湿、活血化瘀的功效。

药品： 乳宁颗粒

丹参

白术

赤芍

香附

当归

柴胡

薄荷

王不留行

乳宁颗粒

能够疏肝养血，理气解郁。

青皮

陈皮

茯苓

白芍

偏方二： 王不留行适量，用小火焙干至黄褐，研成细末，用鸡蛋清调成糊状。涂抹患处，每天2次。

王不留行

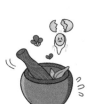

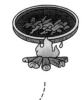

具有活血止痛的功效。可治疗带状疱疹。

偏方三： 王不留行子10克，加乌贼(干品)适量，水煎服，早晚各1剂，每日2剂，3日为一疗程。

王不留行

+

乌贼

具有散瘀止痛的功效。主治急性腰扭伤。

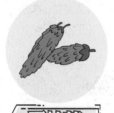

夏枯草

偏方一： 猪瘦肉、夏枯草、灯芯花、鸡蛋花、蜜枣分别洗净，药稍浸泡，枣去核。一起下炖盅，加冷开水1250毫升（5碗量），加盖隔水炖3小时，进饮方下盐。

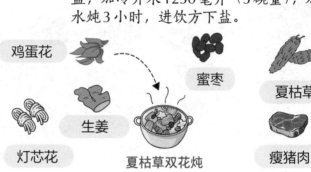

鸡蛋花　蜜枣　夏枯草
生姜　灯芯花　夏枯草双花炖　瘦猪肉

夏枯草是清热泻火类的中药，是广东民间暑夏时入汤入药常用药材。夏枯草双花炖猪瘦肉有中药清香，能清热祛湿、润燥生津，且清心火润心肺，男女老少皆宜。

偏方二： 30克夏枯草浸泡，纱布袋装好，50克黑豆浸软，两者一起放进瓦煲内，加清水1250毫升，武火煲沸后改文火煲约30-40分钟，调入适量冰糖便可。

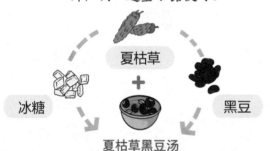

夏枯草
冰糖　＋　黑豆
夏枯草黑豆汤

清热消暑、明目清肝火、滋肾阴、润肺燥、活血解毒、降血压。

偏方三： 夏枯草、金钱草各60克，茶叶10克，每次用适量放入茶缸，开水冲泡，代茶频饮。

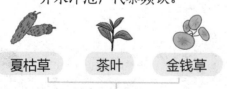

夏枯草　茶叶　金钱草

具有清肝利胆的功效。

药品： 降压袋泡茶
决明子、夏枯草、钩藤、茺蔚子、黄芩、茶叶。开水泡服，一次4.4克，一日3次。

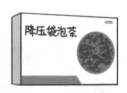

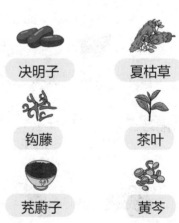

决明子　夏枯草
钩藤　茶叶
茺蔚子　黄芩

能够清热泻火，平肝明目。

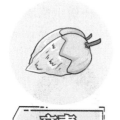

偏方一： 辛夷10克，猪肺1只，生姜3片，食盐适量。将猪肺洗净，切片，与辛夷、生姜同放锅中，加清水适量炖至猪肺烂熟后，食盐调味服食。

辛夷

猪肺

辛夷猪肺汤

可以散寒宣肺通窍，适用于风寒犯肺、肺气不利所致的鼻塞不通、流涕。

偏方二： 辛夷15克，苍耳子7.5克，香白芷30克，薄荷叶1.5克，均晒干，研为细末。每服6克，食后用葱茶清调服。

香白芷

薄荷

辛夷

苍耳子

具有祛风通窍的功效。主治慢性鼻炎等病症。

偏方三： 辛夷、绿茶各5克、半夏、胆星、干姜各3克、天麻1克。用辛夷、半夏、胆星、天麻、干姜的煎煮液400毫升，冲泡绿茶饮用。也可直接冲泡。

天麻

半夏

干姜

辛夷

绿茶

胆星

辛夷夏茶

具有温化寒痰的功效。适用于寒痰导致的晕眩。

药品： 滴通鼻炎水

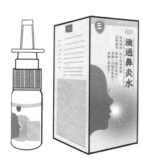

蒲公英

黄芩

麻黄

白芷

苍耳子

辛夷

细辛

石菖蒲

可治疗伤风鼻塞，慢性鼻炎，过敏性鼻炎，鼻窦炎。

偏方一： 续断15克，猪腰子1个。猪腰子对剖，除去脂膜和臊腺，洗净，与续断加水、生姜、葱、花椒，同炖熟。食肉饮汤。

续断　猪腰子

续断炖猪腰

对我们的肝、肾都有好处，而且还可以治疗水肿！

偏方二： 黑豆15克、续断、杜仲各10克，白米100克。将黑豆放入清水中泡软，续断、杜仲装入纱布袋中，所有食材放入锅中开后文火半小时以上。去药食粥。

续断　杜仲　黑豆

白米　黑豆续断杜仲粥

主治肾虚腰疼。

偏方三： 丹参、杜仲、牛膝、续断各90克，桂心、干姜各60克，研末，蜜为丸。

丹参　杜仲　牛膝

续断　桂心　干姜

主治腰痛。

偏方四： 续断、五香血藤、老君须各9克，小血藤、威灵仙、徐长卿各6克，大风藤3克。水煎服，每日1剂。

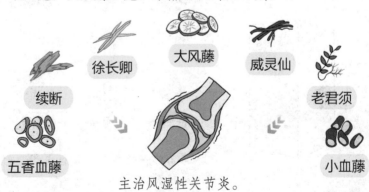

徐长卿　大风藤　威灵仙

续断　老君须

五香血藤　小血藤

主治风湿性关节炎。

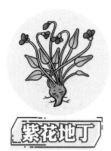

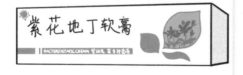
紫花地丁

偏方一： 蒲公英60克，紫花地丁、金银花各30克，粳米50克，白糖适量。先煎蒲公英、金银花、紫花地丁，去渣取汁，再入粳米煮作粥，加白糖调味。

紫花地丁

蒲公英

金银花

白糖

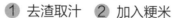

① 去渣取汁　② 加入粳米

具有清热解毒的功效。适用于扁桃体炎、胆囊炎、眼结膜炎等。

蒲金粥

药品： 紫花地丁软膏

紫花地丁

紫花地丁软膏

抗菌消炎，用于一切疖肿，乳腺炎。

药品： 二丁颗粒

紫花地丁

蒲公英

板蓝根

半边莲

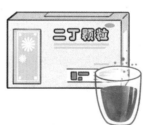

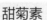
甜菊素

具有清热解毒的功效，用于火热毒盛所致的热疖痈毒、咽喉肿痛、风热火眼。